Gunter Neeb

Alterskrankheiten und Langlebigkeit in der chinesischen Medizin

Haftung: Alle Angaben in diesem Buch sind nach bestem wissenschaftlichen Können des Autors gemacht. Weder der Verfasser noch der Verlag können für Angaben über Dosis und Wirkung Gewähr übernehmen. Es bleibt in der alleinigen Verantwortung des Lesers, diese Angaben einer eigenen Prüfung zu unterziehen. Auf die geltenden gesetzlichen Bestimmungen wird ausdrücklich hingewiesen.

4521 Schiedlberg/Austria
Telefon: +43 (0)7251 22235
E-Mail: office@bacopa.at, verlag@bacopa.at
www.bacopa-verlag.at

Layout: Birgit Kempke
Printed in the European Union

ISBN 978-3-99114-101-3

1. Auflage 2025

Gunter Neeb

Alterskrankheiten und Langlebigkeit in der chinesischen Medizin

TCM-FACHBUCH für Fortgeschrittene, Band 4

BACOPA VERLAG

DANK

Für das medizinische und daoistische Korrekturlesen und für ihre Erfahrung und Wissen danke ich recht herzlich meinen lieben Kollegen **Herbert Hochheimer** in Niederkrüchten und **Joachim Stuhlmacher** in Osnabrück für ihre Arbeit am Lektorat. Alle noch vorhanden Fehler gehen auf mein Konto und dürfen vom aufmerksamen Finder behalten werden.
Auch meiner Familie danke ich für ihre Inspiration und Geduld, all meinen Patienten und Studenten für ihr Interesse und Bereicherung meiner Erfahrung und allen Lesern jeglichen Geschlechtes für ihr Verständnis, dass ich kein Binnen-I benutze, weil ich halt so altmodisch bin.

Gunter Neeb

Achtung:
Bei den Angaben von Granulaten in meinen eigenen Rezepturen ist fast immer die Menge an Rohdrogen angegeben, deren Verhältnis zueinander zum Granulat umgerechnet werden muss, also z. B. die Gesamtmenge von 240 g Rohdroge zu 8 g Granulat berechnet werden muss, muss man diese 240 durch 30 teilen, um auf die Einzelmenge an Granulat zu kommen. In diesem Falle ergäben also beispielsweise 30 g Rohdroge nur 1 g Granulat, usw. Diese Umrechnungsfaktor berechnet immer der Apotheker, so dass ich entweder die relative Rohdroge angebe, oder – in manchen Fällen – auch die direkte Granulatmenge, indem ich in der Rezeptur angebe: »Umrechnung Granulatmenge 1 zu 1«.
Bei den in China meist verwendeten Rohdrogen gilt, dass ein 50 kg schwerer Patient am Tag etwa 50 g der rohen Arzneien zu sich nehmen sollte, und somit ein 100 kg schwerer entsprechend 100 g am Tag. Da die Granulate meist im Verhältnis 1:5 konzentriert sind, entsprächen im letzteren Fall 100 g Rohdogen demnach 20 g Granulat pro Tag. Da 20 g Granulat bei der Einnahme sehr viel auf einmal sind, und die Einnahme von Arzneien möglichst über den Tag verteilt sein sollte, ergibt bewährt sich eine Aufteilung des Granulates von 20 g auf 2x10 g täglich. Beim ersten Beispiel, also einem Patienten mit 50 kg Gewicht, würde man demnach 2x5 g geben. Bei der Granulatverschreibung verfahre ich also immer nach der Formel: Körpergewicht (aufgerundet) in Kilogramm als Gramm pro Tag mal zwei.

Inhalt

含德之厚 · 比于赤子	Wessen innere Kraft (De) stark ist, der ist wie ein **Kleinkind.** (…)
骨弱筋柔而握固	Die Knochen sind weich und die Sehnen flexibel, doch der Griff ist fest.
未知牝牡之合而朘作	Ohne Vereinigung von weiblich und männlich zu kennen, findet noch keine Minderung statt:
精之至也	Daher ist die Essenz (Jing) noch vorhanden.
终日号而不嗄 · 和之至也	Schreien bis zum Abend ohne heiser zu werden, weil die Harmonie vorhanden ist.
知和曰常 · 知常曰明	Die Harmonie zu kennen bedeutet Dauer – die Dauer zu kennen bedeutet Klarheit,
益生曰祥 · 心使气曰强	Das Leben zu mehren ist segensreich. Wenn das Herz das Qi befehligt, so entsteht Kraft.
物壮则老 · 谓之不道	Wenn nach dem Erstarken das **Altern** folgt, das nennt man ohne Dao sein.
不道早已	Wer ohne Dao ist, wird früher enden.

Dao De Jing, Kap. 55 (Übersetzung von mir)

Anmerkung: Den aufmerksamen Lesern wird vielleicht auffallen, dass die chinesischen Personennamen mal mit Bindestrich (-) und mal ohne diesen geschrieben werden, also zum Beispiel **Li Qing-yun** im Vergleich zu **Zhang Zhishun**. Dies rührt daher, dass die zeitlich frühere Schreibweise mit Buchstaben den Bindestrich zur besseren Aussprache (für uns) zur Trennung der Schriftzeichen geführt hat.
Zheng Qin-An oder **Zheng Qin-an** wird daher noch heute in Taiwan, Hong Kong und der chinesischen Bevölkerung außerhalb Chinas verwendet.
In der VRC hingegen hat man erst vor einigen Jahrzehnten die zusammengeschriebene Methode verwendet, so dass man dort **Zheng Qinan** schreibt. Ich persönlich empfinde letzteres für den westlichen Leser als irreführender und unklarer, denn wenn man nicht die Schriftzeichen in Kurz (郑钦安) oder Langzeichen (鄭欽安) dazu kennt, weiß man auch nicht, ob der obige Vorname richtig »Tschin An« oder falsch »Qi Nan« ausgesprochen wird. Dennoch übernehme ich in diesem Buch die jeweiligen verschiedenen Schreibweisen der Regionen.

Vorwort: Für wen ist dieses Buch?

Mit diesem vierten Band »Fachbuch für Fortgeschrittene« endet diese kleine Reihe, die sich hauptsächlich an Therapeuten der chinesischen Medizin *zu richten scheint*, da sie Akupunktur und Moxibustion, chinesische Heilpflanzenkunde, Qi-Gong Übungen und diätetische Rezepte enthält.

Wieso aber nur »scheint«?

Im ersten Band, der Frauenheilkunde waren große Tabellen mit den idealen Nahrungsmitteln nach der Geburt und andere Ratschläge fürs Wochenbett enthalten; im Band für Kinderheilkunde gab es Übungen für Kinder, um ihre Gelenkigkeit zu verbessern; im Band für Männerheilkunde gab es Anweisungen für ein gemeinsames gesundes Sexualleben und hier nun finden sich auch wieder viele Übungen für ältere, oder solche die es (nicht) werden wollen.
Alle diese letzteren Inhalte richten sich genau genommen an Laien, also Menschen, die nicht unbedingt viel von Aku-Moxi oder Phytotherapie verstehen, keine Fortgeschrittenen also, sondern einfach solche, die Interesse an den alten chinesischen Heilkünsten haben und sie in ihrem Leben zur Gesundheit einsetzen wollen. Also doch keine Fortgeschrittenen?

Jain. Denn auch Ärzte und Heilpraktiker, Physiotherapeuten und Qi-Gong-Lehrer sind zugleich zu ihrem Fachwissen in vieler Hinsicht Laien (auch wenn das manche nicht so gerne zugeben) und können etwas dazulernen, was auch ihr Leben verbessert.
Denn im alten China war der Arzt meist ein Vorbild an Gesundheit und zeigte seinen Patienten den Weg, den auch diese beschreiten konnten, um gesünder zu werden. Im *Huang Di Nei Jing*[1] heißt es zum Beispiel:

1 https://www.gushiji.org/guwen/981 *Nei Jing Su Wen, Ping Ren Qi Xiang Lun*: (常以不病调病人，医不病，故为病人平息以调之为法). Der Sinn liegt darin, dass es einen neutralen Maßstab für die Pulsfrequenz geben musste, in diesem Fall der Vergleich mit der Atemfrequenz. Da aber ein erhitzter oder fiebriger Patient sowohl Atem- als auch Pulsfrequenz hatte, musste der Atem des Arztes als Vergleich genommen werden und wie sich die Pulsfrequenz des Patienten relativ dazu verhält. Die Voraussetzung dafür war aber, dass der Arzt selbst nicht krank ist. Daher: »Yi Bu Bing« = der Arzt ist nicht krank.

»Ein Arzt ist nicht krank (!), daher sollte dieser (den Puls des Patienten) nach der eigenen Atemfrequenz beurteilen.«

Hoffen wir also, dass diese kleine Serie sowohl den Therapeuten als auch die Patienten von Nutzen sein kann.
In diesem Sinne:

»Lebe wohl – koche gut – denke langsam und klar –
und lies was Gescheites.«

Hugo von Hoffmannsthal

Mehr von Dr. Gunter Neeb auch auf www.doc-n.de

TEIL EINS:
THERAPIEN VON ALTERSERKRANKUNGEN MIT CHINESISCHER MEDIZIN

A. Grundlagen und Besonderheiten bei geriatrischen Erkrankungen

Diagnose des älteren Patienten

Auch hier, wie bei allen Patienten sind die vier Diagnoseverfahren Wang, Wèn, Wén und Qie von Bedeutung. An dieser Stelle soll auf die Besonderheiten bei älteren Patienten eingegangen werden.

Befragung (Wen-Zhen)

Alter: Mit etwa vierzig Jahren aufwärts beginnt das Auftreten von Blutstase sich zu häufen, doch im Vorsenium mit 55-59 Jahren, im eigentlichen Senium mit 60- 79 Jahren und besonders im hohen Senium nach dem 80. Lebensjahr kann eine Blutstase praktisch fast immer vorausgesetzt werden.

Während die Wechseljahre bei Frauen und Männern beide um das 50. Lebensjahr beginnen, schützen die weiblichen Hormone vor koronaren Herzkrankheiten und Apoplexien, so dass deren Inzidenzen bei Frauen etwa 10 Jahre später eintreten.

Nach der Chinesischen Medizin beginnt das Altern und die damit verbundene Nieren-Leere bei Frauen durch den Blutverlust mit einer Nieren-Yin-Leere (als Wechseljahressymptom meist mit falscher Hit ze), und bei Männern mit Nieren-Yang-Leere (durch körperliche Verausgabung, die permanente Befruchtungsbereitschaft der Essenz usw.). Etwa 10 Jahren nach Beginn der Nieren-Yin-Leere ist auch das Yang erschöpft und die falsche Hitze hört auf. Das gleiche gilt für die Nieren-Yang-Leere bei Männern. Während eine Stimulation der Prostata bei geschwächtem Immunsystem angeblich zu einer Stimulation von

Prostatakrebs führen könnte, vermindert ein hoher Testosteronspiegel[2] aber die Wahrscheinlichkeit an allen anderen Erkrankungen wie Herzversagen, Hypertonie, aber auch Fettleibigkeit zu sterben. Was wäre das für eine Wunderdroge, wenn sie gleichzeitig das Testosteron erhöhen und das Immunsystem stärken könnte.

Zum Beispiel eine Arznei, die die Milzaktivität wie auch die Produktion der T-Lymphozyten erhöht, sowie der Immunglobuline, Komplementfaktor, es reguliert die Interferonproduktion in beide Richtungen.[3] Richtig: Diese Arznei heißt *Fu Zi*!

Im hohen Senium, meist nach dem 90. Lebensjahr, bestehen daher häufig bei beiden Geschlechtern Probleme des unteren Erwärmers mit Inkontinenz oder Harnverhaltung (z. B. durch Prostatahypertrophie), Stuhlverstopfung, Verdauungsstörungen usw. Auch hier ist das Nieren-Yang gefragt, wie viel noch da ist oder fehlt.
Bei chronischen Erkrankungen ist hier von Wichtigkeit, nach ihrer bestehenden Dauer zu fragen. Daher ist als erstes das Lebensalter von Relevanz.

Bisher durchgeführte Therapie:
Die bei Multimorbiden oft bestehende redundante oder in Wechselwirkungen nicht mehr überschaubare Einnahme von Arzneimitteln muss unbedingt überprüft werden, da diese Klienten oft alles schluckt, was von verschiedenen, z. T. nicht fachübergreifend arbeitenden Therapeuten verschrieben wird und dies häufig ohne Dosisanpassung an das manchmal geringe Körpergewicht. Es sollte für uns als Therapeuten mit »ganzheitlichem« Anspruch meist unsere Aufgabe sein, Ordnung in das bei Multimorbiden bestehende multitherapierte und sogar multiiatrogene Konzept zu bringen.

2 Haring R, Völzke H, et al: Low serum testosterone levels are associated with increased risk of mortality in a population-based cohort of men aged 20–79, in: European Heart Journal, 1093/eurheartj/ehq009: »Low serum testosterone levels were associated with an increased risk of all-cause mortality independent of numerous risk factors. As serum testosterone levels are inversely related to mortality due to CVD and cancer, it may be used as a predictive marker.«

3 Liu Chang-xiao et al.: Modern research and application of Chinese medicinal plants, Hong Kong Medical Publisher, Hong Kong, 2000, Ss. 119-139

Historie und genetische Prädisposition:
Außer den Krankheitsvorgeschichten sollte auch nach in der Familie gehäuft aufgetretenen oder genetisch relevanten Erkrankungen, wie Gallenleiden, Diabetes, Allergien, Krebs usw. gefragt werden, um die Risiken abzuklären.

Lebensweise:
Von größter Wichtigkeit, bei der Befragung sind Fragen nach im Alter besonders relevanten Einflüssen der Lebensweise wie Flüssigkeitszufuhr (wie viel und was), Bewegung (was und wie oft/lange), Ernährung, Schlaf, Hygiene, soziales Umfeld, umweltmedizinische Einflüsse (Lärm, Abgase, Feuchtigkeit/Trockenheit usw.) um hier weitere Risiken bei der Diagnose mit einzubeziehen.

Bei der Diagnose müssen die obigen Lebensumstände unbedingt berücksichtigt werden. Beispielsweise veröffentlichte eine kürzliche Studie zur Eiweißaufnahme die Ergebnisse über die Ernährung von fast 50.000 Krankenschwestern unter 60 Jahren, begonnen 1984 bis 30 Jahre später. Sie kam zu dem Schluss, dass die Aufnahme von Nahrungsproteinen, insbesondere von Pflanzenproteinen, im mittleren Lebensalter mit einer höheren Wahrscheinlichkeit für ein gesundes Altern und eines besseren Gesundheitszustands verbunden ist[4]. Eine andere Studie von November 2024 stellte fest, dass eine moderate Cholin-Aufnahme über die Nahrung, mit einer geringeren Wahrscheinlichkeit für Demenz und einer besseren kognitiven Leistung verbunden ist[5]. Doch dies sind nur aktuelle Ergebnisse zur Lebensweise und Krankheit im Alter, welche mit der Ernährung zusammenhängen. Auch alle anderen oben genannten Faktoren sollten im Zusammenhang mit Gesundheit und Krankheitsentstehung bei der Diagnose zur Sprache kommen.

4 Dietary protein intake in midlife in relation to healthy aging – results from the prospective Nurses' Health Study cohort, by: Ardisson Korat, Andres V et al., in: The American Journal of Clinical Nutrition, Volume 119, Issue 2, 271 - 282

5 Niu, Ying-ying et al.: »Association of dietary choline intake with incidence of dementia, Alzheimer disease, and mild cognitive impairment: a large population-based prospective cohort study«, in: The American Journal of Clinical Nutrition, https://ajcn.nutrition.org/article/S0002-9165(24)00869-4/abstract

Betrachtung *(Wang-zhen)*

Shen (Ausdruck)

Die Gesamterscheinung des Körpers (dick, dünn, gebeugt, verkrampft, etc.) einschließlich der Haut (Turgor, Trockenheit, Färbung) und der Haare (spröde, fettig, normal) insbesondere des Gesichtes ist diagnostisch relevant. Auch die Sprache (laut, leise, abgehackt, schnaufend usw.) und der Gang sowie der Ausdruck der Augen und Händedruck und deren Temperatur gehören hierzu.

Gesicht

Nach der TCM weisen ein dunkler Teint eine Tendenz zu Wind, Schmerz oder Kälte hin, Röte dagegen auf Hitze (falsche Hitze nur die Wangen) und Herzerkrankungen, ein gelber Teint auf Nässe und Blut-Leere; blasse Fahlheit aber auf Yang -Leere oder Kälte und Gefäßerweiterungen (besonders hinter den Ohren gut zu erkennen), Petechien, Spider/Naevi usw. auf Blutstase.

Ein exakter Blick ins Gesicht des Patienten verrät uns ferner die Anwesenheit von Mitralbäckchen, grünem und grauem Star, Akne rosacea, Ikterus und viele andere Erkrankungen und Symptome.

Zunge

Die im Alter oft trockene und zarte Zunge, ihr Belag und vor allem die Unterzungensituation ist hier wie auch sonst von essentieller Bedeutung. Beurteilt wird bei der Unterzungendiagnose:

Farbe und Feuchtigkeit des Zungenkörpers, Länge und Dicke, sowie Form und Farbe der Sublingualvenen.

Länge, Verteilung, Lokalisation und Farbe der kleinen Venolen und Größe, Farbe und Lokalisation der hämorrhagischen Stasezeichen (Punkte, Flecken, Flächen).

Farbe: Die violette Farbe der Unterzunge ist bei der Blutstase mit Nieren-Qi-Leere und Herz-Qi-Leere am deutlichsten abweichend von der Oberzunge. Diese beiden Syndrome erzeugen auch die meisten Blutstaseflecken.

Feuchtigkeit: Normalerweise ist die Unterzunge feuchter und blasser als die Oberzunge (Unterschied 60 %), jedoch nimmt bei älteren

Patienten die Dunkelheit zu und die Feuchtigkeit ab. Auch wird die Schleimhaut im Alter gröber.
Eine relativ trockene Unterzunge im mittleren Lebensalter ist ein Zeichen für Mangel an Körpersäften, wie er z. B. durch Yin-Leere verursacht werden kann. Eine zu feuchte Unterzunge mit viel Speichel hingegen ist – vor allem wenn außerdem die Schleimhaut dicker ist und die Unterzungenvenen nebelartig verdeckt sind – ein Zeichen für Nieren-Milz-Yang Leere mit Nässe oder Wasserretention.

Sublingualvenen: Normal sind etwa eine Länge bis 3/5 der Zungenlänge und ca 2,5 mm Dicke. Die Sublingualvenen deuten umso mehr auf pathologische Veränderungen hin, je weiter sie sich zur Zungenspitze hin verlängern. Solche Veränderungen deuten auf Hitze und Infektionen.
Eine Erschlaffung durch verminderte Gefäßelastizität entsteht meist durch eine chronische Hyperviskosität des Blutes, wie sie z. B. durch hohe Blutfettwerte oder schleichende Exsikkose entsteht.
Die daraus resultierende Verbreiterung der Venen bei straffer Füllung, die sie deutlich hervortreten lässt, deutet auf Schmerz, Tumorbildung, Dys- und Amenorrhö bei Qi-Stagnation und Blutstase.
Hingegen deutet eine schlaffe Verbreiterung der Venen, d. h. verdickt, aber unscharf abgegrenzt, auf Blutstase mit Schleim wie bei Arteriosklerose.
Klare, blassblaue, kurze und dünne Venen ohne Stasepunkte weisen auf Qi-Leere oder Blut-Leere.
Nur einseitig (L oder R) deutlich gefüllte Venen können kongenital auftreten, weisen aber bei späterem Auftreten auf Aneurysmen oder Durchblutungsstörungen der Karotisarterien.

Weitere Merkmale:
Schwarze, dunkle Venen deuten auf Kälte oder Schmerz und rote auf Hitze, Fieber und Infektionen.
Kleine Gefäße: Normalerweise sind die Venolen und Seitenäste der Unterzungenvenen nicht zu sehen. Je weiter sie sich jedoch verlängern, desto ausgeprägter ist die Blutstase. Die Verlängerung der Venolen wird in vier Grade von 0–III eingeteilt.

Stasepunkte

Es gibt drei Grade von Stasepunkten, die kleineren Punkte, die etwa reiskorngroßen Staseflecken, die glatt oder an der Oberfläche erhaben sein können, und die konfluierenden Staseflächen. Glatte, unerhabene Flecken deuten auf Qi-Leere hin.

Auch das Auftreten der hämorrhagischen Stasezeichen wird in drei Grade eingeteilt, hierbei stehen unter drei Punkte/Flecken für den ersten Grad, unter zehn für den zweiten und konfluierende Flächen oder über zehn Flecken für den dritten Grad.

Obwohl bei älteren Patienten vereinzelte Stasepunkte vor allem am Zungenboden im normalen Rahmen vorkommen können, deuten sie bei jüngeren Patienten auf Verdauungsstörungen, wie z. B. Magengeschwüre durch »Leber attackiert Milz-Magen«- Syndrom. Dann jedoch sind sie deutlich abgegrenzt und meist erhaben. Dunkelrote oder dunkelviolette Staseflecken, vor allem wenn sie erhaben und mit einem Wattestäbchen nicht wegdrückbar, weisen auf Blutstase bei Hypertonie, KHK, Leberzirrhose und Asthma hin.

Dunkelviolette oder dunkelrote Staseflächen, z. T. bohnengroß, deutlich umrissen oder hart, weisen auf Myokardinfarkt oder Tumorbildung hin durch Verlust des Zheng-Qi mit Blutstase.

Typische Krankheiten bei Blutstase, die sich in der Unterzungendiagnose besonders deutlich zeigen, sind Koronare Herzkrankheiten, Hypertonie, Lungenemphysem, Cor Pulmonale, chronische Hepatitis und Tumorbildungen.

Die höchsten Grade (III. Grad) der Unterzungendiagnose finden sich meist bei KHK, die niedrigsten bei Hepatitis (I–II. Grad). Hypertonie äußert sich vorwiegend im Auftreten von fein verteilten Gefäßen und vielen Flecken. Letztere treten bei Herzkrankheiten vor allen an der Spitze der Unterzunge auf. Beim Cor Pulmonale sind die Sublingualvenen durch den Druck in der Pulmonalarterie prall gefüllt und es zeigen sich harte, nicht wegdrückbare Staseflecken.

Bei viele Tumoren hingegen treten noch größere, harte Staseflecken am unteren Rand sichtbar und verlängert und sehen fein und rötlich aus. Flecken treten hierbei manchmal nur an den Seiten der Zunge auf.

Riechen und Horchen (Wahrnehmung durch Geruch und Geräusch, *Wen-Zhen*)

Stimme, Atmung oder Hustengeräusche geben Auskunft über Leere/Fülle, Schleim, Trockenheit und Geruch nach Urin, Azeton, Tonerde usw. geben Hinweise auf Inkontinenz, Nierenerkrankungen, Diabetes, Lebererkrankungen, Alkoholmissbrauch und ähnliche Erkrankungen.

Pulsdiagnose *(Qie-Zhen)*

Lokale Pulse wie der Temporalispuls oder der Fußpuls geben Auskunft über die Gefäßsituation (Arteriosklerose, Varizen, Vaskulitis usw.) während die Pulsdiagnose der Radiuspulse folgende Besonderheiten im Alter aufweist:

Langsame Arrhythmien (Dai-Mai, Jie-Mai) sind bei Herzerkrankungen von Bedeutung und weisen oft auf Reizleitungsstörungen mit Yang-Leere oder Qi-Leere vom Zang-Organ Herz hin.

Xian-Mai Pulse, besonders an der Cun-Pulsstelle weisen oft auf aszendierendes Leber-Yang hin, an der Chi-Position – wenn oberflächlich (Fu- Mai) – hingegen auf Leere der Substanzen (Yin/Blut) in Leber und Niere oder Harnverhaltung; Xian- und Hua-Mai auf heißen Schleim.

Eine Besonderheit im Alter ist es, dass bei Biao-Affektionen wie Erkältung keine typischen Fu-Mai an der Oberfläche entstehen, da das Zheng-Qi relativ leer ist und daher das Wei-Qi der Lunge nicht deutlich emporkommt.

Während der Pulsdiagnose sollte man auch die Gelegenheit nutzen, auf Ödeme beim Tasten zu achten, sowie Wärme und Kälte der Hände (Durchblutung, Entzündung), Trockenheit der Haut (Yin-Leere), Form der Fingernägel (Nagelpilz, Herz-Lungenerkrankungen) und Besonderheiten der Haut (Scabies, Palmarerythem).

Das Problem der Polypharmazie (Multimedikation)

Bei jedem Patienten sollte auch nach der regelmäßigen Einnahme von Medikamenten gefragt werden.

Es kommt in meiner Praxis nur selten vor, dass neue Patienten über Sechzig keinerlei Medikamente einnehmen.[6] Manchmal sind die Nebenwirkungen dieser Medikamente in Wahrheit der eigentliche Grund der Beschwerden und lediglich ein Ersetzen oder Absetzen dieser Arzneien allein führt bereits zur Besserung, bevor meine pflanzlichen Verschreibungen überhaupt eingenommen wurden.

Dazu aber muss man die häufigsten Nebenwirkungen geläufiger Arzneien im Kopf haben oder zeitaufwendig im Internet nachschlagen. Für die Patienten sind die manchmal meterlangen Beipackzettel oft ein Buch mit sieben Siegeln, und – um paranoide Self-fulfilling-Prophecies zu vermeiden – raten manche Kollegen den Patienten, diese Listen besser nicht zu lesen. Hierzu sind studierte Pharmazeuten wie Apotheker oft die besseren Ratgeber, da ihnen die häufigsten Nebenwirkungen geläufig sind.

Was aber Wechselwirkungen angeht, so gibt es allerdings nur wenig Material, da aufwendige Studien selten mit mehr als zwei Arzneien betrieben werden, so dass sich die Möglichkeiten der Wechselwirkungen bei älteren Patienten[7] bei fünf bis zehn Arzneimittelklassen ins Unendliche multiplizieren.

Zu diesem Thema schreibt Wikipedia:

»Ärzte und Patienten tun sich also offensichtlich schwer mit dem Absetzen von Medikamenten – selbst wenn genügend Evidenz für einen Nutzen vorliegt.

Dies gilt nachweislich für Antihypertensiva und Antidiabetika, aber auch für Protonenpumpenhemmer oder viele Psychopharmaka.

Bei vielen Arzneimitteln kommt noch als zusätzliches Hindernis hinzu,

6 Zu viele falsche Medikamente für Senioren – Polymedikation im Ländervergleich zeigt wer in Deutschland gefährdet ist«, in: https://deutsch.medscape.com/s/artikelansicht/4914037?ecd=mkm_ret_241006_mscpmrk-DE_ExcNews_etid6870961&uac=207994ST&impID=6870961

7 H. Kersten, S. Ruths, T. B. Wyller: Pharmacotherapy in nursing homes. In: Tidsskr Nor Laegeforen. Band 129, Nr. 17, 10. Sep 2009, S. 1732–1735. PMID 19756052

dass das Absetzen schwierig sein kann, z. B. wegen Entzugssymptomen, und ein überwachtes »Ausschleichen« erfordert. Daher werden zunehmend spezielle »Deprescribing«-Leitlinien entwickelt«.[8]
Aus: https://de.wikipedia.org/wiki/Polypharmazie#cite_note-16

Aus diesem Grund gehe ich in den Kapiteln **Demenz, Schlafstörungen und Parkinson** besonders auf diese Aspekte ein.

Zusätzlich muss ich anmerken, dass auch solche Patienten, welche »Alternativmediziner« wie mich aufsuchen, mit Tüten voller Vitaminen und Nahrungsergänzungsmitteln bei mir auftauchen, von welchen manchmal weder die Wirkung bewiesen ist, und erst recht nicht die Neben- oder Wechselwirkungen untersucht wurden.
Während manche dieser Senioren beispielsweise von Dauerdurchfall durch Magnesiumpräparate heimgesucht werden, gab es in Ländern wie den USA, wo Gesundheitspillen wie Smarties eingenommen wurden, bereits Todesfälle durch Vitamin D-Überdosierungen[9] und gefährliche Nebenwirkungen durch Vitamin A und B.[10]
Man darf nicht vergessen, dass vor der Zulassung von Nahrungsergänzungsmitteln weniger strenge Maßstäbe zur Überprüfung von potenziellen Schäden angelegt werden, und ihre Anwendung oft erst für eine zu kurze Zeitspanne erfolgt ist, als dass sich die Folgen einer Langzeiteinnahme abschätzen lassen.

Glücklicherweise ist die chinesische Medizin in der Lage, einen Überblick über Wirkungen und Nebenwirkungen seit den letzten drei Jahrtausenden anbieten zu können, welche garantiert, dass das Auftreten plötzlicher neuer Nebenwirkungen nach solch langer Erfahrung so ziemlich auszuschließen ist. Doch nicht nur die Empirik steht auf der

8 https://deprescribing.org/

9 https://www.livescience.com/19000-vitamins-supplements-earlier-death.html und https://www.msn.com/en-us/health/health-news/man-dies-after-consuming-too-much-vitamin-d-experts-warn-of-risks-cascade-of-problems/ar-BB1jnR4G

10 https://health.clevelandclinic.org/vitamin-a-toxicity und https://www.ndr.de/ratgeber/gesundheit/Nahrungsergaenzungsmittel-Wann-sind-sie-sinnvoll,nahrungsergaenzung6.html, sowie https://www.zentrum-der-gesundheit.de/ernaehrung/nahrungsergaenzung/nahrungsergaenzung-information/nahrungsergaenzungsmittel-kritik

Seite der asiatischen Medizin: Zusätzlich erfolgt in ganz Asien eine moderne Erforschung der Ursachen für die Wirksamkeit der Arzneien, da diese dort täglich von Millionen Menschen eingenommen werden.

Im Alter besonders geeignete Arzneien

Aufgrund von pharmakologischen Forschungsergebnissen, ergaben die in China veröffentlichten Studien folgende Einzelergebnisse:

Dem Alterungsprozeß entgegenwirkender Effekt (Freie Radikale-Fänger etc.)
Ren Shen (Ginseng), San Qi (Notoginseng), Wu Mei (Mume), Dong Chong Xia Cao (Cordyceps), Sheng Di (Rehmannia), He Shou Wu (Polygonatum), Luo Bu Ma (Hb. Apocyni ventium), Jiao Gu Lan (Gynostemma), Tu Si Zi (Cuscutae), Ju Hua (Chrysanthemum), Yin Er (Tremella), Yin Yang Huo (Epimedium), Ge Jie (Gecko), Bai Ji Li (Tribuli), Shou Di (Rehmannia präp.), Yi Yi Ren (Coicis)

Antioxidativ wirkende Arzneien:
Ren Shen (Ginseng), Da Zao (Jujuba), Da Suan (Knoblauch), S han Zha (Crategus), Nü Zhen Zi (Ligustri), Wu Wei Zi (Schisandra), Wu Bei Zi (Galla), Gan Cao (Glycyrrhiza), Xi Yang Shen (Panax quinq.), Dang Gui (Angelica Sinensis), Zhu Ye (Bambusae), Chen Pi (Pc. Citri), Hu Zhang (Polygonum Cuspidatum), Cha Ye (grüner Tee), Chai Hu (Bupleurum), Gao Shan Hong Jing Tian (Rhodoila), Zi Shi, Huang Jing, Lu Rong (Conu Cervi), Zi Su Zi (Perilla), Huai Hua (Sophora), Lu Sun (grüner Spargel)

Lern- und gedächtnisfördernde Wirkung:
Ren Shen (Ginseng), Ling Zhi (Ganoderma), Dang Shen (Coptidis), Lu Rong (Cervi), Shi Chang Pu (Acorus gramineus)

Gewebsalterung hemmend:
Ju Hua (Fl. Chrysanthmum)

Arzneien nach Arzneigruppen, welche auf verschiedene Weise dem Alterungsprozess entgegenwirken können

A. Tonisierende Arzneien:

Milz-Qi-Tonika: *Ling Zhi (Ganoderma), Xiang Gu (Shiitake), Shan Yao (Dioscorea), Huang Qi (Astragalus), Gan Cao (Glycirrhiza), Da Zao (Jujube), Dang Shen (Codonopsis), Bai Zhu (Atractylodes mac.), Bian Dou (Lablab), Di Fu Zi (Kochia)*

Lungen-Qi-Tonika: *Tai Zi Shen (Pseudostellaria), Yin Er (Tremella)*

Herz-Qi-Tonika: *Ren Shen (Ginseng)*

Andere: *Xi Yang Shen (Panax quinquefolii), Wu Jia Pi (Acanthopanax),* Muttermilch, Trauben, Erdbeeren, Kastanien, Honig, Hanfsamen, Tarokartoffel, Kürbiskerne

Yin-Nährende Arzneien:

Lungen-Yin: *Bai He (Lillii), Yu Zhu (Polygonum), Bei Sha Shen (Glehnia), Tian Hua Fen (Rx. Trichosanthes)*

Nieren-Yin: *Huang Jing (Polygonatum offz.), Tian Men Dong (Asparagus), Shan Zhu Yu (Corni), Han Lian Cao (Eclipti), Hai Shen (Hippocampus), Gui Ban (Testudinis), Bie Jia (Carapax), Nü Zhen Zi (Ligustri)*

Nährend für Leber-Yin: *Gou Qi Zi, Suan Zao Ren (Zyziphus spinosa), Bai Shao (Paeonia)*

Nährend für Magen-Yin: *Shi Hu (Dendrobium), Mai Men Dong (Ophiopogonis)*

Sonstige Nahrungsmittel: *Qian Shi (Euryalis), Nan Sha Shen*, Pinienkerne, Gelee Royal, Leinsamen, Kiwis, Schwalbennester

Blut-Nährende Arzneien:

He Shou Wu (Polygonatum multif.), Dang Gui (Angelica), Long Yan Rou (Longan), Sheng Di Huang (Rehmannia), A Jiao (Gel. Asinii), Zi He Che (Plazenta Hominis)

Sonstige Nahrungsmittel: *Mu Er* (Judasohr/Baumpilz), *Shang Shen* (Maulbeere), *Li Zhi (Litsii), Wu Gu Ji* (Schwarzfußhuhn), Schaffleisch

Yang-Tonisierende Arzneien:

Nieren-Yang Tonisierende: *Dong Chong Xia Cao (Cordyceps), Gou Ji (Cyboti), Xian Mao (Curculuginis), Yin Yang Huo (Epimedii), Du Zhong (Eucomnia), Bu Gu Zhi (Psoralea), Sha Yuan Zi (Sm. Astragali), She Chuang Zi (Cnidii), Sang Ji Sheng (Loranthii), Tu Si Zi (Cuscutae), Ba Ji Tian (Bletellia), Rou Cong Rong (Cystanches), Xu Duan (Dipsacae), Hai Ma (Hippocampus), Lu Rong (Cornu Cervi), Lu Jiao Jiao (Gelatinum Cornu Cervi), Fu Zi (Aconitum)*

Milz-Yang Tonisierende: *Yi Zhi Ren (Alpinia), Zhong Ru Shi (Stalactitium)*

Sonstige Nahrungsmittel: Walnuß

B. Attackierende Arzneien

Blut bewegende Arzneien:

Ce BAi Ye (Biota), Jiang Huang (Curcuma), Pu Huang (Typhae), Chuan Niu Xi (Cyathula), Mu Dan Pi (Moutan), Tao Ren (Persica), Ji Xie Teng (Spatholobi), Chuan Xiong (Ligusticum), Gan Qi (Lacca), Bai Ji Li (Tribuli), Ru Xiang (Olibanum), Dan Shen (Salvia milt.), Chong Wei Zi (Sm. Leonuri), Qian Cao (Rubia cord.)

Nässe attackierende Arzneien:

Fu Ling (Poria), Zhu Ling (Polyporus), Shi Wei (Pyrrosia), Ze Xie (Alismatis), Yi Yi Ren (Coicis), Bie Xie (Dioscora sativa), Dong Kui Zi (Malva), Yin Chen Hao (Artemisia capill.), Pei Lan (Eupatorium), Cang Zhu (Atractylodes), Che Qian Zi (Sm. Plantaginis), Shang Lu (Phytolacca), Hua Shi (Talkum)

Sonstige Nahrungsmittel: Karpfen

Qi-Bewegende Arzneien:

Xiang Fu (Cyperus), Mu Xiang (Saussurea), Da Suan (Knoblauch)

Leber-Wind senkende Arzneien:

Tian Ma (Gastrodia), Ling Yang Jiao (Cornu Antelopis), Long Gu (Os Draconis), Mu Li (Ostrae), Shi Jue Ming (Halliotidis), Bai Hua She (Zaocys), Bai Jiang Can (Bombyx), Zhen Zhu Mu (Margerita)

Aromatische Arzneien:
Shi Chang Pu (Acorus), Su He Xiang (Styrax), She Xiang (Moschus)

Schleim umwandelnde Arzneien:
Zhu Li (Succ bambusa), Xing Ren (Armenica), Gua Lou (Trichosanthes), Hai Ge Ke (Cyclinae)

Andere Arzneien:
Ma Chi Xian (Portulaca), Qing Pi (Fraxini), Long Dan Cao (Gentiana), Luo Bu Ma (Hb. Apocyni ventium), Xu Chang Xing (Cynanchin panic.), Man jing Zi (Viticis), Zi Su (Perillae), Di Gu Pi (Cx. Lycii), Ren Dong Teng (Rx. Forsythia), Jin Yin Hua (Fl. Forsythia), Tian Hua Fen (Trichosanthes), Xi Xian Cao (Siegesbeckia), Pu Gong Ying (Taraxacum mong.), Yi Mu Cao (Leonurus het.), Qing Hao (Artesemisia qinghao), Niu Huang (Calc. Bovis), Hai Piao Xiao (Ootheca Manitis), Ju Hua (Chrysanthemi)

B. Erkrankungen und deren Behandlung im Detail

Dermatologische Erkrankungen

Dermatoporose (zerbrechliche Altershaut) durch Alter und virale Ursachen

Die chronische, übermäßige Zerbrechlichkeit der durch Alterung und der durch intensive Sonnenstrahlung dünn gewordenen Haut wird seit kurzem in der medizinischen Literatur mit dem Namen *Dermatoporose* beschrieben.

Zu den Hauptmerkmalen der Dermatoporose gehören atrophische Haut, senile Purpura, weiße Pseudo-Narben, erhöhte Rissigkeit mit Hautverletzungen und anschließend verzögerte Heilung. Oftmals zeigen sich tiefe Hämatome, mit Gewebeinfarkten, die in Nekrosen übergehen.

Professor Adam Friedman, von der George Washington University beschrieb einen solchen diesen Fall auch in einem Artikel im *Journal of*

Drugs in Dermatology mit dem Titel »What's Old Is New: An Emerging Focus on Dermatoporosis«.[11]

Ein ähnliches Krankheitsbild, aber wohl mit anderer Genese, fiel mir besonders in Patienten mit Corona-Spikes Infektionen und/oder Vakzin induzierten Patienten auf, so dass die obige erst 2007 beschriebene Erkrankung[12] in und nach den pandemischen Jahren deutlich häufiger beobachtet werden konnte. Ich beschrieb dies 2022 in meinem E-Book »Long-Covid: Was wir wissen und was wir tun können: Geeignet für Therapeuten und Ärzte«[13], in Spanien wurden dermatologische Fälle sowohl nach Impfungen[14] als auch nach Infekten[15] beschrieben.

Auch spanische und italienische Dermatologen konnten dieses Post-Covid-Phänomen beobachten[16], und differenzierten es in fünf Kategorien:
1. Pseudo-Frostbeulen: Erythematöse Schwellungen mit einigen Vesikeln und Pusteln wurden bei 19 % der Patienten an Händen und Füße beobachtet. Die asymmetrisch auftretenden frostbeulenähnlichen Veränderungen (Pseudo-Chilblain) kamen vorwiegend bei jüngeren Patienten mit geringerer COVID-19-Symptomatik vor. Sie bildeten sich erst im späteren Verlauf der Erkrankung für durchschnittlich 12,7 Tage aus. Bei etwa einem Drittel der Betroffenen waren die Hautveränderungen schmerzhaft oder verursachten Juckreiz.
2. Andere vesikuläre Eruptionen: Bei 9 % der Patienten entstanden kleine monomorphe Vesikel mit hämorrhagischem Inhalt, die sich ausbreiteten – zum Teil am Rumpf, aber auch an den Extremitäten. Von diesen häufig juckenden Hauterscheinungen – den Windpocken ähnlich – waren Patienten mittleren Alters betroffen. Die Läsionen waren durchschnittlich 10,4 Tage erkennbar.

11 https://jddonline.com/articles/whats-old-is-new-an-emerging-focus-on-dermatoporosis S1545961624P0113X/

12 https://karger.com/drm/article-abstract/215/4/284/112169/Dermatoporosis-A-Chronic-Cutaneous-Insufficiency?redirectedFrom=fulltext

13 Erschienen bei Amazon unter selbigem Namen

14 https://onlinelibrary.wiley.com/doi/epdf/10.1111/bjd.20639

15 https://www.aerzteblatt.de/archiv/214293/THEMA-COVID-19-Pandemie-Auch-die-Haut-reagiert

16 https://deutsch.medscape.com/artikelansicht/4908820?form=fpf

3. Quaddeln: Urtikarielle Läsionen fanden sich bei 19 % der Patienten und waren häufig mit einem schweren Verlauf der Covid-19-Erkrankung assoziiert. Meistens hatten die Betroffenen am Rumpf, in einigen Fällen auf der Handinnenseite damit zu kämpfen – vorwiegend mit Juckreiz.
4. Makulopapuläre Eruptionen: 47 % der Patienten wiesen unterschiedlich ausgeprägte Schuppungen der Haut sowie punktförmige oder großflächige Rötungen auf. Auch diese Läsionen wurden bei schweren Verläufen der Covid-19-Erkrankung beobachtet, bei denen mehrere Medikamente zum Einsatz kamen, dass diese Hautreaktionen eventuell auch Ausdruck einer Arzneimittelnebenwirkung sein konnten.
5. Livedo oder Nekrose: Ischämien an Rumpf und Akren, die klinisch einer okklusiven Gefäßerkrankung entsprechen, traten bei 6 % der COVID-19-Patienten auf.

In einer Analyse vom 16. Februar bis 15. Mai 2021 beobachteten spanische Forscher 405 Reaktionen nach der Impfung mit den Impfstoffen BNT162b2 (Pfizer-BioNTech; 40,2 %), mRNA-1273 (Moderna; 36,3 %) und AZD1222 (AstraZeneca; 23,5 %).
Das Alter der Patienten war im Durchschnitt 50,7 Jahre und 80,2 % waren weiblich. Die Hautreaktionen wurden klassifiziert als Injektionsstelle (»COVID-Arm«, 32,1 %), Urtikaria (14,6 %), morbilliforme (8,9 %), papulovesikuläre (6,4 %), Pityriasis rosea-ähnliche (4,9 %) und purpurische (4 %) Reaktionen Varizella-Zoster- und Herpes-simplex-Virus-Reaktivierungen machten 13,8 % der Reaktionen aus.
Der COVID-Arm betraf fast ausschließlich Frauen (95,4 %). Reaktionen in jeder Impfstoffgruppe waren COVID-Arm (mRNA-1273, Moderna, 61,9 %), Varizella-Zoster-Virus-Reaktivierung (BNT162b2, Pfizer-BioNTech, 17,2 %) und Urtikaria (AZD1222, AstraZeneca, 21,1 %). auf den mRNA-1273 (Moderna)-Impfstoff wurden bei Frauen (90,5 %) beschrieben, 80 Reaktionen (21 %) wurden als schwer/sehr schwer eingestuft und 81 % waren behandlungsbedürftig.[17]

17 https://onlinelibrary.wiley.com/doi/10.1111/bjd.20639 in Cutaneous reactions after SARS-CoV-2 vaccination: a cross-sectional Spanish nationwide study of 405 cases.

SARS-COV2 kann sich laut einer hämatologischen Studie[18] an die ACE-Rezeptoren der Thrombozyten binden, mit Thrombose als Folge. Ebenso kann das Virus Blutungen verursachen,[19] vermutlich durch den Tissue Plasminogen Activator (TPA). Dieses Enzym wird u.a. von den Endothelzellen der Gefäßwände gebildet, die es freisetzen können, wenn sie Spikes bilden. Auch andere Viren, insbesondere solche der Herpesfamilie (also unter anderem beispielsweise von Herpes simplex angefangen, über Cytomegalieviren, bis Epstein-Barr-Infekte) verbleiben vor allem in drei Zellarten: Lymphozyten Nervenzellen und Hautzellen.

Doch Dermatoporose ist kein ausschließlich durch Virusinfektionen entstehendes Phänomen, dennoch möchte ich anhand einer extremen Exazerbation von Dermatoporose meine Vorgehensweise mit der chinesischen Medizin aufzeigen.

Eigener Fall von Dermatoporose

Pat. I.W. weiblich, 80 J. am 30.6. 2022:
Hist.: Beckenboden-OP Anfang 2000, Apoplex (2014), schwere, lebensbedrohliche Sepsis mit Koma (2017) danach starke Antibiose, Zwerchfellbruch-OP 2018, häufige Harnwegsinfekte mit E.coli. Schwere Influenza 2016 (Drei Monate). Wechseljahresdepression nach Menopause (50. Lebensjahr) mit HET bis zum 70. Lebensjahr RF+

Medikation:
Blutdruck: Amlodipin 1x/d, Ramipril 2x1,5mg, Atovastatin 1x, Thyronajod 50müg, Opiatpflaster Norspan, zum Schlafen Zopiklon 7,5mg

Impfungen:
Im Jahre 2021 drei Mal mit BNT, Ende Januar 2022 Corona-Infekt (dann Halsschmerzen, Schnupfen, extremes Schwitzen) und 14. April 2022 zweiter Booster.

18 https://www.ncbi.nlm.nih.gov/pmc/articles/PMC7471641/

19 https://www.nhlbi.nih.gov/news/2021/some-covid-19-patients-have-higher-chance-bleeding und https://www.medicalnewstoday.com/articles/some-covid-19-patients-have-a-higher-risk-of-bleeding

Anamnese:

Zwei Wochen nach Infekt spontan auftretende Muskelschwäche, Schmerzen am ganzen Körper, Schleim im Hals (weiß oder durchsichtig), Kribbeln im Rachen (Verschlimmerung bei AW-Infekt), Inappetenz (-10kg Gewicht, vorher 67 kg bei 1,57 m), Konzentrationsstörungen, keine Dyspnoe oder Luftnotbeschwerden (v. a. COVID-Omikron-Infekt).

Nach der 4. Impfung im Mai Schwächegefühl deutlich besser, aber zunehmende Hämatome an Extremitäten, Hautblutungen, Petechien und Purpura.

Weiterhin Brain-Fog, Schlaf nur mit Zopiklon 5-6 Std., ansonsten Nykturie 1-2x.

Verdacht auf Lagerungsschwindel.

Abneigung gegen Kälte, kalte Füße (Zyanose!), manchmal spontane Schweiße, Stuhlgang fest (mit Flohsamen gebessert), Sodbrennen bei süßen Speisen, Knieschmerzen (OP geplant)

Blutbild vom 20. Juni 2022:

Gerinnung: Thrombinzeit 15,6 (Norm: 15-40), Thromboplastinzeit 29 (Norm: 28-40), INR 0,91 (Norm 0,8-1,15) Thrombozyten: 421.000, Erythozyten: 3,4 (sollte 4,2-5,4), Hb. 11,7- (12-16), Leukozyten: 10.100

Weitere auffällige Werte:

LDH 241 (soll 135-214 / Leber, Knochenmark?)

GFR: 42,8-

Crea: 1,17 (0,51-0,95)

Neutrophile: 74,1+ (45-70) (TNF oder IL-1 aktiviert?)

SARS-COV2-Ak: 12.500

(CRP, IL-6, MRSA alles negativ)

Zungendiagnose:

Schmerzhafte (!) Zahneindrücke, Zungenkörper rot, Zungenbelag fehlt, hinten weißer Kranz (Candida?), Unterzunge unauffällig!

Pulsdiagnose:

Pulsstelle	L+ chen, xi (tief, fein)	R- chen, hua (tief, schlüpfrig)
Vorne (cun)	Ruo > ruan (schwach, Tendenz zu weich)	Ruo, chen (schwach, tief)
Mitte (guan)	Fu, xi (oberflächlich, fein)	Hua, fu, you li (Schlüpfrig, oberflächlich, kraftvoll)
Hinten (chi)	**Chen, Da, you li (tief, groß, kraftvoll)**	**Wu (nicht vorhanden)**

Syndromdifferenzierung:
Extreme Nieren Yang-Leere und Qi-Leere, Yin-Feuer im Biao (Außen), Leere-Hitze Blutstase, Blut-Leere, Leber-Feuer hochlodernd.

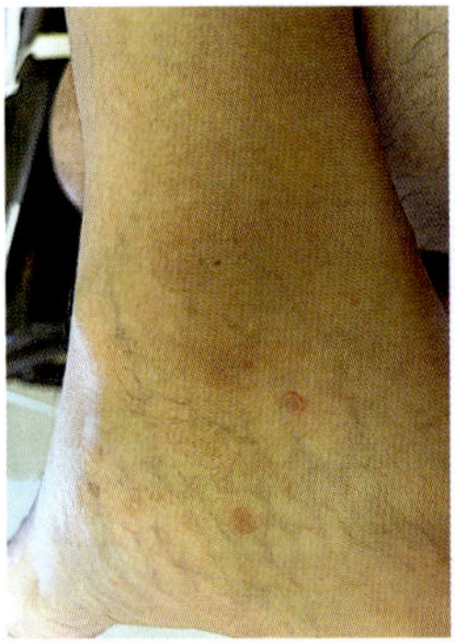
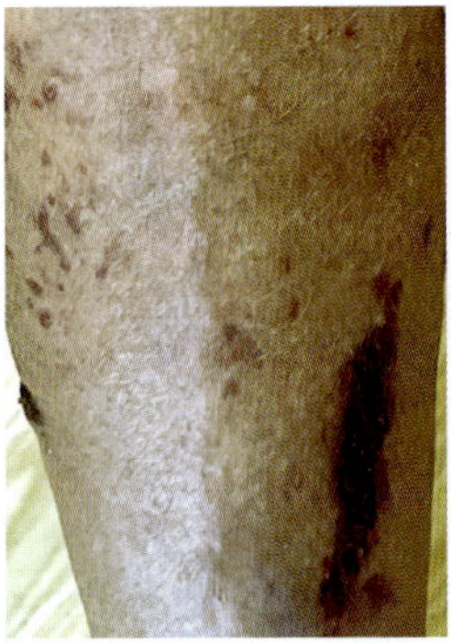
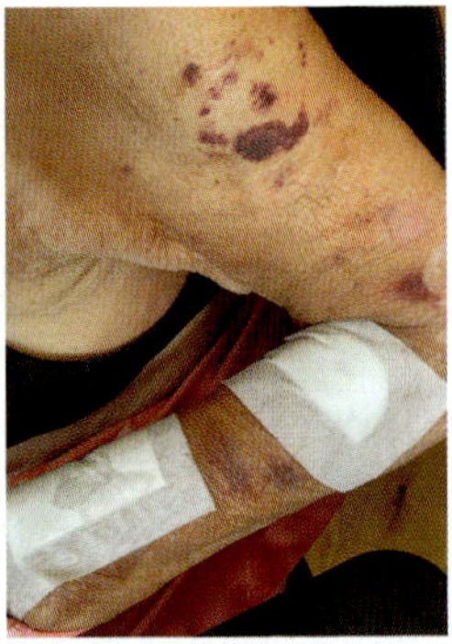

Links oben: »gesunder« Patient, ungeimpft. Hauterosionen unmittelbar nach Infekt. Alle anderen: beschriebene Patientin unten, mehrfach geimpft, 2 Monate nach Auftreten

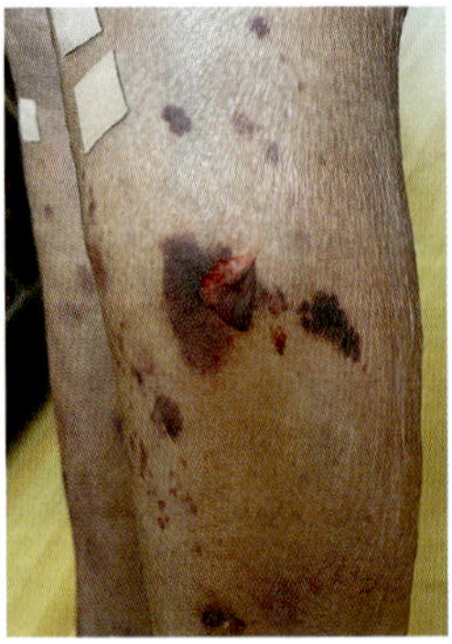
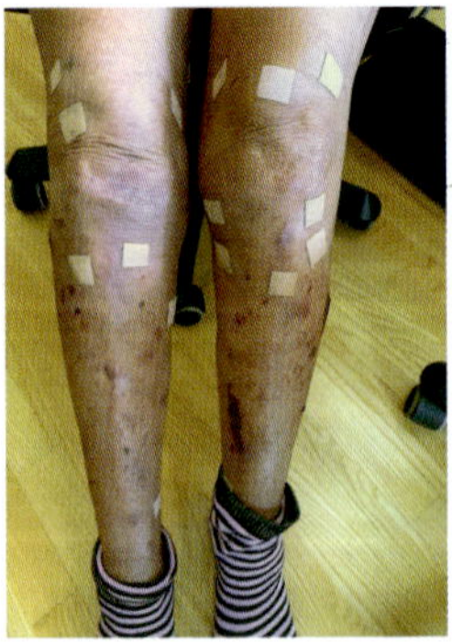

Diese für mich neue Art von Hauterkrankung mit multiplen Ursachen war eine Herausforderung beim Therapieaufbau, so dass ich mehrere Ansätze gleichzeitig verfolgte:

Rezeptur zu 2x8 Granulat für sechs Wochen (angegebene Grammzahl in Rohdrogen):
Yang-Leere: *Bu Gu Zhi* 18g, *Dong Chong Xia Cao* 18g
Milz-Qi Leere mit Leber-Qi-Stagnation: *Huang Qi* 45g, *Bai Shao* 18g
Yin-Feuer[20]:*Huang Bai* 18g, *Sha Ren* 9g
Leber-Feuer: *Lian Qiao* 30g, *Xia Ku Cao* 18g
Leere-Hitze (und Blut kühlen/nähren): *Sheng Di Huang* 45g
Blutstase: *San Qi* 15g, *Chi Shao* 12g
Hitze im unteren Erwärmer: *Da Huang* 3g

Erst nach mehreren Monaten kam die Patientin wieder. Zwar mit deutlichen Besserungen der Haut, aber leider unwillig, die »scheußlichen Arzneien« weiter zu schlucken, so dass die Fallbeschreibung hier leider endet.

Dermatoporose ist aber im Normalfall mit weniger Syndromen verbunden, so dass sich bei der Differenzierung und Therapie oftmals lediglich zwei bis drei Syndrome finden lassen. Die häufigsten sind bei Senioren die Leere-Syndrome vom Yin und Yang der Niere, die Blutstase durch Mangel an Bewegung und eine Milz-Qi Leere bei der Muskelatrophie. Bei Hauterscheinungen finden sich häufig Ursachen wie Yin-Feuer, welche auf keinen Fall wie Fülle-Hitze oder Feuer behandelt werden dürfen, sondern wie oben mit Arzneien wie *Sheng Di Huang* sanft gekühlt werden sollten.
Wenn durch den Leidensdruck oder Demenz eine Leber-Qi Stagnation hinzukommt, so muss das Qi bewegt werden ohne dass es sich zu stark aufbraucht, wie durch *Lian Qiao*, welches das Leber-Qi bewegt und auch in Haut kühlend wirkt.
Eine solche Behandlung von Dermatoporose mit CM kann zwar monatelang andauern, verspricht aber bessere Resultate als die für gewöhnlich

20 Zur ausführlichen Definition und Behandlung des Yin-Feuers empfehle ich mein Buch: »Vom Füllen der Leere: Yang-Leere mit der Feuerschule und Chinesischer Phytotherapie behandeln« bei Bacopa, 2024

verwendete Vitamin-Therapie wie in der Literatur beschrieben, nämlich mit dem Vitamin D3-Derivat Calcipotrien 0,05% Salbe und die nächtliche Anwendung vom Vitamin A-Derivat Razaroten 0045 % Lotion, sowie oraler Ergänzung mit 1g Vitamin C zweimal täglich und 1g-Zitrusbioflavonoid-Komplexen.[21]

Ulcus cruris Chin. Lian chuang (Schienbeinwunde)

Ulcus cruris präsentiert sich ebenfalls mit chronisch offenen Wunden, welche aber vorwiegend das untere Drittel der Beine befallen. Verschiedene chinesische Texte beschreiben diesen Zustand. Die Traditionelle chinesische Dermatologie teilt die Entwicklung des Ulcus cruris in zwei Stadien ein.

1. Anfangsstadium:
In den meisten Fällen geht dem Schmerz ein Juckreiz voraus, manche Fälle erfahren abwechselnd Juckreiz und Schmerz. Darauf folgen Erythem, Ödem, Aufbrechen der Haut, Ausfluss und Ulkusbildung. Läsionen, die dann nicht zügig behandelt werden, können schnell expandieren. Das Gewebe im Ulkus entzündet sich mit nekrotischem Zerfall. Die Ulkusränder können dünn oder geschwülstig sein. Häufig kommt ein Gestank von der Wunde. Das Gewebe, das das Ulkus umgibt, kann entweder erythematös oder tief purpurfarben sein und ist brennend schmerzhaft.

2. Fortgeschrittenes Stadium:
Wenn das Ulkus fortschreitet, senkt sich die Öffnung, und die Ränder werden etwas glatt und rund. Das Gewebe innen im Ulkus kann gräulich, weiß oder gelb, oder tief purpurfarben sein. Der Ausfluss ist häufig grauschwarz oder grün und der Geruch ist unerträglich. Das umgebende Gewebe verfärbt sich mit Hämosiderin (intrazellulärer Eisenablagerung) und Melanin, das die Haut rötlich-braun werden lässt. Wenn der Zustand fortschreitet, wird er durch Fibrose erhärtet, was zu chronischem Ulkus führt, das behindern kann. Schwere Fälle können sich mit tiefen Geschwüren präsentieren, die bis auf den Knochen ge-

21 https://pubmed.ncbi.nlm.nih.gov/21720653/

hen. Die Größe der Läsionen kann variieren von ganz klein bis zu einer Größe, die fast den gesamten Unterschenkel einschließt.
In der westlichen Medizin gehören die Symptome, die hier beschrieben wurden, zum venösen Ulcus cruris. Sitzende und stehende Beschäftigung oder Aktivität tragen zu venösem Stau, Ödemen und venöser Insuffizienz bei. Daher ist für diese Patienten die Gefahr, Ulcus cruris als Folge eines Traumas zu entwickeln potenziell besonders hoch.
Aus Sicht der westlichen Medizin gibt es gibt viele Ursachen für Ulcus cruris. Am häufigsten sind venöse Erkrankungen und am zweithäufigsten die Arteriosklerose. Mehr als nur ein pathologischer Prozess kann daran beteiligt sein, sogar ein leichtes Trauma kann Läsionen hervorbringen und verursacht ein besonderes Problem bei venösen Geschwüren.

Chinesische Ätiologie
Es gibt vier primäre Ursachen für ein Ulcus cruris:
1. Nässe-Hitze dringt in den Unteren Erwärmer ein;
2. Milz-Schwäche, die zum Überwiegen von Nässe führt;
3. Blutstase und Qi-Stagnation;
4. Leber- und Nieren-Yin-Mangel.

Nässe Hitze dringt in den Unteren Erwärmer ein. Dies entsteht primär durch das Eindringen von Nässe aus der Umgebung, die sich im Inneren ansammelt und in Hitze wandelt. Nässe-Hitze dringt dann in die Yangming-Leitbahnen, was sich durch Fülle von Qi und Blut auszeichnet. Qi und Blut werden durch Nässe-Hitze »verglüht«, was zur Ulkusbildung auf der Haut und in den Geweben führt.

Milz-Leere, die zum Überwiegen von Nässe führt. Überanstrengung und Müdigkeit oder eine Beschäftigung, die langes Stehen oder Heben und Tragen von schweren Lasten verlangt, können das Qi der Mitte verletzen und das Milz-Qi erschöpfen. Nässe sammelt sich, blockiert die Leitbahnen und Kollateralen, so dass Haut und Gewebe ihre Nahrung verlieren, dadurch entwickeln sich Geschwüre.

Blutstase und Qi-Stagnation (Im Alter häufig). Dies wird häufig durch ein offenes oder geschlossenes Trauma herbeigeführt, durch das sich

Qi und Blut stauen, wodurch die Leitbahnen und Kollateralen blockiert werden. Haut und Gewebe verlieren ihre Nahrung, und Geschwüre bilden sich. Meiner Meinung nach ist fast immer eine Blutstase als Ko-Syndrom vorhanden.

Leber- und Nieren-Yin-Mangel (selten). Geschwüre dieses Typs können auf febrile Erkrankungen oder übermäßigen Genuss sexuellen Verkehrs, der die Nieren-Essenz erschöpft, folgen. Die Muskeln und Sehnen der unteren Extremitäten verlieren langsam ihre Nahrung, Leere-Feuer dringt nach unten, und Geschwüre bilden sich.

Behandlung:
Die Chinesische Medizin unterscheidet ein mediales oder laterales Ulcus cruris. Ein mediales Ulcus cruris wird den Yin-Leitbahnen des Fußes zugeordnet und entsteht im Allgemeinen durch aufflammendes Yin-leeres Feuer. Die Geschwüre sind meist schwierig zu behandeln. Das Behandlungsprinzip richtet sich darauf, Yin zu bereichern und zu tonisieren. Ein lateraler Ulcus cruris befindet sich auf den Yang-Leitbahnen des Fußes und ist häufig durch Nässe- Hitze verursacht. Die Läsionen sind meist einfach aufzulösen.

Das Behandlungsprinzip hierfür ist: Hitze klären und Nässe ausleiten.

<u>1. Nässe-Hitze, die in den Unteren Erwärmer eingedrungen ist</u>
Die Läsionen beginnen mit Schmerz, Rötung und Schwellung des Bereichs. Darauf folgt ein Aufbrechen der Haut, Nässen, schwerer Juckreiz und Eiterbildung. Wenn die Läsionen chronisch werden, erhärten sich die Ränder des Ulkus und werden runder. Schwere Fälle können sich mit allgemeinen Symptomen wie Aversion gegen Kälte, Fieber, trockenem Mund, gelbem Urin, einem schlüpfrigen und schnellen Puls und einem dicken, klebrigen Zungenbelag präsentieren.
Das Behandlungsprinzip ist: Kläre Hitze und vermindere Toxizität. Für dieses Muster werden *Xian Fang Huo Ming Tang* (siehe Karbunkel) oder *Bei Xie Shen Shi Tang* (Dekokt mit Rhizoma Dioscoreae Hypoglaucae zum Ausleiten von Nässe) empfohlen:

Rhizoma Dioscoreae Hypoglaucae *(Bei/Bi Xie)* 12 g
Semen Coicis Lachryma-jobi *(Yi Yi Ren)* 21g
Cortex Phellodendri *(Huang Bai)* 9g
Sclerotium Poriae Cocos Rubrae *(Chi Fu Ling)* 15g
Cortex Moutan Radicis *(Mu Dan Pi)* 9g
Rhizoma Alismatis Orientalis *(Ze Xie)* 12g
Talcum *(Hua Shi)* 12-24g, (je nach Kontraindikation Milz-Leere)
Medulla Tetrapanacis Papyriferi *(Tong Cao)* 12g

2. Milz-Leere, die zum Überwiegen von Nässe führt

Die Läsionen produzieren grauweißes Gewebe in der Wunde, aus der reichlich klare Flüssigkeit ausläuft. Allgemeine Symptome sind Appetitmangel, Müdigkeit in den Extremitäten, Schwindel, trockener Mund, der Puls ist langsam und die Zunge blass mit weißem Belag.

Das Behandlungsprinzip ist: Stärke Milz und wandele Nässe um. Für dieses Muster wird *Si Jun Zi Tang* plus *Er Miao San* (Vier Gentlemen Dekokt kombiniert mit Zwei Wunder Pulver) empfohlen:

Radix Ginseng *(Ren Shen)* 3 g
Rhizoma Atractylodis Macrocephalae *(Bai Zhu)* 6 g
Sclerotium Poriae Cocos *(Fu Ling)* 6 g
Radix Glycyrrhizae Uralensis *(Zhi Gan Cao)* 3 g
Cortex Phellodendri *(Huang Bai)* 9 g
Rhizoma Atractylodis *(Cang Zhu)* 6 g

3. Blutstase und Qi-Stagnation

Die Läsion zeichnet sich durch Gewebeschwellung und purpurfarbene Haut aus. Es kann eine Varikosis bestehen. Das Ulkus selbst ist feucht und der Schmerz ist scharf, die unteren Extremitäten sind schwer und taub, das Gehen fällt schwer. Der Puls ist rauh, die Zunge purpurfarben.

Das Behandlungsprinzip ist: Blut beleben und Qi regulieren. Für dieses Muster wird *Mu Gua Bing Lang San* (Fructus Chaenomelis Langenariae und Semen Arecae Catechu Pulver) empfohlen:

Semen Arecae Catechu *(Bing Lang)*
Fructus Chaenomelis Langenariae *(Mu Gua)*
Folium Perillae Frutescentis *(Zi Su Ye)*
Pericarpium Citri Reticulatae *(Chen Pi)*
Radix Glycyrrhizae Uralensis *(Gan Cao)*
Radix Aucklandiae Lappae *(Mu Xiang)*
Radix Angelicae Sinensis *(Dang Gui)*
Radix Paeoniae Rubrae *(Chi Shao)*

4. Leber- und Nieren-Yin-Mangel

Die Haut um die Läsion ist dunkelrot und schmerzfrei oder nur leicht schmerzhaft. Allgemeine Symptome sind niedriges- oder Nachmittagsfieber, Appetitverlust, Auszehrung, traumgestörter Schlaf, der Puls ist schnell und die Zunge hellrot mit dünnem Belag.

Das Behandlungsprinzip ist: Bereichere Yin und richte Feuer nach unten. Für dieses Muster wird *Liu Jun Zi (Wan)* plus *Liu Wei Di Huang Wan* (Sechs Gentlemen Pille mit Sechs Bestandteile mit Radix Rehmanniae) empfohlen.

Zubereitung und Dosierung:
Die Substanzen gemeinsam zu einem feinen Pulver mahlen und mit Honig zu kleinen Pillen verarbeiten und 9 g dreimal täglich einnehmen.

Äußere Behandlung
Für frühe Läsionen mit Symptomen von Rötung, Schwellung und Schmerz, bevor sich Geschwüre zeigen, kann *Huang Jin San* (Gelbgoldenes Pulver) mit etwas Honig zu einer Paste vermischt, zwei- bis dreimal täglich angewandt werden.
Für frühe Läsionen, die sich mit Rötung, Schwellung, Juckreiz und feuchter Haut präsentieren, kann Indigopaste oder Indigopulver zwei- bis dreimal täglich angewandt werden.
Für Läsionen, die geschwürig sind und klebrigen Eiter ausscheiden, kann *Wu Wu Dan* zweimal täglich angewandt werden.

Wu Wu Dan:
Duan Shi Gao (kalziniertes Gypsum) 5g, *Qian Dan* (Minium) 5g

Zubereitung und Dosierung:
Die Substanzen zusammen zu einem feinen Pulver mahlen und in einem luftdichten braunen Glasgefäß aufbewahren.

Für Läsionen, die nekrotisieren oder Verhärtungen und einen faulen Geruch haben, kann *Sieben zu Drei Besonderes Pulver* oder *Acht zu Zwei Besonderes Pulver* (für beide Mittel siehe *Karbunkel*) einmal täglich angewandt werden, darauf folgt Rote Paste.
Diese kombinierten Mittel drei bis fünf Tage aufeinanderfolgend gebrauchen, bis sich die nekrotischen Absonderungen und Verhärtungen gebessert haben.
Solche Läsionen, die begonnen haben zu heilen, z. B. wenn der Ausfluss klarer und weniger eitrig wird, ohne Zeichen von Nekrose und wenn neues Gewebewachstum zu finden ist, kann man mit Gewebebildendem Pulver (siehe *Karbunkel*) behandeln.
Chronische Läsionen, die nicht heilen, weil sie wegen Milz-Schwäche, Blutstase oder Qi-Stagnation ungenügend genährt werden, können mit der Rezeptur *Feng Huang Yi Fang* (Phoenix Mantel Rezeptur) behandelt werden.

Zubereitung und Dosierung:
Ein rohes Ei (Schale) mit Alkohol sterilisieren. An einer Seite der Schale eine kleine Öffnung machen und den Inhalt des Eis auslaufen lassen. Dann mit einer sterilen, glatten (nicht gezackten) chirurgischen Pinzette die Eimembran durch die Öffnung entfernen und sofort auf dem Ulkus anbringen.
Falls dieses stark nässend ist, kann man mehrere kleine Öffnungen in die Membran stechen und einen sterilen Verband darüber anbringen, der den Ausfluss absorbiert. Der Verband sollte nach 24 Stunden entfernt werden. Eine neue Membran kann alle zwei bis drei Tage angewandt werden, obwohl der Quellentext besagt, dass die meisten Patienten nach ein bis zwei Anwendungen Heilung erfahren.

Ein weiteres Mittel für nicht heilende Geschwüre, deren Ursache mangelhafte Ernährung ist, ist Lebertran oder Zucker, der mit dem gewebebildendem Pulver *(Sheng Wu San)* gemischt wird und wie die Rezeptur, angewandt wird, welche nekrotischen Zerfall behebt und Gewebe bildet, wie der Name schon sagt.

Tong You (ein schnelltrocknendes Öl aus dem Samen des Tungbaums gewonnen, als Ersatz Sesamöl) 500 ml
Radix Angelicae Pubescentis *(Du hHuo)* 3 g
Radix Angelicae Dahuricae *(Bai Zhi)* 3 g
Radix Glycyrrhizae Uralensis *(Gan Cao)* 3 g
Scolopendra Subspinipes *(Wu Gong)* 3 g

Zubereitung und Dosierung:
Die Kräutersubstanzen in dem Tungbaumöl kochen, bis ein braunes Sediment entsteht. In der Zwischenzeit die Ulkusstelle mit Wasserstoffperoxid reinigen und mit steriler Gaze trockenklopfen, während die Beine hochgelagert sind.
Aus etwas Mehl einen Teig herstellen und zu einem Streifen machen, den man um das Ulkus legt. Mit einem Esslöffel das heiße (nicht kochende) medizinische Öl hineinlöffeln, bis die Vertiefung mit dem Rand aus Teig gefüllt ist.
Das Öl kühlen lassen und dann auslöffeln. Den Teig entfernen und Purpurne und Goldene Paste, die Toxine vertreibt (siehe unten), auf dem Ulkus anwenden, mit Öl oder Wachspapier bedecken und lose bandagieren. Den Verband alle drei Tage wechseln.

Jie du zi jin gao (Purpurne und Goldene Paste, die Toxine vertreibt)
Melanteritum *(Duan Lu Fan)* (kalziniert) 500 g
Resina Pini *(Song Xiang)* 500 g

Zubereitung und Dosierung:
Die Substanzen zusammen zu einem feinen Pulver mahlen. Mit Sesamöl mischen, bis sich eine dicke Paste bildet, dann eine dünne Schicht auf die Wunde auftragen.

Lian chuang gao (Schienbeinwunde Paste)
Radix et Rhizoma Notopterygi *(Qiang Huo)* 60 g
Radix Angelicae Pubescentis *(Du Huo)* 60 g
Radix Angelicae Sinensis *(Dang Gui)*60 g
Minium *(Qian Dan)* 60 g
Os Draconis *(Long Gu)* 60 g
Calomelas *(Qing Fen)* 9 g

Zubereitung und Dosierung:
Die Substanzen zusammen zu einem feinen Pulver mahlen. Mit Sesamöl mischen, bis sich eine Paste bildet. Eine mittlere Schicht zwischen zwei Stücken Öl- oder Wachspapier verteilen und die Ränder mit einem Klebstoff versiegeln.
Kleine Löcher in die Seite stechen, die dem Ulkus zugewandt ist. Das Ulkus mit Wasserstoffperoxid reinigen und mit steriler Gaze trockenklopfen. Das medizinische Pflaster mindestens drei bis vier Tage auf dem Ulkus lassen und erneuern, falls die Heilung noch nicht begonnen hat.

Pruritus senilis (Juckreiz)

Eine zwar harmlose aber nicht minder unangenehme Erkrankung der alternden Haut ist der Pruritus, der gelegentlich auch bei jüngeren Patienten vorkommen kann. Er tritt sowohl am Rumpf und den Extremitäten, aber auch gerne im Scham- und Analbereich auf, wo er aber differential-diagnostisch klar vom Befall mit Dermatophyten (Hautpilzen) unterschieden werden muss.
Während letztere die feinen und meist etwas feuchteren Hautstellen an Fuß, Achseln, Scham- und Analbereich befallen, tritt der Pruritus eher an trockenen Hautstellen auf.

Außer bei altersbedingter trockener Haut können auch Diabetes, Ikterus, oder Blutkrankheiten als Ursache in Frage kommen. Meist besteht eine Verschlimmerung im Winter, wenn die trockene Heizungsluft die ursächliche Blut- oder Yin Leere eskalieren lässt. Daher darf bei der Behandlung exogenen Pathogenen wie Trockenheit, Wind oder Nässe, die tonisierende Therapie des Grundübels mit *Dang Gui, Sheng Di Huang* und anderen nährenden Arzneien nicht vergessen werden.

Nach der TCM kommen folgende Ursachen in Frage:

1. Hautpilzbefall (Behandlung siehe unter »Fußpilz«)

Trockenheit durch mangelnde Ernährung der Haut aufgrund von Yin-Leere oder Blut-Leere
Exogene Pathogene Wind, Nässe und Hitze deren Toxine die Haut blockieren.

2. Blut Hitze-Trockenheit (oft als Sommer-Pruritus)

Entstehung: Möglich durch Eindringen in die Haut von Sommerhitze-Nässe oder durch Blut-Hitze die sich in Wind umwandelt.

Symptome:
Stark juckende und brennende, gerötete Haut mit z. T. blutig gekratzten Stellen. Juckreiz wird durch Feuchtigkeit oder Wärme ausgelöst oder gesteigert. Trockener Mund, Reizbarkeit, roter oder dunkelroter Zungenkörper. Puls beschleunigt oder gespannt.

Therapieprinzip:
Blut kühlen und Hitze klären, Wind zerstreuen und Jucken stillen

Therapie:
Modifikation des *Bai Xian Pi Yin* (Dipsaces Kaltdekokt)

Bai Xian Pi 15-30g, *Chan Yi*[22] 3g, *Jing Jie* 10g, *Fang Feng* 6g, *Sheng Di Huang* 15g, *Chi Shao* 15g, *Dan Shen* 6g, *Dang Gui* 6g, *Shuang Hua* 10g, *Huang Qin* 10g, *Cang Zhu* 6g, *Huo Xiang* 10g, *Pei Lan* 10g, *Bo He* 15g, *Qing Hao* 6g

3. Blut-Leere bei Leber-Fülle (oft im hohen Lebensalter und im Winter)

Entstehung:
Qi und Blut-Leere, Leber-Wind entsteht im Inneren und attackiert die Haut.

22 Chan Yi (蝉衣), wörtlich: Kleidung der Zikade, auch Chan Tui (蝉蜕), Zurücklassung der Zikade genannt

Symptome:
Lange bestehender Juckreiz bei trockener Haut am ganzen Körper, oft blutig aufgekratzte Stellen welche sich Verhärten und Verhornen.

Therapieprinzip:
Wind stillen und Blut nähren

Therapie:
a. bei »Wind stärker als Blut-Leere«: *Si Wu Xiao Feng Yin* (Windstillendes Vier-Bestandteile Kaltdekokt)

Dang Gui 15g, *Sheng Di Huang* 30g, *Chi Shao* 10g, *Chuan Xiong* 10g, *Jing Jie* 10g, *Fang feng* 10g, *Bai Xian Pi* 15g, *Chan Yi* 3g, *Chai Hu* 6g, *Da Zao* 6g , *Bo He* 6g (beim Abkochen gegen Ende hinzufügen).

b. bei »mehr Blut-Leere als Wind«: *Yang Xue Run Fu Yin* (Blut nährendes hautbefeuchtendes Kaltdekokt)

Sheng Di Huang 30g, *Mai Men Dong* 20g, *Tian Men Dong* 20g, *Huang Qi* 15g, *Dang Gui* 10g, *Tian Hua Fen* 10g, *Hong Hua* 10g, *Huang Qin* 10g, *Sheng Ma* 3g, *Tao Ren* 10g

Modifikationen:
Bei zusätzlich starker Yin-Leere
Xuan Shen 15g, *He Shou Wu* 15g, *Bai Jiang Can* 6g, *Ci Ji Li* 15g, *Chen Pi* 6g hinzufügen.
Bei zusätzlich starker Qi-Leere *Tian Men Dong* weglassen und *Huang Qi* 20g, *Gan Cao* 6g, *Huang Qin* 10g, *Mu Dan Pi* 10g hinzufügen,

4. Exzessive Nässe

Entstehung:
Nässe-Hitze staut sich im Innern, Wind zieht von Außen in die Haut

Symptome:
Starker Juckreiz mit flüssigkeitsgefüllten, nässenden Bläschen die oft auch nach dem Kratzen entstehen. Erosierende oder eitrige Hautstellen.

Therapieprinzip:
Nässe ausleiten, Wind stillen

Therapie:
a. bei »mehr Wind als Nässe«: Modifikation des *Xiao Feng Yin* (Wind stillendes Kaltdekokt)

Jing Jie 10g, *Fang Feng* 10g, *Chan Yi* 3g, *Qiang Huo* 6g, *Chen Pi* 6g, *Fu Ling* 6g, *Jin Yin Hua* 10g, *Gan Cao* 6g, *Bai Zhi* 6g, *Zhi Ke* 6g

b. bei »mehr Nässe als Wind«: Modifikation *Chu Shi Wei Ling Tang* (Nässe austreibendes Clematis Dekokt)

Cang Zhu 10g, *Hou Po* 6g, *Chen Pi* 3g, *Gan Cao* 6g, *Fu Ling* 6g, *Zhu Ling* 6g, *Ze Xie* 10g, *Huang Bai* 6g, *Zhi Ke* 10g, *Hua Shi* 9g, *Gan Cao* 3g

Geordnet nach Ätiologie der Chinesischen Medizin:
Exogene pathogene Faktoren

Entstehung:
Eingedrungener Wind schwelt unter der Haut und erzeugt Hitze und Trockenheit.

Symptome:
Juckreiz am ganzen Körper mit wechselnden Stellen, oft blutig aufgekratzte Stellen.
Zungenkörper rot, Belag dünn-weiß, Puls fein oder gespannt.

Therapieprinzip:
Wind zerstreuen und Jucken stillen

Therapie:
Zu Beginn der Erkrankung:
Modifikation der *Jing Fang Fang* (*Jing Jie-Fang Feng* Rezeptur)

Jing Jie 10g, *Fang Feng* 6g, *Chan Yi* 3g, *Niu Bang Zi* 10g, *Bai Jiang Can* 6g, *Jin Yin Hua* 12g, *Huang Qin* 10g, *Gan Cao* 6g, *Sheng Di Huang* 10g, *Mu Dan Pi* 10g, *Bo He* 6g, (beim Abkochen gegen Ende hinzufügen)

Bei fortgeschrittener Erkrankung und Eindringen ins Innere (Biao): Modifikation von *Ma Huang Fang* (Ephedra Rezeptur)

Ma Huang 3g, *Xing Ren* 10g, *Sheng Jiang* 10g (wenn möglich nur die Schale von frischem Ingwer), *Bai Xian Pi* 15g, *Chen Pi* 6g, *Fu Ping* 10g, *Jing Jie* 10g, *Chan Yi* 3g, *Dang Gui* 10g, *Fang Feng* 6g

Bei chronischer fortgeschrittener Erkrankung mit hartnäckigem Jucken kann mit einem der Dekokte therapiert werden:

a. *Wu She* 6g, *Chan Yi* 3g, *Jing Jie* 10g, *Fang Feng* 6g, *Qiang Huo* 10g, *Bai Zhi* 6g, *Huang Lian* 6g, *Huang Qin* 10g, *Sheng Gan Cao* 6g

oder

b. *Qin Jiu* 15g, *Ku Shen* 10g, *Da Huang* 6g, *Huang Qi* 10g, *Fang Feng* 10g, *Wu She* 10g

Externe Anwendung

Di Fu Zi Waschung gehört zu den externen Reinigungsformeln, deren Wirksamkeit besonders bemerkenswert ist. Ich empfehle sie oft für ältere Patienten, deren Juckreiz oftunerträglich ist.

Die Inhaltsstoffe dieser Formel sind jeweils 10g *Fang Feng, Du Huo, Jing Jie, Bai Zhi, Chi Shao, Chuan Jiao (Hua Jiao,* Sichuanpfeffer), *Sang Bai Pi* und *Ku Shen*, sowie die doppelte Dosis *Di Fu Zi*, also 20g.

Die regelmäßige Anwendung dieser Formel kann Juckreiz, Urtikaria und andere Hautkrankheiten wirksam behandeln und die Beschwerden des Patienten effektiv lindern.

Fallbeispiel nach Dr. Li Zhi-Zhong[23]

Patientin Ma, weiblich, 58 Jahre alt.

Juckende Haut seit 1 Jahr, stärker vor dem Schlafengehen und am Morgen, und viele Episoden am Tag, wenn es ein wenig mehr Wind und Kälte gibt.

Untersuchung:

Juckende Haut am ganzen Körper, lokale Rötung beim Kratzen, gefolgt von kleinen roten Pickeln.

23 https://health.wenwo.com/iw/aiwenArticle/5dd7a679e4b0f9a5b320154a

Anamnese:
Patientin friert leicht und ist dünn. Zunge mit dünnem weißem Belag, Puls huan (verlangsamt).

Diese Krankheit ist eine Leere des *Zheng Qi* und somit der Poren (Cou Li), Ying und Wei-Qi regulieren nicht.
Daher Verschreibung der *Chuan Xiong Gui Zhi Tang* Variation welche Wind-Kälte behandelt und Ying und Wei reguliert:

> *Chuan Xiong* 15g, je 10g *Gui Zhi*, *Bai Shao*, *Da Zao*, *Sheng Jiang*, *Chan Yi* (*Chan Tui*) und *Zhi Gan Cao*, sowie am Ende hinzugefügt *Rou Gui* 12g und *Wu Gong* 6g.
> Hiervon täglich eine Verschreibung innerlich, auf zwei Mal täglich verteilt eingenommen.

Nach sechs Tagen war der Juckreiz reduziert und die Dauer verkürzt. Daher die Rezeptur nochmals für einen halben Monat verschrieben, wonach völlige Heilung eintrat. Auch nach zwei Monaten, kein Wiederauftreten.

Post-Zoster-Neuralgien

Ältere Menschen sind anfälliger für Gürtelrose als jüngere, und die Krankheit verläuft bei ihnen oft schwerer. Im Durchschnitt entwickeln etwa 50% aller über 60-Jährigen, die daran erkranken, eine Post-Zoster-Neuralgie.

Die Gürtelrose wird durch das Varizella-Zoster-Virus (Humanes Alphaherpesvirus 3) verursacht, und gehört somit zur Familie der Herpesviren, welches bei jungen Menschen Windpocken (Varizellen) verursacht. Hat eine Person einmal Windpocken gehabt, bleibt das Virus für immer im Körper und kann nach vielen Jahren wieder aktiv werden. Wenn beispielsweise das Immunsystem geschwächt ist, sei es durch Medikation (Chemotherapie, Immunsuppression), hohen Stress oder hohes Lebensalter kann dies eine Gürtelrose auslösen.
Bei dieser Krankheit, die auch als *Herpes Zoster* bekannt ist, bilden sich in Gruppen stehende Bläschen mit umgebender Hautrötung in einem

Dermatom auf einer Körperseite. Die Krankheit heilt in der Regel nach einigen Wochen ab. Allerdings erleidet etwa einer von zehn Patienten bleibende Nervenschäden und kann eine PZN entwickeln.

Behandlung:
Die Patienten leiden unter starken Schmerzen im betroffenen Bereich des Zosters. Da Nervenschmerzen irreversibel sind, können sie nicht geheilt werden. Es können jedoch Schmerzmittel eingenommen werden, um die Schmerzen zu lindern.

In der Schulmedizin werden auch niedrig dosierte Antidepressiva oder Antikonvulsiva verabreicht. Zu den weiteren Behandlungsmöglichkeiten gehören lokal betäubende Cremes oder Pflaster, Cremes mit Capsaicin oder elektrische Nervenstimulation der Haut.

Die akute Gürtelrose mit Fülle wird in der TCM in vier Syndrome unterschieden:

Syndrom	Typische Symptomatik	Beispielformel
Wind-Hitze wandelt sich in Feuer um	In Gesicht,Kiefer oder Nase mit Rötung, Shuo-Hong-Mai	*Pu Ji Xiao Du Yin*
Nässe-Hitze wandelt sich in Feuer um	Am Bein: Schmerzen wie Feuer; Haut: rotglänzend wie verbrannt, Shuo-Hua-Mai	*Wu Shen Tang* und *Bei Qie Shen Shi Tang*
Milz Leber Nässe Hitze	Am Rumpf oder Hüfte, Puls Xuan-Shuo-Hua	*Long Dan Xie Gan Tang*
Hitze-Toxine erzeugen Inneren Wind	Großflächig ausbreitend, mit Übelkeit, Bewusstseinstrübung, Hämaturie, Konstipation, Puls Hong-Shuo, Zunge tiefrot	*Qing Wen Bai Du Yin*

Bei der Post-Zoster-Neuralgie hingegen handelt es sich vorwiegend um Leere-Syndrome, so dass hier zwei unterschieden werden:

1. Qi-Leere mit Blutstase:

Nach einer Gürtelrose verbleiben die Toxine in den Leitbahnen. Wenn sie nicht rechtzeitig oder unsachgemäß behandelt werden, wird die Erkrankung chronisch.

Chronische Erkrankungen gehen oft mit Schwäche einher, die das Qi des Körpers erschöpft, so dass es das Blut nicht mehr bewegen kann. Daher wird hier eine Formel aus Wang Qin-Rens *Yi Lin Gai Cuo* verwendet[24], nämlich die *Buyang Huanwu Tang*, die die Aktivierung der Blutzirkulation und die Beseitigung von Blutstase als Behandlungsprinzip verwendet und zugleich das Qi tonisiert.

Huang Qi (Astragalus) ist der Hauptbestandteil dieser Rezeptur: Wenn das Qi fließt, fließt auch das Blut, und wenn das Blut fließt, löst sich die Stase auf.

In einer Studie von Dr. Yu Huiyao et al. verwendete man *Buyang Huanwu-Dekokt* in Kombination mit konventioneller westlicher Medizin zur Behandlung von 31 Fällen von postherpetischer Neuralgie. Nach einer zwölfwöchigen Behandlung erreichte die Gesamteffektivitätsrate 87,10 %, und die Schmerzen besserten sich signifikant[25].

2. Milz-Leere mit Nässe-Hitze:

Hier überwiegen Patienten, die lange Zeit in feuchter Hitze leben oder generell gerne fetthaltige, süße und dickflüssige Speisen essen, so dass sie häufig unter Milzmangel und schlechter Durchblutung und Nässestau im Körper leiden mit der Folge einer Abnahme der Immunität. Dadurch werden sie auch im mittleren Alter anfällig für Herpesvirus-Attacken.

Die Behandlung konzentriert sich auf die Stärkung der Milz, die Förderung der Diurese, die Beseitigung von Hitze und die Entgiftung von Toxinen. So wurde z. B. von Dr. Hong Yong et al. die *Zhitong Ru Shen Tang* (Engelsgleiches Schmerzstillendes Dekokt) bei postherpetischer Neuralgie vom Typ Milz-Leere und Nässestauung erfolgreich verwendet.

24 Vgl. Neeb: Das Blutstasesyndrom, Ss.268, Kapitel 10 (Fünf-zehntel-Dekokt)

25 于晖曜 何红霞. 补阳还五汤在带状疱疹后遗神经痛治疗中的疗效分析 Zhong YI Lin Chuang Yanjiu Journal (中医临床研究) 2020 12(15): 33-34

Diese Rezeptur besteht zugleichen Teile aus *Qin Jiu*, *Zhi* (Präpariertes) *Da Huang*, *Zao Jiao Ci*, *Cang Zhu*, *Huang Bai*, *Ze Xie*, *Tao Ren*, *Dang Gui*, *Fang Feng*, *Huang Qi* und *Bing Lang*[26].

Die Rezeptur besteht aus Inhaltsstoffen, die die Funktion haben, Wind und Nässe-Hitze zu vertreiben, die Durchblutung zu fördern und Schmerzen zu lindern und die Milz zu entlasten und stärken (*Fang Feng*, *Huang Qi* und *Cang Zhu*) was sich positiv auf die Entspannung der Muskeln und die Aktivierung der Luo-Gefäße auswirkt. Sie hat erfahrungsgemäß eine gute Wirkung bei der Linderung von Neuralgien und anderen Schmerzen des Bewegungsapparats.

Externe Therapie:
Umschläge mit ca. 500g *Mang Xiao* auf die befallenen Stellen für 2-3 Tage haben sich hier bewährt. Als Salbe empfiehlt sich *Jin Huang San*.

Jin Huang San (Gold Pulver):
Radix et Rhizoma Rhei (*Da Huang*) 25 g
Cortex Phellodendri (*Huang Bai*) 25 g
Rhizoma Curcumae Longae (*Jiang Huang*) 25 g
Radix Angelicae Dahuricae (*Bai Zhi*) 25 g
Rhizoma Arisaematis (*Tian Nan Xing*) 10 g
Pericarpium Citri Reticulatae (*Chen Pi*) 10 g
Rhizoma Atractylodis (*Cang Zhu*) 10 g
Cortex Magnoliae (*Hou Po*) 10 g
Radix Glycyrrhizae *(Gan Cao)* 10 g
Radix Trichosanthis (*Tian Hua Fen*) 50 g

Zubereitung und Dosierung:
Man mahle die Substanzen zu einem feinen Pulver. Bevor man dieses anwendet, mischt man das Pulver in Chrysanthemenessenz, die im Handel erhältlich ist (oder mit Kammillosan), Wasser kann zugefügt

26 Radix Gentianae Macrophyllae, Radix et Rhizoma Rhei praeparata, Spina Cacumen Ziziphi, Rhizoma Atractylodis Macrocephalae, Cortex Phellodendri, Rhizoma Alismatis, Semen Persicae, Rx. Angelica, Rx. Saphosnikovia und Fr. Areka catechu, in: 洪勇, 陈胜男, 岳思阳. 止痛如神汤在腰骶部带状疱疹后神经痛(脾虚湿蕴)患者中的应用及对疼痛程度的影响[J]. 中外医学研究, 2024, 22(4): 46-50. https://doi.org/10.14033/j.cnki.cfmr.2024.04.012

werden, um eine Paste herzustellen. Einmal täglich anwenden. Das übrige Pulver in einem Glasbehälter mit dichtem Deckel aufbewahren.

Innerliche Anwendungen:
Nach Dr. Yue Er-Gu haben sich folgende Kombinationen bewährt:

1. Zosterfolge am Kopf
   Niu Bang Zi, Chi Shao, Huang Qin, Sang Ye je 12g, *Huang Lian, Sheng* (unpräpariertes) *Gan Cao, Bai Shao* je 16g, *Ban Lan Gen, Lian Qiao, Jin Yin Hua* je 15g, *Mu Dan Pi* 10g.

2. Zosterfolge an den Beinen
   Dang Gui, Chi Shao, Huang Bai, Niu Xi je 12g, *Mu Dan Pi* 10g, *Jin Yin Hua, Sheng Di Huang, Lian Qiao, Chi Xiao Dou, Bei Qie (Bi Xie)* je 15g, *Yi Yi Ren* 30g

3. Zosterfolge an Rumpf und Hüfte
   Chai Hu, Long Dan Cao je 8g, *Zhi Zi, Huang Qin, Mu Dan Pi, Che Qian Zi* je 10g, *Lian Qiao, Jin Yin Hua* je 15g, *Sheng Di Huang, Sheng* (unpräpariertes) *Gan Cao* je 6g.

4. Großflächiger schwerer Zoster
   Sheng Di Huang 30g, *Huang Qin, Huang Bai, Chi Shao* je 12g, *Huang Lian, Mu Dan Pi* 10g, *Jin Yin Hua* 20g, *Lian Qiao* 15g, *Sheng* (unpräpariert) *Gan Cao* 6g.
   Wenn möglich noch 2g der Fertigarzneі *Zi Xue Dan* oder *San*[27] (Purpurne Schnee Pille) gegen Fieber hinzufügen.
   Bei durch Hitze bereits stark geschädigtem Yin je 10g *Xuan Shen, Mai Men Dong* und *Tian Hua Fen* hinzufügen.

27 *Zi Xue Dan/San* (Pille/Pulver des purpurnen Schnees, eine sehr teure Fertigarznei): *Shi Gao* 15 Teile, *Han Shui Shi* (Calcit) 15 Teile, *Hua Shi* 15 Teile, *Ci Shi* (Magnetit) 15 Teile, *Xuan Shen* 5 Teile, *Shen Ma* 5 Teile, *Shui Niu Jiao* 5 Teile, *Ling Yang Jiao* 5 Teile, *Chen Xiang* 5 Teile, *Mu Xiang* 5 Teile, *Gan Cao* 2,5 Teile, *Mang Xiao* 50 Teile, *Xiao Shi* (Salpeter) 8 Teile, *Ding Xiang* 3 Teile, *Zhu Sha* (Cinnabar) 9 Teile, *She Xiang* 3,8 Teile, *Huang Jin Bo* (Blattgold) 30 Anteile.

Fußpilz (Jiao Qi Chuang)

Der nicht nur im höheren Lebensalter auftretende Fußpilz wird durch Dermatophyten wie z. B. Tinea und andere häufig im Schwimmbad übertragene Hautpilze hervorgerufen. Seine Symptome sind Jucken zwischen den Zehen und z.T. am Fuß. Er ruft weiße Hautablösungen und trockene Risse der Sohle oder Ferse hervor. Oft erfolgt eine Eigeninfektion des anderen Fußes oder beim Wechsel der Unterwäsche auch eine Übertragung in den Schambereich, wo sich der Pilzbefall durch juckende, uneben kreisförmige Ekzeme manifestiert.

Nach der TCM handelt es sich um exogene Nässe-Hitze durch zugrundeliegende Milz Leere. Bei starker Nässe unter der Haut bilden sich Bläschen und Erosion, bei mangelnder Ernährung der Haut durch Blockaden aufgrund von Nässe, die zu Blutstase und Qi-Stagnation geführt hat, bildet sich verdickte Haut und Hornhaut.

Therapie:

1. Innerlich:

a. Bei Patienten mit großen Erosionen und nässenden Stellen verwendet man *Wu Shen Tang* (Fünf Götter Dekokt):

Ma Chi Xian (Portulacae) 12g, *Ze Xie* (Alismatis) 12g,
Bi Xie (Dioscorea sept.) 12g, *Ku Shen* 9g, *Fu Ling* 15g, *Huang Bai* 9g,
Che Qian Zi 12g, *Huai Niu Xi* 12g, *Jin Yin Hua* 12g,
Zi Hua Di Ding 21g, *Zhi Zi* 9g und *Cang Zhu* 9g.

b. Bei Patienten mit purulentem Sekundärinfekt verwendet man *Xiao Yan Tang* (Entzündungshemmendes Dekokt):

Huang Lian 6g, *Huang Qin* 9g, *Mu Dan Pi* 9g, *Chi Shao* 9g, *Zao Xiu* 9g,
Jin Yin Hua 9g, *Lian Qiao* 9g, *Gan Cao* 6g.

2. Äußerlich:

Nässe mit starker Bläschenbildung aber keinen Erosionen: Diese Form wird mit *Cu Pao Feng* (Essigbad Dekokt, s.u.) als halbstündiges tägliches Fußbad verwendet.

Erosionen mit nässenden Stellen: Bei dieser Form wird 1-2x für 15-30 min. mit Umschlägen eines Dekoktes aus 30g *Ku Shen* (Sophora), 15g *Cang Er Zi* (Xanthii) und 10g *Di Yu* (Sanguisorba) behandelt.
Bei viel Blut kann auch 30g *Di Yu* (Sanguisorba), 30g *Ma Chi Xian* (Portulaca) und 15g *Huang Bai* verwendet werden. Nach dem Fußbad verwendet man das Puder *Jiao Qi Fen* (Fußpilzpuder, s.u.).

Schuppige oder verhornte Füße: Hier wird zuerst als Fußbad eine halbe Stunde mit *Cu Pao Feng* (Essigbad Dekokt) oder *Pao Xi Fang* (Fußbad Dekokt, s.u.) verwendet, dann als Salbe *Run Ji Gao* (Haut erweichende Salbe) verwendet.

Cu Pao Feng: *Tu Jing Pi* (= Pseudoliarix kaempferi), *Ku Fan, Bing Lang, Di Fu Zi, Ku Shen, She Chuang Zi, Bai Bu, Huang Bai.*
Jiao Qi Fen**:** *Ku Fan, Hua Shi, Zhang Nao, Di Yu, Huang Bai, Ku Shen, Cang Er Zi.*
Pao Xi Fang**:** enthält *Wang Bu Liu Xing* (Vaccaria) 30g und *Ming Fan* (Alumen) 9g
Run Ji Gao**:** Enthält Sesamöl 125g, Butter Ghee 60g, *Dang Gui* 15g, *Zi Cao* 3g und Bienenwachs 15g.

Nagelpilz (Onychomykose)

Laut Statistik hat jeder zweite ältere Mensch einen oder mehrere Nägel mit Nagelpilz. Diese übertragen sich leicht von Nagel zu Nagel und Fuß zu Fuß oder sogar auf die Nägel der Hände. Außer der starken Verformung und Verdickung der Nägel macht sie keine Beschwerden, so dass diese Erkrankung häufig »geduldet« wird.
Dennoch können bei Fußpflege besonders bei Diabetikern starke Entzündungen auftreten. Der Nagelpilz braucht sogar mit den üblichen topischen Antimykotika (Nagel-Set) oft Monate, bis er weg ist, kommt jedoch durch Re-Infektion z. B. via Winterschuhe schnell wieder zurück. Hiergegen hilft nur das Waschen der Baumwollsocken bei 60 Grad und eine Desinfektion mit Formalin[28] oder einem Spray-Antimykotikum.

28 Formaldehyd: CAVE! Zwei Monate an der Luft ausdünsten lassen

Die Nagel-Sets enthalten meist eine Raspel oder Feile für die Nageloberfläche, um die Flüssigkeit auch in tiefer liegende Bereiche des Myzels vordringen zu lassen.

Die Chinesische Medizin bietet hier eine ebenso wirksame, aber preiswertere Alternative an:

Ein tägliches Fußbad mit abgekochtem Grüntee.
Dieser kann zunächst getrunken werden, was durch Epigallocatechin und andere Substanzen auch noch krebshemmend und gesundheitsfördernd wird. Und wenn man ca. 30-100g zusammen hat, wird dieser in Wasser 20 Minuten ausgekocht, um die Gerbsäure und andere antimykotische Substanzen freizusetzen und zuletzt nach dem Abkühlen als viertelstündiges Fußbad benutzt. Auch wenn sich die Fußnägel etwas gelblich verfärben, wenn nach 2-3 Monaten der Nagelpilz weg ist, wachsen die Nägel umso schöner wieder nach.

Dekubitus (Druckgeschwür)

Dekubitalgeschwüre, auch Druckgeschwüre genannt, werden durch Auflegedruck auf eine Körperstelle verursacht, wodurch die Blutzirkulation behindert wird und sich aufgrund der Ischämie der Haut und des Unterhautgewebes Blasen, Geschwüre oder Gangräne bilden. Dieser Vorgang wird begünstigt durch Fehlen der reflektorischen Gewichtsverlagerung bei bewusstlosen oder somnolenten Patienten und erniedrigtem Blutdruck.

Symptome und Anzeichen:
Meistens in der Knochenprotrusion Druck Teile auftreten, nach ihrem Auftreten. Prädilektionsstellen sind Knochenvorsprunge direkt unter der Haut z. B. Schulterblattgräte, Dornfortsätze der Wirbel, Fersenbein. Der Entwicklungsprozess kann in 3 Grade unterteilt werden:

Erster Grad: Lokal nur als Erythem Ödem manifestiert, oder blass weiß, grünlich-grau, klar abgegrenzt. Es besteht ein Taubheitsgefühl oder Schmerzempfindlichkeit. Bei rechtzeitiger Behandlung kann es sich innerhalb weniger Tage bessern.

Zweiter Grad: Die Haut ist dunkelviolett oder schwarzviolett gefärbt, es können Blasen entstehen, und nach dem Aufreißen der Blasenwände bilden sich oberflächliche Bläschen.

Dritter Grad: Es bilden sich Geschwüre, die oberflächlichen Geschwüre reichen bis zum Unterhautgewebe, die tiefen bis zum Knochengewebe, nach einer Sekundärinfektion ist reichlich Eiter vorhanden, der meist übelriechend ist. Bei Pyoceaneus (Pseudomonas) oft fischig, bei Besiedlung mit oft nach faulenden Birnen.

Äußerliche Behandlung mit Medikamenten:
Die Behandlung von Dekubitus sollte frühzeitig beginnen. Das Prinzip besteht darin, den Druck auf die betroffene Stelle zu verringern, die lokale Blutzirkulation zu fördern und die Wundbehandlung zu verstärken. Dekubitus ersten Grades sollte regelmäßig massiert, die Position oft gewechselt, mit lokalem Alkohol eingerieben oder mit Infrarotstrahlung bestrahlt werden.
Ist die Entzündung stark ausgeprägt, kann eine 0,5%ige Neomycinlösung als feuchte Kompresse verwendet werden. Dekubitalgeschwüre zweiten Grades können mit einer 0,5%iges Silbernitrat-Lösung bestrichen und dann mit steriler Gaze abgedeckt werden.

Innerliche Behandlung:
Diese Krankheit wird meist durch eine Leere an Qi und Blut über lange Zeit, sowie durch den Auflagedruck verursacht, welcher eine lokale Qi-Stagnation und Blutstase mit mangelnder Nährung der Haut hervorbringt.

1. Qi-Leere überwiegt

Die Zunge ist meist rot mit dünnem weißen oder fehlendem Zungenbelag (Yin-Leere) und *xi mai* (dünner Puls).

Behandlungsprinzip:
Förderung des Qi und Nährung des Blutes, Öffnung der Leitbahnen und Aktivierung der Kollateralen.

Bu Yang Huan Wu Tang[29] (Fünf-Zehntel Dekokt):

Huang Qi 160g, *Tao Ren* 4,5g, *Dang Gui* 9g, *Hong Hua* 4,5g, *Chi Shao* 6g, *Di Long* 4,5g, *Chuan Xiong* 4,5g

2. Blutstase überwiegt

Langwierige Heilung, Ausbreitung von Schwarzfäule, allmähliche Vertiefung und Vergrößerung von Geschwüren, übelriechender und dünnflüssiger Eiter oder sogar Verletzung von Sehnen und Knochen, fauliger Geruch, wenig Essen und Müdigkeit, blasse violettrote Zunge, dünner und schwacher Puls, selten rau.

Behandlungsprinzip:

Qi fördern, Blut bewegen und nähren

Huang Qi (Astragalus) 21g, *Bai Zhu* (Atractylodes macrocephalum) 12g, *Fu Ling* (Poria) 12g, *Dang Shen* (Codonopsis) 15g, *Chi Shao* (Paeoniae rubra)15g, *Dang Gui* (Angelica) 15g, *Chuan Xiong* (Ligusticum) 15g, *Hong Hua* (Carthamus) 15g, *Dan Shen* (Salviae Miltiorrhiza) 21g, *E Zhu* (Zelandra) 12g, *Lian Qiao* (Forsythia) 21g, *Jin Yin Hua* (Lonicera) 12g, *Hu Lu Ba* (Trigonella) 12g, *Ru Xiang* (Olibanum) 12g, *Sheng Ma* (Cimicifuga) 12g, *Gan Cao* (Glycyrrhiza Uralensis) 6g

Modifikationen:

Bei eitriger Ulzeration jeweils 12g *Bai Zhi* (Angelica dahurica), *Bai Jie Zi* (Sinapis) und *Jie Geng* (Platycodon) hinzufügen.

Wenn die geschwürige Haut nicht abgestossen wird, je 15g *Lu Lu Tong* (Liquidambaris) und *Zao Jiao Ci* (Spina gleditia) hinzufügen.

Diätetik:

Frische und nahrhafte Lebensmittel zur täglichen Ergänzung, verzehren von kleineren Mengen, aber häufigere Mahlzeiten (5-6 Mahlzeiten pro Tag).

29 vgl. Neeb »Das Blutstase-Syndrom« Ss. 268ff, 2. Auflage, Bacopa, Schiedlberg 2022

Äußere Behandlung mit Chinesischer Medizin:
Auftragen von Färberdistelalkohol 3- bis 4-mal täglich äußerlich.
(*Hong Hua* 200 Gramm, in 500 ml von 75% Alkohol für fünf Tage ziehen lassen)

Fallbeispiel Dekubitus von Dr. Xu Cui-He
Patientin Ge, weiblich, 44 Jahre alt. Vor zwei Monaten an fulminanter Bakterienruhr erkrankt, im örtlichen Krankenhaus untergebracht, zehn Tage nach dem Auftreten von Dekubitusgeschwüren am Gesäß in unser Krankenhaus zur Behandlung von Dekubitusgeschwüren verlegt.
Die Wunden auf der rechten Seite des Steißbeins waren 3 x 3 cm groß, mit blassroter Granulation, Narbenbildung um den Bereich, Hautpigmentierung unauffällig, keine Taubheit oder Schmerzen; es gab einen bulbösen Hohlraum über den Wunden, der nach oben entlang des Kreuzbeins bis zu einer Tiefe von etwa 9 cm vordrang, ohne eitrige Absonderung am Boden der Wunden.
Der Rest des Körpers war beschwerdefrei. Der gesamte Körper in gutem Allgemeinzustand.

Die Eiterhöhle wurde mit 100 ml 100% Huanglian-Wasser (Coptis) gespült, die Wundoberfläche wurde mit Huanglian-Salbengaze abgedeckt, die Höhle wurde mit Wattepads komprimiert, und die Umschläge einmal täglich gewechselt.
Drei Wochen später war die Wundfläche leicht verkleinert (2,7 x 2,7 cm), die Eiterhöhle blieb unverändert und es gab eine hellgrüne eitrige Absonderung.
Die Kultur ergab *Pseudomonas aeruginosa*.

Behandlung:
Daher wurden 15 g *He Zi* (Chebulin[30]) und 15 g Umeboshi[31] mit 200 ml Wasser vermischt und auf 100 ml ausgekocht, die Eiterhöhle wurde einmal täglich ausgespült und die Wunde mit Wattepads zusammenge-

30 https://www.sciencedirect.com/science/article/pii/S2667142522001233
31 https://www.ncbi.nlm.nih.gov/pmc/articles/PMC6076304/ und https://medizindoc.de/umeboshi-was-studien-zur-wirkungsweise-der-salzpflaumen-sagen/

drückt, um die Wunde zu straffen. Der grüne Eiter verschwand nach einer Woche und die wunde Fläche wurde auf 2 x 2 cm bei einer Tiefe von 4,5 cm reduziert. Die ursprüngliche Behandlungsmethode wurde drei Wochen lang fortgesetzt, das Geschwür hatte nur noch die Größe eines Reiskorns, und die Eiterkultur ergab diesmal Staphylokokken. Danach wurde die Spülmethode beendet und pulverisiertes *Huang Lian* (Rhizoma Coptidis) für weitere drei Wochen in das Geschwür aufgebracht wonach es vollständig abheilte.

Nach Ansicht des behandelnden Arztes *Dr. Xu Cuihe* haben Chebulin und Umcboshi auf *Pseudomonas aeruginosa* hemmende Wirkung (bisher auf experimenteller Basis). Daher wurde dieser Dekubitus wegen der Infektion mit *Pseudomonas aeruginosa* mit diesen pflanzlichen Substanzen lokal behandelt, um die Wirkung zu erzielen.

(Auszug aus Xu Cuihe's Selected Surgical Cases and Medical Discourses)

Kardiovaskuläre Erkrankungen

Atherosklerose

Ursachen für die AS-Entstehung

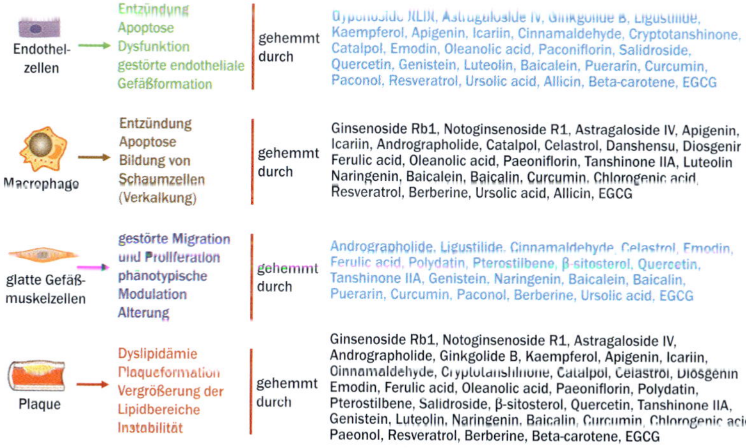

Die Entstehungsprozesse der AS und dagegen hemmende Bestandteile chinesischer Arzneien

Quelle: Zhi W, Liu Y, Wang X, Zhang H. Recent advances of traditional Chinese medicine for the prevention and treatment of atherosclerosis. J Ethnopharmacol. 2023;301:115749. doi:10.1016/j.jep.2022.115749

Atherosklerose, die Kalkablagerung von Gefäßen, oder Arteriosklerose die Verhärtung von Arterien ist die Ursache vieler Erkrankungen des Herzens (Koronare Herzkrankheiten), Gehirns (Apoplexien, Demenz) und der Gefäße (z. B. in den Beinen bei Claudicatio intermittens, der Schaufensterkrankheit).
Obwohl sie selbst keine Todesursache darstellt, ist sie dennoch indirekt verantwortlich für die größte Anzahl an Todesfällen, vorwiegend bei älteren Patienten.
In meiner Zeit als Forschungsstudent in der Universität für Chinesische Medizin und Arznei in Tianjin stellte die Behandlung von Atherosklerose einen wichtigen Teil meiner Forschung dar[32].

Atherosklerose (AS) ist eine chronische, spezifische Entzündung, die in großen und mittelgroßen Blutgefäßen auftritt und die gemeinsame pathophysiologische Grundlage für Angina pectoris, Herzinfarkt, Aneurysma und periphere Arterienerkrankungen bildet.

Die Morbiditäts- und Mortalitätsraten der Atherosklerose gehören zu den höchsten aller Krankheiten, mit einer jährlichen Sterblichkeitsrate von 58-142 pro 100.000 Menschen, was sie zu einer der Krankheiten macht, die das Leben und die Gesundheit der Menschen ernsthaft gefährden. Gegenwärtig ist der Mechanismus der Atherosklerose noch immer nicht ganz geklärt, aber die Pathogenese der Atherosklerose wurde von verschiedenen chinesischen und westlichen Medizinern erforscht.
Aus der Forschung in China ergab sich zum Beispiel, dass die Milz und Mitochondrien eine enge Beziehung haben. Mitochondrien sind die Hauptproduktionsstätte von Energie ATP und reaktiven Sauerstoffspezies im menschlichen Körper.

32 https://xueshu.baidu.com/usercenter/paper/show?paperid=03ec23cde8110632897682c75f3c0854&sc_from=pingtai4&cmd=paper_forward&title=高黏滞血症模型兔血管内皮细胞分泌功能变化及活血化瘀中药干预作用研究&wise=0

Der Zusammenhang spiegelt sich vor allem in der Korrespondenz zwischen den beiden Funktionen wider: Die Funktion der Milz, Dinge zu transportieren und zu verdauen, um die gastrointestinale Verdauung zu fördern, kann der mitochondrialen oxidativen Energieproduktion entsprechen. Eine mitochondriale Dysfunktion steht in engem Zusammenhang mit den pathologischen und physiologischen Mechanismen der AS, und eine mitochondriale Dysfunktion kann auch zu einer übermäßigen Anhäufung reaktiver Sauerstoffspezies, d. h. zu oxidativem Stress, führen, der den Prozess der Arterosklerose beschleunigt.
Shan Zha, *Yu Jin*, *Pu Huang*, und *Hong Hua* reduzieren im Blutplasma Gesamtcholesterin, Triglycerid und LDL-C-Spiegel und sie erhöhen den HDL-C-Gehalt, was sich natürlich positiv auf die Senkung der Blutfette auswirkt.
Da sowohl das HDL als auch die Triglyceride keine Auswirkung auf die Entstehung von Herzkrankheiten haben – wenngleich das durch Medikamente nicht beeinflussbare Lipoprotein a offenbar schon – ist die Senkung der Blutfette vermutlich weniger relevant als die Entzündung der Gefäße mit nachfolgender endothelialer Dysfunktion und der oxidativen Schäden z.B. durch hohen Blutzucker. Die Tatsache, dass eine LDL Senkung in Metaanalysen gut abschnitt, liegt darin dass darunter viele vom Hersteller bezahlte Studien berücksichtigt wurden, welche dann den Gesamteindruck beeinflussten.
Ein Beispiel ist die oft gehypete JUPITER-Studie (Rosuvastatin gegen KHK) von Astra-Zeneca welche sowohl einen Bias als auch etliche Fehler hatte, wie es die späteren Studien CORONA, AURORA und GISSI HF bestätigen konnten[33].
Wie dem auch sei, wenngleich obige Arzneipflanzen verschiedene Blutfette zu senken vermögen, sind entzündungshemmende Pflanzen – sofern durch die TCM-Diagnose indiziert – aus pharmakologischer Sicht sicher die bessere Wahl.

33 https://www.sciencedirect.com/science/article/abs/pii/S1050173821000463

Mechanismen für AS nach der chinesischen Medizin

Das frühe Verständnis der Atherosklerose in der chinesischen Medizin zeigt sich in dem Begriff »Bluttrübung«, der im *Nei Jing Ling Shu* aufgezeichnet ist:

> Der Begriff »Bluttrübung« bedeutet, dass das Blut trübe und unklar ist und umfasst auch die modernen pathologischen Konzepte der abnormalen Blutzusammensetzung, der abnormalen Rheologie und der Retention von schädlichen Stoffwechselprodukten.

Im *Nei Jing Suwen* dagegen heißt es:

> Wenn der Organismus krank ist und für eine lange Zeit nicht geheilt, sowie die Krankheit in der Tiefe sitzt, so adstringiert das Blut, und eine Verengung der Venen blockiert diese, so der Blutfluss blockiert ist und das Blut nicht reibungslos fließen kann.

Durch Analyse einiger Studien wurde die AS in vier Haupttypen klassifiziert: Blutstase mit Kälte, Blutstase mit Schleim-Nässe Ansammlung, Blutstase mit Hitze Toxinen und Blutstase bei Blut-Leere und/oder Qi-Leere.

Einzelne Arzneien und Rezepturen, die in der traditionellen chinesischen Medizin zur Vorbeugung und Behandlung von Arteriosklerose eingesetzt werden, konzentrieren sich hauptsächlich auf die Förderung der Durchblutung und die Beseitigung von Blutstase, die Beseitigung von Schleim (die Senkung der Lipide), die tonisierende Stärkung des Körpers, insbesondere der Milz und die Behebung von Leere-Defiziten der Leber und Nieren.

Die traditionelle chinesische Medizin betrachtet Hyperkoagulabilität des Blutes, Thrombose, Bildung von Fettplaques und schmerzhafte Massen als Blutstasesyndrome, wie in meinem Buch über Blutstase ausführlich erklärt.

Der bekannte Arzt, Professor *Deng Tie-Tao* vertritt die Theorie der »Schleim- und Stase-Korrelation« welche lautet:

> Schleim ist das Anfangsstadium der Stase, und Blutstase ist die Weiterentwicklung des Schleims.

Da aus Milz-Qi-Leere die pathologische Nässe und darauf wieder Schleim entstehen kann, würde sich erklären, weshalb man bei AS sowohl die Milz tonisieren, Schleim umwandeln und Blutstase bewegen sollte.

Ein Beispiel aus der großen Reihe der das Blut bewegenden Arzneien:

Moderne pharmakologische Forschungen zeigen, dass *Hong Hua* (Safran) einen hohen Kaliumgehalt hat, der die Gefäßintima schützen und die Blutgefäße erweitern, die Durchlässigkeit der Gefäßintima erhöhen und die Ablagerung von Cholesterin in der Arterienwand verringern kann.
Die Förderung der Durchblutung und die Beseitigung von Blutstasen ist die wichtigste Wirkung von Safran, da es auch die Nierenkapillaren freihält, die Nierendurchblutung erhöht und die Nieren schützt. Das darin enthaltene Crocetin-Natriumsalz und Crocetinester können die Degeneration von Leberzellen verbessern und die Leber schützen.
Crocetin ist ein wirksamer Inhaltsstoff zur Senkung der Blutfette, kann das Gesamtcholesterin und das Lipoprotein niedriger Dichte im Körper erheblich senken und erhöhte Werte reduzieren, ebenso wie den Blutdruck senken, so dass allein diese Arznei eine gute Wirkung auf die Vorbeugung und Behandlung von Arteriosklerose hat.

Auch das zweite Thema, Schleim umwandeln, trägt zur Fettreduzierung des Lipidstoffwechsels bei, da chinesische Medizin Hyperlipidämie als Schleimsyndrom klassifiziert

Als Drittes gibt es natürlich noch die Therapie zur Stärkung des Körpers und zur Beseitigung von Defiziten, also von Leere-Syndromen.
Wenn Menschen das mittlere und hohe Alter erreichen, nimmt die Funktion von Milz und Magen allmählich ab und die Blutzirkulation wird träge.
Diese Methode verwendet daher Rezepturen, die Qi tonisieren und Blut nähren, vor allem bezogen auf die Organsysteme Milz, aber auch Leber und Nieren.

Die traditionellen chinesischen Arzneimittel, die sich nachweislich hemmend auf die Entstehung von Arteriosklerose auswirken, gehören daher vorwiegend in diesen vier Kategorien, von denen zwei Fülle leeren (Blutstase und Schleim) und zwei Leere füllen (Milz und Niere):

Therapieprinzip	Arzneien	Botanischer Name
Blutstase bewegen	*Hong Hua, Dan Shen, San Qi, Dang Gui, Chuan Xiong, Tao Ren, Shui Zhi, Di Long, Chuan Niu Xi, Hu Zhang, Mo Yao*	Crocus sativa (Safran), Salvia miltiorrhiza, Notoginseng, Angelica sinensis, Ligusticum, Persica, Hirudo, Lumbricus, Cyathula, Polygonum cuspidatum, Myrrha
Schleim/Nässe umwandeln	*Hai Zao, Gua Lou, Yu Mi Xu, Kun Bu, Sang Ji Sheng*	Sargassum, Trichosanthis, Stigma Maydis, Thallus Ecklonia, Hb. Taxilli
Milz tonisieren	*Huang Qi, Dang Shen, Bai Zhu, Jiao Gu Lan*	Astragalus, Codonopsis, Avtractylodes macrocephalus, Gynostemma
Niere tonisieren	*Yin Yang Huo, Huai Niu Xi, He Shou Wu, Du Zhong, Ling Zhi*	Epimedium, Achyranthes bidentata, Polygonum multiflorum, Eucomia, Ganoderma

Die Behandlungsschemata bei Rezepturen sind identisch mit den hier folgenden zur Gefäß-Bi (Gefäß-Blockade).
Wie bereits oben beschrieben, hat die Diagnose Gefäß-Bi durch venöse Verschlüsse mit den oxidativen Schäden und nachfolgender endothelialer Dysfunktion in den Arterien die Entzündlichkeit gemeinsam, so dass vor allem die Hitze-Toxine behandelt werden müssen.
Die Dysfunktion der Gefäßwände umfasst im Prinzip alle Funktionsbereiche des Endothels, demnach die Gefäßweitenregulation die Gefäßpermeabilität die Modulation der adhäsiven Eigenschaften und letztlich die Thrombozytenaggregationshemmung, welche wiederum nach der chinesischen Medizin eine Blutstase darstellt.

Gefäß-Bi (hier: Venöse Verschlüsse)

Ebenfalls im Alter häufiger vorkommend sind venöse Gefäßentzündungen, oft aufgrund von Varizen und dem im Alter durch Mangel an Bewegung zunehmenden Blutstasesyndrom. Auch ein feuchtes Gangrän bei PAVK würde hierzu gehören. Da durch das Alter oftmals tonisiert werden muss, und die Gefäßentzündungen ebenfalls häufig bei Schleim entstehen, kommen hier ähnliche Arzneien zur Anwendung.
Der Unterschied ist, dass die Entzündungen mit Hitze einhergehen und die bereits bestehende Blutstase durch Kälte (von Innen oder Außen) ausgelöst und verschlimmert werden kann.
Daher differenziert man hier in Blutstase mit Kälte, Blutstase mit Schleim-Nässe Ansammlung, Blutstase mit Hitze Toxinen und Blutstase bei Blut-Leere und/oder Qi-Leere.

Hierzu die Symptomatik, Therapieprinzipien und die typischen Formeln:

1. Blutstase mit Kälte

Symptome:
Schwacher Puls oder pulslos, betroffenes Glied fühlt sich kalt an und ist taub oder schmerzhaft, Kälte verschlimmert. Außerdem Kälteabneigung, Blässe, und blasse oder blassrote Zunge mit weißem Belag.

Therapieprinzip:
Wärmen der Leitbahnen und beleben des Blutes in den Luo-Gefäßen.

Rezeptur: Yang He Tang Modifikation (Yang harmonisierendes Dekokt)

Zhi Ma Huang 9g, *Lu Jiao Jiao* 9g, *Ba Ji Tian* 6g, *Gui Zhi* 9g, *Dang Gui* 9g, *Shou Di* 6g, *Chuan Wu Tou* 6g, *Chuan Xiong* 9g, *Cao Wu Tou* 6g, *Bai Jie Zi* 6g

2. Blutstase mit Schleim-Nässe Ansammlung

Symptome:
Schwacher Puls oder pulslos, betroffenes Glied fühlt sich schwer oder wie beim Muskelkater an und ist schwächer als das andere, hinkendes Gehen. Außerdem Müdigkeit, Appetitlosigkeit und Völlegefühl der

Brust. Blasse oder blassrote Zunge mit Zahneindrücken, weißer klebriger Belag.

Therapieprinzip:
Schleim vertreiben, Nässe trocknen und beleben des Blutes in den Luo-Gefäßen.

Rezeptur: San Zi Yang Qin Tang Modifikation
(Drei Samen Dekokt Zur Behandlung der Verwandten)

Fu Ling 15g, *Chen Pi* 6g, *Di Long* 12g, *Zhi Ke* 9g, *Lai Fu Zi* 9g, *Yi Yi Ren* 30g, *Ban Xia* 6g, *Zi Su Zi* 6g, *Bai Jie Zi* 9g, *Gua Lou* 6g

3. Blutstase mit Hitze Toxinen

Symptome:
Schwacher Puls oder pulslos, Schmerz Rötung und Hitze im betroffenen Glied. Hitze verschlimmert. Außerdem rotes Gesicht, Kopfschmerz Schwitzen, Anschwellen der Gelenke mit roten Punkten, Durst, Mundtrockenheit, trockener Stuhl oder Verstopfung, Tiefrote oder dunkelviolette Zunge mit gelbem Belag.

Therapieprinzip:
Hitze kühlen, Toxine entgiften und Beleben des Blutes.

Rezeptur: Si Miao Yong An Tang Modifikation
(Dekokt der Vier Wundersamen für Andauernde Gesundheit)

Sheng Shi Gao 10g, *Yu Zhu* 5g, *Jin Yin Hua* 10g, *Pu Gong Ying* 10g, *Zhi Mu* 5g, *Di Long* 5g, *Tu Fu Ling* 7g, *Sheng Di* 6g, *Chi Shao* Yao 5g, *Ye Ju Hua* 7g, *Mu Dan Pi* 7g, *Sheng Gan Cao* 3g

4. Blutstase bei Blut-Leere und/oder Qi-Leere

Symptome:
Schwacher Puls oder pulslos, betroffenes Glied fühlt sich taub an. Außerdem Abmagerung, Müdigkeit, Appetitlosigkeit, Blässe, Herzklopfen und Schwindel, sowie Abneigung gegen Kälte. Blasse oder blassrote Zunge oft mit Zahneindrücken und dünnem weißen Belag.

Therapieprinzip:
Qi und Blut tonisieren und beleben des Blutes in den Luo-Gefäßen.

Rezeptur: Shi Quan Da Bu Tang Modifikation
(Dekokt der 10 großen Tonika)

Ren Shen 9g, *Dang Gui* 9g, *Fu Ling* 6g, *Zhi Huang Qi* 10g, *Gui Zhi* 9g, *Ji Xue Teng* 15g, *Shou Di Huang* 15g, *Dan Shen* 9g, *(Zhi) Gan Cao* 5g

Koronare Herzkrankheit

Symptome und Syndrome (Nach Dr. Gu Jian-Xi[34])

Die *Brust-Bi Erkrankung* im Chinesischen »Xiong Bi«, wie sie im *Jin Gui Yao Lue* (Goldene Schatztruhe) beschrieben wurde, äußert sich in erster Linie durch ein Druck- oder Spannungsgefühl im Brustraum, weniger durch intensiven Schmerz.
Dies entspricht in der KHK dem leichten Anfangsstadium bzw. einer untypischen Erkrankung wie z. B. bei schmerzlosen Angina pectoris Anfällen oder stummen Myokardischämien und -infarkten. Schwerere Erkrankungen und solche die sich durch mehr Schmerz auszeichnen, stimmen eher mit den Syndromen Herz-Schmerzen »Xin Tong« über ein, wie im *Nei Jing Su Wen* beschrieben (Schmerz in der Brustmitte, bis unter die Rippen, Schmerzen bis in die Schultern und Rücken ziehend, usw.), oder aber mit dem vernichtenden Herzschmerz »*Jue Xin Tong*«, der auch im *Nei Jing Ling Shu* erwähnt wird (Schmerz wie ein Stich in das Herz mit kalten Händen und Füßen, kaltem Schweissausbruch und Schwächegefühl…).
Diese beiden Formen entsprechen also eher unstabiler Angina pectoris oder akutem Myokardinfarkt.

34 Dr. Gu Jian-Xi aus Wuxi in der Provinz Jiangsu, die die integrierte westliche und chinesische Medizin über vierzig Jahren am Krankenbett anwendet, befaßt sich seit 1961 mit der klinischen Erforschung von Herzkrankheiten. Sie betont dabei besonders die genaue Syndromdifferenzierung,aber auch die Unterscheidung des Krankheitsbildes in der traditionellen chinesischen und der Schulmedizin.

Noch schwerer wiegt demnach der *absolute* (wörtl. wahre) Herzschmerz »*Zhen Xin Tong*«, der in seiner Symptomatik absolut dem akuten Infarkt entspricht. Er wurde ebenfalls schon im *Nei Jing Ling Shu* beschrieben:

> Zyanose der Hände und Füße bis an die Gelenke, extremer Schmerz, am Morgen beginnend führt er am Abend schon zum Tode, und am Abend beginnend folgt der Tod am Morgen...

Die in den Klassikern genannten Namen der Krankheiten werden von Frau Dr. Gu also nach ihrem Schweregrad in Brust- Bi, Herzschmerzen, dem vernichtenden Herzschmerz und schließlich den absoluten Herzschmerz eingeteilt.

Nach einer Auswertung von 333 KHK-Fällen der klinischen Forschung mit Angina pectoris, Infarkt, Insuffizienz und Arrhythmie kam man der Annahme, dass die KHK sich vorwiegend als grundlegende Leere-Erkrankung darstellt, die sich aber als Fülle manifestiert.
Die Leere-Syndrome umfassen hier insbesondere kombinierte Qi und Yin-Leere, gefolgt von purer Qi-Leere und Yin-Leere, sowie an vorletzter und letzter Stelle Yang -Leere und kombinierte Yin und Yang-Leere.

Aus der Zang Fu-Differenzierung betrachtet fanden sich unter den Qi-Leere Syndromen vorwiegend Herz-Qi-Leere (66,5 %), unter Yang- Leere meist Herz-Yang-Leere (60,5 %), und unter Yin-Leere in erster Linie Patienten mit Leber-Yin-Leere (75,1 %). Unter den Fülle Syndromen ist an erster Stelle das kombinierte Qi-Stagnations- und Blutstasesyndrom zu nennen, welches entweder alleine oder mit Leere-Syndromen kombiniert in 98,19 % der Fälle zu finden war.
Auch die Blockierung durch Schleim trat meist kombiniert auf und war in 41.8% der Fälle zu finden, alleine dagegen nur in 1.81%.
Insgesamt ließen sich die Ergebnisse in folgende Gruppen unterteilen:

Herz-Qi Leere, die sich bei Verschlimmerung in Herz-Yang-Leere oder Herz-Niere-Yang-Leere verwandeln kann.
Die Blutstase, oft kombiniert mit Schleim oder Schleim-Hitze (letztere meist im Spätstadium), sowie Herz-Yin-Leere, oft im Spätstadium als kombinierte Qi-Yin-Leere vorkommend.

Bedeutung der Zungendiagnose

Die Diagnose der Zunge bei KHK wurde besonders wichtig empfunden, da sie das Stadium und die Veränderungen der Krankheit widerspiegelt.

Im Anfangsstadium und bei leichten Fällen (auch bei kleinen Infarktfoci) findet man oft die gewöhnliche dünn weiß belegte Zunge, hingegen verändert sich meist schon nach Stunden oder Tagen der Belag in einen dünn-gelblichen oder klebrig-weißen, nämlich dann, wenn die Krankheit einen schlechten Verlauf nimmt.

Die rasche Normalisierung des Belages kann eine gute Prognose anzeigen, wenn die Krankheit einen positiven Verlauf nimmt. Bleibt aber ein gelber, dicker oder klebriger Belag hartnäckig vorhanden, oder verschlimmert sich, so ist die Prognose als Verschlechterung zu deuten.

Ein dunkler, blassdunkler, violetter oder ein Zungenkörper mit Staseflecken in den KHK besonders häufig vorkommt, was sich durch die starke Beteiligung des Blutstasesyndroms erklärt.

Zu Beginn eines Myokardinfarktes in der schmerzintensiven Phase lassen sich eine deutliche Verfärbung des Zungenkörpers ins Violette, ein dunkler werden und oft Austrocknen feststellen, was sich nach der Behandlung und Linderung des Schmerzes wieder bessert.

Generell lässt sich sagen, dass eine z. B. tiefrote Zunge mit dickem, klebrig-gelben Belag auf ein komplizierteres Syndrom (Blutstase, Schleim, Hitze) hinzeigt, und sich in der Behandlung als schwieriger erweist als einfachere Zungenbilder. Dennoch ist die Veränderung des Zungenkörpers und des Belags immer ein guter Hinweis auf die Schwere und Prognose der Krankheit.

Therapieprinzipien

Die Therapie muss in erster Linie aufgrund der Schwere und des Zustandes (akut oder chronisch) erfolgen:

Wenn der Brustschmerz und das Brust-Bi relativ schwer sind, so sollte in erster Linie die äußere Manifestation behandelt werden, das heißt zuerst die Zweige (Biao) im Gegensatz zur Wurzel (Ben).

Zur schnellen Abhilfe werden dann wärmende ätherische Rezepturen (z. B. mit Borneol) zur freimachenden Wirkung eingesetzt und – wenn es der Syndromdifferenzierung entspricht – auch blutbelebende, stasebeseitigende und/oder Bi-befreiende, sowie Yang wiederherstellende Rezepturen, welche ein wiederholtes Auftreten der Anfälle kontrollieren.
Nachdem dann die akuten Symptome gelindert oder unter Kontrolle sind, (z. B. Schmerzen, Atemnot oder Arrhythmien) werden anschließend die ursächlichen Teile der Erkrankung behandelt (also die Wurzel, wie z. B. die Arteriosklerose und die mit ihr verbundenen Durchblutungsstörungen), so dass sowohl symptomatisch wie auch präventiv und ursächlich behandelt wird.
Die Wahl der einzusetzenden Rezeptur und die Darreichungsform haben natürlich ebenfalls Einfluss auf den Therapieerfolg: Bei den wärmenden ätherischen Rezepturen können Fertigarzneimittel verwendet werden, wie sie (in China) in jeder Apotheke zu finden sind, nämlich Präparate wie *Guan Xin Su He Wan*, *Su Bing Di Wan*, *She Xiang Bao Xin Wan*, und *Su Xiao Qiu Xin Wan* usw. die alle sehr schnell, jedoch nicht sehr lange wirken und auch aufgrund ihrer Arzneistoffe nicht für die längerfristige und präventive Wurzeltherapie geeignet sind.
In der akuten Phase der KHK können hierzu zusätzlich oral verabreichte Arzneimischungen wie *Fu Fang Dan Shen* etc. als Dekokt oder die *Dan Shen* (Salvia) Infusion, welche noch etwas besser wirken im Vergleich zu den Fertigarzneien mit gleichem Inhalt.
Nach der akuten Phase dann können Rezepturen als Dekokt und/oder Fertigarzneien verwendet werden, um ein weiteres Auftreten von akuten Attacken zu verhindern.

Die differenzierte Behandlung von Angina Pectoris (AP) und akutem Myokard-Infarkt (AMI) in verschiedenen Stadien

Obwohl die Syndromdifferenzierung der KHK unkompliziert und sich daher auch die Therapie nur auf einige wenige Komponenten beschränkt, sollte immer eine genaue Differenzierung der Erkrankungen, Syndrome und Stadien vorgenommen werden, um den optimalen Therapieerfolg zu erzielen.

A. Akute Angina pectoris Phase (bei stabiler und instabiler KHK-AP):

Obwohl in China intravenöse Infusionen mit *Dan Shen* (Rx. Salvia) deutlich und effektive Wirkung zeigen, halten ihre Wirkungen nicht über einen längeren Zeitraum an und sind auch nicht so leicht und praktisch anwendbar wie Darreichungsformen als Dekokt. Daher bilden die Dekokte den Hauptpfeiler der Therapie, der entsprechend von Infusionen und Fertigarzneimitteln begleitet werden können.

Herzschmerz (Xin Tong) mit Blutstase als Haupterkrankung; hierbei werden meist blutbewegende, stasenvertreibende Rezepturen eingesetzt. Wir nehmen hier also häufig Arzneimittel wie *Dan Shen, Chi Shao, Chuan Xiong, Dang Gui, Hong Hua, Yu Jin* usw. als Grundlage der Arzneimischungen. Beim Auftreten von exogener Kälte oder solcher durch Yang-Leere werden natürlich Yang wärmende oder Yang aufbauende Arzneien hinzugefügt, wie z. B. *Gui Zhi, Yin Yang Huo, Xi Xin, Fu Zi, Rou Gui* usw. Allgemein können *Gui Zhi, Xian Ling Pi, Xi Xin,* und *Cong Bai* verwendet werden, bei starker Kälte nimmt man *Fu Zi, Rou Gui* und andere heiße Arzneimittel. Die Dosis wird durch die Schwere der Symptomatik bestimmt.
Bei gleichzeitigem aszendierendem Yang durch Yin-Leere, meist mit Hypertonie werden zugleich Yin-Nährende und Leber-Yang senkende Arzneien gegeben, also z. B. *Sheng Di Huang* (Rehmannia), *Zhi Shou Wu* (Polygonum prep.), *Sang Ji Sheng* (Morus), *Gou Teng* (Uncus), *Xi Xian Cao* (Siegesbeckia), *Xia Ku Cao* (Prunella), *Zhen Zhu Mu* (Margerita) und *Mu Li* (Halitodes).

Wenn gleichzeitig Brust-Bi mit Druckgefühl besteht, und die Zunge nicht allzu dicken und klebrigen Belag aufweist, dann kann auch *Gua Lou* (Trichosanthes) in hoher Dosierung hinzugefügt werden, also ca. 30g pro Dosis (bei Milz-Leere mit Durchfall weniger geben), um das Qi zu bewegen, den Schleim umzuwandeln und die Brust zu öffnen.

Brust-Bi (Xiong-Bi) mit Kombinationen wie Schleim oder Leere im Vordergrund steht, so eignet sich die Bi-befreiende Yang wiederherstellende Methode, bei der oft Modifikationen der Brust-Bi-Rezepturen

aus dem *Jin Gui Yao Lue* verwendet werden, d.h. Bestandteile wie *Gua Lou*, *Fa (fermentiertes) Ban Xia*, *Gui Zhi*, *Qian Bai*, *Zhi Qiao*, oder *Shi Zhi* als Hauptarzneien in Frage kommen.
Diese werden ergänzt durch *Dang Gui*, *Dan Shen*, *Hong Hua*, *Yu Jin*, *Xiang Fu* usw. d.h. Netzgefäße und Qi regulierende Arzneien.

Bei Schleim, welcher sich in Hitze wandelt zugleich mit deutlichem Hitze-Syndrom verwendet man Rezepturen wie *Huang Lian Wen Dan Tang*, also Arzneien wie *Huang Lian*, *Zhi Zi*, *Zhu Li*, *Ban Xia*, *Zhu Ru*, *Dan Nan Xing*, *Pu Huang*, *Yu Jin*, *Zhi Qiao* und *Dan Shen*.

Gui Zhi und *Cong Bai* haben beide das Yang kräftigende und scharfe, warme Eigenschaften. Aber während *Gui Zhi* beim Wärmen der Leitbahnen und Durchgängigmachen der Netzbahnen etwas besser wirkt, die peripheren Gefäße erweitert und daher die Durchblutung verbessert, wirkt *Cong Bai* besser beim Bewegen des Qis und bei der Schmerzstillung, dafür hingegen erweitert es die koronaren Gefäße nur wenig und ist auch geschmacklich schlechter zu ertragen.

Daher ziehen wir meist *Gui Zhi* vor, außer wenn eine starke Blockade durch Kälte-Schleim besteht, so dass ein extremes Druckgefühl und Brustenge bestehen, nur dann verwenden wir gleichzeitig beide Arzneien.

Klinische Anmerkungen:
Patienten mit KHK gehören meist zu beiden Krankheiten, *Xiong Bi* (Brust-Bi) und *Xin Tong* (Herzschmerzen) und können nach den oben genannten Therapieprinzipien je nach Gewichtung der Krankheit behandelt werden. Die genaue Unterscheidung in diese beiden Erkrankungen hat sich in der Therapie als effektiver erwiesen als das generelle Verabreichen von blutbelebenden und Blutstase-umwandelnden Arzneien bei jeder Art von Angina pectoris.

Daher hier die Differenzierung:

B. Nicht-akute Angina pectoris Phase (oft bei KHK mit chron. Herzinsuffizienz):

Die gleichzeitige Therapie von Wurzel und Zweig je nach Syndromdifferenzierung, sowohl mit Tonisieren, aber zugleich mit Durchgängigmachen als Haupttherapieprinzip.

Bei der Tonisierung von Leere-Zuständen stehen Herz oder Niere im Vordergrund:

Bei Nährung des Leber und Nieren-Yin mit Modifikationen der *Liu Wei Di Huang Wan* (Rehmannia Sechs Sapores Pille) bzw. mit *Ji Qu Di Huang Wan* (Rehmannia Lycium Chrysanthemum Pille).

Bei aszendierendem Leber-Yang mit Hypertonie mit Arzneien wie *Sang Ji Sheng* (Morus), *Gou Teng* (Uncaria), *Xia Ku Cao* (Prunella), *Shi Jue Ming* (Ostra), *Zhen Zhu Mu* (Margerita), *Huai Niu Xi* (Achyranthis bid.) usw. ergänzt werden.

Bei Patienten mit Qi-Leere des Herzens, welche mit dem Herz-Nährendem Prinzip behandelt werden nimmt man *Sheng Mai San* (Pulserzeugendes Pulver) und *Tian Wang Bu Xin Dan* (Herzstärkende Pille des Himmelskönigs) als Grundlage.

Wenn das Yang des Herzens sich noch nicht erhobt, also die Herzfunktion noch immer geschwächt ist, kommen *Sheng Mai San* (Puls hebendes Pulver) mit *Fu Zi* (Aconit), *Yu Zhu* (Polygonatum odor.) *Ting Li Zi* (Lepidium) in Frage, also Qi-Tonisierende und Yang-Wärmende Arzneien, welche das Herz stärken und diuretisch wirken.

Sind zugleich Herz **und** Niere betroffen, so werden obige Rezepturen und Arzneien dem Syndrom entsprechend kombiniert.

Klinische Anmerkungen:

Das langfristige Verabreichen von traditionellen Arzneimitteln bei dieser Form der KHK hat sich als erfolgreich bei der Prävention einer Verschlimmerung und dem Entstehen einer schmerzhaften Symptomatik erwiesen.

3. Akute Myokard-Infarkte, *Jue Xin Tong* (Absoluter Herzschmerz):
Hier gibt es viele Variationen und Veränderungen und ein hohes Mortalitätsrisiko, weshalb hier oft integrierte Medizin (d. h. Traditionelle Chinesische und Westliche Medizin als Kombination) verwendet wird. Im akuten Stadium kommt man selten ohne die schulmedizinische Pharmakologie aus, aber dennoch kommen hier traditionelle chinesische Arzneimittel -sofern sie durch exakte Syndromdifferenzierung und Therapiediskussion ausgewählt werden – während der gesamten Therapiephasen als sinnvolle und effiziente Ergänzung in Frage.

Da es sich beim akuten Myokardinfarkt und dem akuten Angina pectoris Anfall um zwei verschiedene Krankheiten mit Herzschmerz als Leitsymptom handelt, beruhen auch in der Therapie mit TCM die Therapieprinzipien auf der gleichen Grundlage.
Dennoch ist der Schaden durch Blutstase der Gefäße und Verlust des Herz -Yang und Herz-Qi beim akuten Myokardinfarkt größer, denn abgesehen von der Schwere des Schadens ist zusätzlich das gesamte Yang des Brustraums durch Schleim und Hitze blockiert, so dass ein Schleim-Blutstase- Syndrom entsteht, welches nicht nur schwer zu behandeln ist, sondern dem eine genaue Syndromdifferenzierung vorausgehen muss, um eine optimale Therapieeffizienz zu erreichen.

Klinische Anmerkungen:
Die oben erwähnte genaue Syndromdifferenzierung bei AP und AMI lässt sich aufgrund klinischer Beobachtungen in fünf verschiedene Syndrome aufschlüsseln, die nach individueller Modifikation aufgrund der Symptome des Patienten in der Regel als Therapieprinzipien ausreichend sind:

1. Blut bewegen und Qi tonisieren (z. T. auch Yin nähren)
Dieses Therapieprinzip wird häufig im Anfangsstadium bei leichten Krankheitsverläufen verwendet.

Leitsymptome sind: Schmerzen und Druck im Brustraum, Schwäche und Abgeschlagenheit, Atemnot und Schweißausbruch, Zungenkörper dunkel oder blassrot und dunkel bei zugleich dünnem weißen Belag, Pulsbild ist xi, ruo (fein und schwach) oder xi, shuo (fein und beschleunigt).

2. Yang verbinden und Schleim umwandeln
Dieses Therapieprinzip wird häufig nach 2-3 Tagen, wenn Blockaden durch trüben oder heißen Schleim feststellbar sind.

Leitsymptome sind hier: Druckgefühl im Brustraum, Appetitlosigkeit, abdominale Schwellung, Obstipation, oder Übelkeit und Erbrechen, weißer oder gelber klebriger Zungenbelag.
Hier kommen je nach Syndromdifferenzierung andere Rezepturen in Frage wie z.B. bei Übelkeit, Verstopfung u.ä. *Huang Lian Wen Dan Tang*, *Xiao Xie Xiong Tang* mit *Da Huang*, *Tao Ren* oder *Huo Ma Ren* und andere stuhlbefeuchtende oder verdauungsfördernde Mittel.

3. Qi tonisieren, Yin nähren und Puls wiederbringen
Dieses Therapieprinzip wird häufig im Endstadium oder in der Rekonvaleszenz verwendet. Außerdem wird es beim Auftreten von Herzschwäche, Palpitationen und Rhythmusstörungen verwendet.

Leitsymptome sind: Schwäche und Abgeschlagenheit, Schwindel und Herzklopfen, Druck im Brustraum und Atemnot, tiefroter oder hellroter Zungenkörper sowie tiefer, feiner Puls oder hängender oder intermittierender Puls.
Hier werden Rezepturen wie *Sheng Mai San*, *Fu Mai Tang* usw. verwendet, die meist mit blutbelebenden und Netzbahn durchgängig machenden Arzneien ergänzt werden. Bei schweren Arrhythmien gibt man zusätzlich schulmedizinische Medikamente.
Hierbei wirken die TCM-Medikamente in Richtung einer beschleunigten Rekonvaleszenz, was alleine durch pharmazeutische Pharmaka nicht möglich wäre.

4. Yang wiederbeleben und die Kontravektion beseitigen
Dieses Therapieprinzip wird häufig bei kardialen Schocks mit den Syndromen zusammenbrechenden Herz-Qi, Schwäche des Herz-Yang oder kollabierendem leerem Yang verwendet.

Leitsymptome sind: Schwindel und beschleunigte Atmung, Herzjagen und Schweißausbruch, kalte Extremitäten, Kraftlosigkeit und Schwächegefühl bis hin zu Bewusstseinstrübung, fahler weißer Gesichtsfarbe, blassweißen oder zyanotischen Lippen und schwachem oder verschwindendem Puls.

Hier werden Ginseng-Dekokt, *Si Ni Tang, Shen Fu Tang, Gui Zhi Gan Cao Long Gu Mu Li Tang* usw. verwendet. Wenn bei Ohnmacht westliche Arzneimittel zu Anwendung kommen, so werden in China diese immer mit TCM-Arzneien kombiniert, um den Wirkungseintritt zu beschleunigen und den Blutdruck stabiler zu halten.

5. Qi tonisieren und das Yang wärmen
Dieses Therapieprinzip wird häufig verwendet bei Herzinsuffizienz und verminderter Herzleitung mit Syndromen wie Leere des Herz-Qi, Niere und Herz Yang-Leere, Ansammlung von Nässe und pathogener Flüssigkeit im Inneren oder Versagen der Lungenfunktion das klare Qi zu verteilen.

Leitsymptome sind hier: Reizhusten oder asthmatischer Husten, Ödeme, Aszites, oder Völlegefühl und Druck im Abdomen, Inappetenz, glanzloser Teint oder leicht geschwollenes Gesicht, cyanotische Lippen oder violette Zunge, ein tiefer, feiner und beschleunigter Puls.
Hier finden Rezepturen wie *Shen Fu Tang, Zhen Wu Tang, Sheng Mai San* ihre Anwendung.
Bei akutem Linksherzversagen werden oft westliche Pharmaka eingesetzt, die mit TCM-Arzneimitteln kombiniert werden.
Hingegen kommen bei chronischer Herzinsuffizienz ausschließlich traditionelle Arzneimittel wie Ginseng, *Fu Zi, Yu Zhu, Mai Men Dong, Wu Wei Zi, Ting Li Zi, Fu Ling, Dan Shen, Suan Zao Ren* zur Anwendung, da diese die Herzleistung deutlich steigern und langfristig verbessern können.

Beispiel für eine Fertigarznei: *Guan Xin Su He Wan*
(Styrax Koronarpille)

Su He Xiang (Styrax) 80g, *Ru Xiang* (Olibanum) 150g,
Mu Xiang (Auck. Lappa) 300g, *Bing Pian* (Borneol) 150g,
Tan Xiang (Santalum) 300g

Kann unter geringfügiger Erwärmung zu ca. 1000 Arzneipillen á 1g verarbeitet werden.
Pro Einnahme eine Pille unter der Zunge zergehen lassen oder gelöst im Tubus verabreichen. Täglich 1-3 Pillen oder im akuten Anfall.

Indikationen:
KHK-bedingte Angina pectoris, Druck- oder Völlegefühl der Brust z.T. mit Atemnot bei nach TCM differenzierter Qi-Stagnation des Brustraumes durch trüben Schleim.
Wirkung: Orifizien öffnend durch ätherische Öle, Qi bewegend und Schmerzen stillend.

Kontraindikationen:
Qi-Leere Syndrom
Häufig verwendete, ähnliche Fertigarzneien und ihre Herstellungsorte: *Su Xiao Tong Xin Wan* (Stadt Tianjin), *Guan Xin Su He Wan* (Provinz Shandong), *Huo Xin Wan* (Provinz Guangdong), *Xin Bao* (Kanton)

Hypertonie

Laut Statistik leidet jeder zehnte Deutsche unter 35 und jeder vierte über 65 an Bluthochdruck. Bekannt ist dies jedoch nur jeweils der Hälfte der Erkrankten, und davon wiederum wird nur die Hälfte behandelt. Nach dem bekannten Gesetz der Hälfte, erhalten wieder nur 50%, also nur jeder achte Erkrankte eine ausreichende Behandlung, die den Blutdruck wieder auf permanente Normalwerte bringt[35].

Wie aber wird »normal« definiert und wer definiert es?
Auch beim Blutdruck galt früher noch »Alter plus 100«[36] während das englische Gesundheitssystem (NHS) Blutdrucke noch von 140/90 als

35 Nach Ingrid Martin, Leiterin des Cardiovascular Diseases Unit, WHO (Zentrale in Genf, Schweiz)

36 Prof. Dr. Max Bärschmelder: Kleines Diagnostikon. Differentialdiagnose klinischer Symptome (1951, 1979 und 15. Auflage 1996), Ss. 170ff.: »Ältere Menschen ab 160/95 Grenzewert« und https://herzstiftung.de/herz-sprechstunde/aktuelle-stellungnahmen/leitlinien-hypertonie Zitat: »kann bei den Älteren auch ein systolischer Wert bis 160 mmHg toleriert werden...«

noch normal akzeptiert. In Indien dagegen wird immerhin zwischen Männern und Frauen und nach Alter unterschieden.
Ein 65jähriger Mann gilt dort noch als gesund, wenn er 143,5/76,5 mm Druck hat.

Während einer deutsche Beobachtungsstudie der Wissenschaftler der Charité-Universitätsmedizin stellten die Forscher fest, dass der Blutdruck von Menschen, die älter als 80 Jahre sind, und Patienten, die bereits einen Schlaganfall oder Herzinfarkt erlitten haben, nicht unter einen Wert von 140/90 mmHg und schon gar nicht auf unter 130/90 mmHg eingestellt werden sollte. Das bringt nach Erkenntnis der Berliner Wissenschaftler nicht nur nichts, sondern soll sogar das Sterberisiko erhöhen. Die Studie wurde im »European Heart Journal« veröffentlicht.[37]

Während die WHO noch 139/89 als »hochnormal« definiert hat, und von einer »Stufe 1« milder Hypertonie beim Maximum von 159/99 sprach, galt in den USA bereits das »hochnormale« vom Maximum 139/89 als erste Stufe der Hypertonie.
Bislang hatte sich die ESC (European Society of Cardiology) nicht an die niedrigen amerikanischen Vorgaben gehalten[38], doch seit 2024 ist man hierzuorten eingeknickt[39] und fordert nach amerikanischem Muster: Für die meisten Patienten, die eine Blutdrucktherapie erhalten, liegt der neue Zielwert für den systolischen Blutdruck jetzt direkt bei 120 bis 129 mmHg. Den vorherigen zweistufigen Ansatz gibt es nicht mehr. Dabei wird das Alter der Patienten unter 85 Jahren überhaupt nicht mehr berücksichtigt, erst darüber wird darüber nachgedacht, den

37 https://www.fr.de/wissen/blutdruck-manchmal-hoeher-auch-gesuender-11863797.html

38 https://deutsch.medscape.com/artikelansicht/4912839#vp_3: August 2023: Blutdruck senken – wann und für wen? Wieder streiten Kardiologen auf dem ESC-Kongress über Zielwerte – die Pros und Cons. Zitat: »Ich schlage vor, dass wir uns auf die schwierige Aufgabe konzentrieren, die Zahl der Patienten zu verringern, deren Blutdruck wir unter 140/90 senken müssen, anstatt uns auf sehr niedrige Blutdruckwerte zu fokussieren, deren Nutzen meiner Meinung nach nicht erwiesen ist«, sagte Prof. Dr. Reinhold Kreutz, Direktor des Instituts für Klinische Pharmakologie und Toxikologie der Charité-Universitätsmedizin Berlin. Er ist Mitherausgeber der ESH-Leitlinien 2023.

39 https://deutsch.medscape.com/artikelansicht/4914160?ecd=mkm_ret_240920_mscpmrk-DE_InFocus__etid6835264&uac=207994ST&impID=6835264#vp_3

Druck weniger aggressiv zu senken. In der Realität wird sowohl in den meisten Arztpraxis wie auch in Krankenhäusern (z. T. liegend!) nicht nach korrekter Wartezeit gemessen, und zusätzlich zeigen der »Weiskittelhochdruck« und Klinik-Messungen unter Stress massenhaft hypertone Werte an, wo gar keine sind.

Folge der übersteuerten antihypertensiven Therapie sind erhöhte Müdigkeit, Schwindel und vermehrt Sturzgefahr durch die übertriebene Senkung, welche im Senium auch oft einen Oberschenkelhalsbruch nach sich ziehen kann. Dass im höheren Alter auch der Blutdruck steigt, ist also lange bekannt, auch hier gibt es Unterschiede in der Physis des Patienten: Hierzu interessant ist beispielsweise eine indische Studie, die überraschenderweise eine deutliche Neigung zur Winterhypertonie bei 132 untergewichtigen Frauen aus den Slums von Delhi feststellte. Diese Patientengruppe würde in der chinesischen Medizin vermutlich unter »Yang-Leere« fallen. Sie war auch nach der statistischen Korrektur deutlicher als bei Normal- und Übergewichtigen. Ebenfalls neigen auch Patienten mit kleiner Körperhöhe zur Hypertonie.[40] Offenbar sind also Patienten mit »vorhimmlischer Benachteiligung« in Jing oder Qi, im späteren Leben für bestimmte Krankheiten wie Hypertonie prädisponiert.

Ein weiterer Faktor ist die Zeit der Blutdruckmessung. Der Blutdruck unterliegt nämlich einem zirkadianen Rhythmus. Beim gesunden Menschen steigt der Blutdruck morgens rasch an und erreicht am frühen Vormittag einen ersten Gipfel. Gegen Mittag kommt es zu einer Blutdrucksenkung, die von einer Abnahme der Herzfrequenz und der Körpertemperatur begleitet wird. Am Nachmittag steigt er dann erneut an und erreicht am Abend einen zweiten kleineren Gipfel. In der Nacht, insbesondere während der Schlafphase, kommt es zu einem deutlichen Abfall, dem Dipping. Die niedrigsten Werte treten in der Regel zwischen 2.00 und 3.00 Uhr auf

40 Nakajima J: Body height is a determinant of seasonal blood pressure variation in patients with essential hypertension. In:Hypertens Res. 2000 Nov;23(6):587-92.

Hinzu kommt, dass sich der Blutdruck nicht nur in Tag und Nacht unterscheiden können[41], sondern auch nach Jahreszeit im Sommer, an schwülwarmen Tagen zur Gefäßerweiterung führt, während das Schneeschippen im Winter eine Garantie für erhöhten Blutdruck darstellt:

Sowohl Ärzte als auch Patienten sind sich nämlich der langfristigen Auswirkungen der Witterungstemperatur auf den Blutdruck hier in Deutschland nur wenig bewusst. Dieses Phänomen wird zwar oft übersehen, aber bereits im Jahre 1921 wurde festgestellt, dass der Blutdruck in kaltem Wetter höher als ist, als in den warmen Monaten[42], und der systolische Blutdruck an kühlen Tagen 20-30 mm Hg höher als zu anderen Zeiten[43]. Darüber hinaus war die Gefahr das Risiko von Schlaganfall und Myokardinfarkt im Winter schon lange bekannt.[44]

Brown[45] beschrieb schon 1930, die täglichen und monatlichen Rhythmen des Blutdrucks von Menschen mit essenzieller Hypertonie. Er stellte eine Senkung des Blutdrucks während der Sommermonate jeden Jahres fest, und erkannte damals schon die Tragweite der voraussichtlichen Wirkung der Saison auf die vasomotorischen Mechanismus für die Behandlung von Bluthochdruck. Die Senkung des Blutdrucks im Sommer wurde von Rose dokumentiert und immer wieder bestätigt.[46]

41 https://www.ncbi.nlm.nih.gov/pmc/articles/PMC3616131/

42 Hopman R, Remen L. Jahreszeitliche Krankheitsbereitschaft, Blutdruckhöhe und Jahreszeiten. Z Klin Med. 1921;122:703-710.

43 Kauffmann F. Uber die Häufigkeit Einzelner wichtiger Klagen und unamnestischer Angaben bei Kranken mit arterieller Hypertension. Münch Med Wochenschr. 1924;36:1230-1233

44 Cold exposure and winter mortality from ischaemic heart disease, cerebrovascular disease, respiratory disease, and all causes in warm and cold regions of Europe. The Eurowinter Group. Lancet. 1997;349:1341-1346. und Marchant B, Ranjadayalan K, Stevenson R, et al.: Circadian and seasonal factors in the pathogenesis of acute myocardial infarction: the influence of environmental temperature. Br Heart J. 1993;69:385-387.

45 Brown GE. Daily and monthly rhythm in blood pressure of man with hypertension. Ann Intern Med. 1930;3:1177- 1189.

46 Rose G. Seasonal variations in blood pressure in man. Nature. 1961;189:235-239. Und: Brennan P, Greenberg G, Miall WE, et al. Seasonal variation in arterial blood pressure. BMJ. 1982;285:919-923., sowie: Hata T, Ogihara T, Maruyama A, et al. The seasonal variation of blood pressure in patients with essential hypertension. Clin Exp Hypertens A. 1982;4(3):341-354 und: Khaw KT, Barrett-Connor E, Suarez L. Seasonal and secular variation in blood pressure in man. J Cardiac Rehabil. 1984;4:440-444 und: Abdulla K, Taka M. Climatic effects on blood pressure in normotensive and hypertensive subjects. Postgrad Med J. 1988;64:23-26. und: Sharma BK, Sagar S, Sood GK, et al. Seasonal variations of arterial blood pressure in normotensive and essential hypertensives. Indian Heart J. 1990;42:66-72 , sowie: Kochar MS, Ristow S, Kalbfleisch JH. Effect of seasonal temperature change on blood pressure in treated hypertensive population. J Clin Hypertens. 1985;1:49-52.

Die Frage ist also: Sind die außerhäuslich gemessenen Werte also zuverlässig?
Ich rate meinen Patienten immer, sich an zwei den immer gleichen Uhrzeiten, möglichst nicht nach dem Essen für sieben Minuten ruhig hinzusetzen und zu entspannen, um dann mit er am Oberarm angelegten Manschette den Blutdruck zu messen und in eine Tabelle einzutragen. Dort sollten auch besondere Ereignisse, wie Aufregungen oder Aufenthalte außer Haus (z. B. Urlaub, Krankenhaus etc.) ebenso wie Medikation und Dosis berücksichtigt werden.
Auch eine 24-Stunden-Messung per Holter kann versucht werden. Diese führt meines Erachtens aber zum Teil auch zu falsch positiven Ergebnissen, da das 30-minütige Aufpumpen, trotz der heutzutage leiseren und kürzeren Messungen, viele Patienten aus dem Schlaf schreckt, was zur Verzerrung der Messergebnisse führt.

Aber nach allen diesen Voraussetzungen kann man über eine korrekte Einstellung der Medikamente reden. Ein Lagewechsel beim Schlafen hat, ebenso wie unterschiedliche Armpositionen im Sitzen einen Einfluss auf die erhobenen Werte: Die Schwankungen können hier systolisch 4-23mm und diastolisch 3-12mm voneinander abweichen.[47]

Ein weiteres Problem ist, dass viele Patienten nur eine niedrige Compliance zeigen und ihre Arznei heimlich weglassen, oder nehmen sie nur ein, wenn sie sich nicht wohl fühlen, weil sie spüren, dass die normierte Einnahme »irgendwie nicht stimmt.«
Dies liegt oft an den unerwünschten Nebenwirkungen der derzeitigen Arzneimittel. Wenngleich die Hoffnung besteht, dass hier künftig besser Medikamente zu erwarten sind, so sieht es derzeit nicht gerade rosig aus:

47 https://www.medscape.com/viewarticle/poor-arm-position-may-significantly-skew-bp-readings-2024a1000icv?form=fpf

Bei Hypertonie verwendete Arzneimittel	Häufigste Nebenwirkungen
Betablocker	Nächtliche Palpitationen durch Hypoglykämie, Schwindel, Müdigkeit Depressionen, Potenzstörungen, langfristig Diabetes und Demenz[48]
Diuretika	Nykturie, Müdigkeit u. Schwäche durch Kaliumverlust, Herzschäden, u.a.
Kalziumantagonisten	Muskelschmerzen und -krämpfe, Kopfschmerzen, Herzklopfen, Knöchelödeme, Hautausschläge, u.a.
Prazosin/Dihydralazin	Kopfschmerzen, Herzklopfen, Hitzegefühl, Schwächegefühl, u.a.
Reserpin	Depressionen, Potenzstörungen, Durchfall, Magengeschwüre, u.a.
Clonidin	Müdigkeit, Potenzstörungen, Mundtrockenheit, Potenzstörungen u.a.
Methyldopa	Reaktionsvermögen, Potenzstörungen, Mundtrockenheit, Fieber, u.a.
ACE-Hemmer	Reizhusten, Hautausschläge, Geschmacksstörungen, u.U. Nierenschäden

Doch selbst ohne die Nebenwirkungen treten anfänglich Leistungsminderung durch Müdigkeit, Schwäche usw. auf, die eine Folge der ungewohnten anfänglichen Blutdrucksenkung sind. In einer leistungsorientierten Gesellschaft kann es aber sich kaum jemand erlauben, diese zu tolerieren. Aber auch die mögliche Folge der Potenzstörung auf fast jedem Beipackzettel wirkt abschreckend. Wie groß die Angst vor Potenzverlust ist, zeigt der derzeitige Viagra-Boom. Auch die Verschlimmerung von Asthma wird bei der Verschreibung oft übersehen.

48 https://pubmed.ncbi.nlm.nih.gov/31958512/ und https://journals.sagepub.com/doi/10.1177/1533317513488924, sowie https://psychiatryonline.org/doi/full/10.1176/appi.neuropsych.11100240

Hingegen macht sich der Bluthochdruck meist nur durch Schwindel, Kopfschmerzen und Gesichtsrötung bemerkbar 7, also scheinbar harmlose Symptome, die für den Patienten in keinem Verhältnis zu den Folgen der Medikation stehen. Die fatale Folge: Heimliches Absetzen auf eigene Faust. Hauptsache sie sind verschrieben und verkauft, denn das Geschäft mit der Hypertonie beschert der Industrie Milliarden an Einnahmen: Die weltweiten Einnahmen für Blutdrucksenker im Jahre 2024 betragen knapp 23 Milliarden US-Dollar[49], davon über 12 Milliarden alleine in den USA, so dass es kein Wunder ist, wenn von dort die Senkung der Normwerte kommt, welche automatisch mehr Menschen zu Hypertonikern macht.

Glücklicherweise kommt uns hier die chinesische Medizin zu Hilfe: In leichten Fällen kann sie alleine, und in schweren kombiniert mit den obigen Arzneimitteln eingesetzt werden. Ihre Vorteile sind, dass sie symptomspezifischer wirkt, also sowohl die durch den Hochdruck entstehenden Symptome wie Kopfschmerz und Schwindel, aber diese auch als Nebenwirkung der Medikation hervorragend behandeln kann. Auch wirkt sie im Vergleich zu den herkömmlichen Medikamenten auch nach dem Absetzen noch für eine Weile weiter. Ihre Nachteile sind ihre längere Anlaufzeit und die unpraktische Darreichungsform als Dekokt.

Zwar gibt es in China längst hervorragende Fertigarzneimittel, wie *Niu Huang Jiang Ya Wan*, *Jiang Ya Bi Feng Pian*, und viele andere, doch diese sind bei uns größtenteils noch nicht zugelassen.

Zur Überbrückung der Zeitspanne bis zum Wirkungseinsatz der chinesischen Arzneimittel, kann auch die bei Hypertonie eine oft kurzfristig, aber schnellwirkende Akupunktur verwendet werden (Le 2 und 3 und Di 4, sedierend, EX-Taiyang blutig nadeln)

Doch trotz des bitteren Geschmacks des Dekoktes (wenn keine Pulverisierung möglich ist), sind viele Patienten eher bereit, die milder wirkenden chinesischen Arzneien zu verwenden, da sie statt der unerwünschten

49 https://www.statista.com/outlook/hmo/pharmaceuticals/anti-hypertensive-drugs/worldwide

Nebenwirkungen häufig sogar noch durchaus erwünschte Wirkungen auf das Immun – oder Nervensystem mit sich bringen.

Hypertonie ist natürlich eine Bezeichnung aus der westlichen Medizin. In der TCM wurden die mit Hypertonie verbundenen Symptome meist unter »Schwindel« und »Kopfschmerz« beschrieben. Die dazu häufig übereinstimmenden Syndrome sind aszendierendes Leber-Yang, und Leber Wind, Schleim-Mukus und Blutstase als Fülle Syndrome und Nieren-Schwäche, Qi- und Blutmangel, als Leere-Syndrome, welche weiter unten genauer erklärt werden.

Falsche Ernährung, zu wenig Bewegung, arteriosklerotische Veränderungen und hohe Blutviskosität tragen zur Verschlechterung der essentiellen Hypertonie bei, welche bei fast 20% der Bevölkerung vorkommt. Da sie nicht nur mit Herz- und Nierenkrankheiten in Verbindung steht, sondern oft auch TIA (vorübergehende Durchblutungsstörungen des Gehirns) und hypertensive Enzephalopathien auslöst (Schwindel, Kopfschmerz, Sehstörungen) und außerdem oft Apoplexien zur Folge hat, ist die Beobachtung der Symptome daher von besonderer Bedeutung im klinischen Alltag.
Hypertonie ist als solche eine in der Schulmedizin definierte Krankheit, welche als Messwert in den Klassikern kein absolutes Äquivalent findet. Die moderne Forschung der chinesischen Medizin zur Symptomatik hat hingegen weit mehr zu bieten.
In den chinesischen Klassikern ist nicht vom modernen *Gao Xue Ya* (=Bluthochdruck) die Rede, sondern hier findet man die notwendige Information unter »Kopfschmerz« und »Schwindel«.

Leber-Wind steht in der TCM für lokale Spasmen, Konvulsionen oder Paralysen, wie sie durch Fieber, Nervenschädigungen, aber auch Apoplexien hervorgerufen werden. Dennoch wirken die Arzneien dieser Gruppe nicht nur spasmolytisch und beruhigend, sondern auch die Ursache des Leber-Windes (Gan Feng) bekämpfend: Einige sind auch fiebersenkend und fast alle senken das Leber-Yang, d. h. sie wirken bei diesem Syndrom antihypertonisch.

Blutdrucksenkende Arzneien:
Bekannte Arzneien gegen hohen Blutdruck, sind welche in der Literatur oft erwähnt werden, sind *Tian Ma, Gou Teng, Ling Yang Jiao, Di Long, Bai Jiang Can, Quan Xie, Wu Gong, Bai Jiang Can, Bai Ji Li, Jue Ming Zi* oder *Luo Bu Ma* (Hb. Apocyni ventium).
Hier fällt auf, dass relativ viele darunter zur Behandlung von Leber-Wind verwendet werden. Wenn wir diese Arzneien in ihrer Wirkung mit anderen Arzneien vergleichen, so ergibt sich folgendes Bild:

Antihyperton wirken ziemlich viele Arzneien, so dass die Leber-Wind senkenden zwar im biomedizinischen Sinne für Hypertonie verwendet werden können, ein besserer Effekt aber erzielt wird, wenn auch das Syndrom im Sinne der Chinesischen Medizin behandelt wird, kurz: Wenn kein Leber-Yang gesenkt werden muss, so ist es fraglich, ob die Arzneien der Leber-Wind Gruppe ein ebenso gutes Ergebnis erzielen, wie zum Syndrom passend.

Wie sich aus der obigen Tabelle ergibt, nehmen unter den blutdrucksenkenden Arzneimitteln die Hitze kühlenden und tonisierenden von der Menge her die ersten Plätze ein. Doch ist diese quantitative Verteilung nicht verwunderlich, da dies auch zwei der größten Arzneimittelgruppen sind, während die Leber/Wind beruhigenden eine eher kleine Gruppe darstellen. Schauen wir jedoch die Anzahl der gelisteten Arzneimittel im Vergleich zur gesamten Gruppe an, so sieht das Verhältnis anders aus:

Zehn der traditionell gelisteten Mittel sind blutdrucksenkend, *Wu Gong* kann u. U. auch erhöhend wirken. Zwei (*Jue Ming Zi* und *Niu Huang*) werden neuerdings auch unter dieser Rubrik gelistet. Die übrigen zwei sind *Jiang Can* und *Quan Xie*, die jedoch beide, wie auch die anderen die *Chong* (=Insekten/Würmer[50]) Drogen *Wu Gong* und *Di Long* einen antikonvulsiven Effekt haben.

50 Chong Yao (蟲藥) =wörtl. Insekten-Arzneien. Das Konzept ist bereits im *Shen Nong Ben Cao* vor über 2000 Jahren entstanden, und bezeichnet, im Gegensatz zu Pflanzen, alles, was sich bewegt, also auch Regenwürmer und Zikaden.

Dies entspricht der klassischen Benutzung in welcher die *Chong-Yao* (Insekten-Arzneien) bei Wind und die anderen bei aszendierendem Leber-Yang eingesetzt wurden. Es kommt dabei also je nach Interpretation eine 80-100% Übereinstimmung mit der klassischen Verwendung heraus. Hitze kühlende und tonisierende Arzneien mit blutdrucksenkender Wirkung finden sich im Verhältnis zur Gesamtgruppe nicht so viele.

Dennoch ergibt auch dies einen Sinn, wenn wir die Theorie der TCM zugrunde legen:
Hitze und Feuer sind ja Yang-Pathogene, die sich durch Aufwärtsbewegung und Hochschießen in Kopf und obere Anteile des Körpers auszeichnen und sich leicht zu Wind umwandeln. Mit Schwindel als Symptome erscheinende Syndrome wie Leber-Wind, Leber- Feuer, emporsteigendes Leber-Yang, usw. sind also alle der Hitze näher verwandt als der Kälte und entstehen oft aus einem Mangel an Leber- oder Nieren-Yin, z.T. auch kombiniert mit Nieren- Yang[51], was wiederum den Einsatz tonisierender Arzneimittel indiziert.

Ein weiterer interessanter Zusammenhang ist der, dass unter den Leber-Wind beruhigenden Arzneien viele, wie z. B. *Tian Ma*, *Gou Teng*, *Di Long*, *Jiang Can*, *Ling Yang Jiao* und *Niu Huang* entspannend und beruhigend wirken, während kürzlich in einer dreijährigen New Yorker Studie[52] festgestellt wurde, dass Stress längerfristig den Blutdruck erhöht, und zwar auch bei Nicht-Hypertonikern, die gewöhnlich normale Blutdruckwerte hatten.

Ein später Zeitgenosse von Wang, der klinische Praktiker *Lin Pei-Qin* schrieb in seinem *Lei Zheng Zhi Cai* (1851) über die Entstehung von Schwindel:

51 Dieses scheinbare Paradox ergibt sich aus der Tatsache, dass bei fehlendem Nieren-Yang auch früher oder später das Nieren-Yin in Defizienz ist, was wiederum, wie bei primärer Nieren-Yin Leere eine Leber-Yin-Leere nach sich zieht, die dann durch das fehlende Gleichgewicht das Leber-Yang nach oben schlagen lässt.

52 Quelle: Psychosomatic Medicine, 23.11.98 Forschung: Peter Schnall, Center for Social Epidemiology, New York, USA

»Der Kopf ist der Treffpunkt des Yang (=Leitbahnen) und Ärger und Verausgabung schaden dem Yang, so dass die Yang emporsteigen, innerer Wind entsteht und diese zur Schädeldecke aszendieren und dort stören. Da Auge und Ohr die klaren Sinnesorgane sind und Wind und Yang dort hinaufbrodeln entsteht hieraus das Drehen und Schwindeln. In Leber und Galle ruhen Holz und Winde die durch das Ming-Men Feuer (hier: der Yang-Anteil der Niere) stimuliert werden, da es einen aufrührenden und emportreibenden Charakter hat. Der Schwindel kann auch aus zuviel Bewegung von Körper oder Geist herrühren oder von angestauten Emotionen.
Auch neue Infektionen oder versteckte febrile Einflüsse können verantwortlich sein. Auch wenn im Alter die Flüssigkeiten der Niere geschwächt sind, so kann das Wasser (Nieren-Yin) das Holz (Leber-Yang) nicht mehr bändigen. Schließlich gibt es noch die Möglichkeit, das nach einer Krankheit ohne genügende Rekonvaleszenz das (Nieren) Yin das (Herz oder Leber) Yang noch nicht halten kann, was zum trübe werden der Augen, Ohrensausen, und Drehschwindel führt. Im Schlimmeren Falle entstehen sogar Palpitationen, Zungensteifheit, Taubheit der Glieder, Insomnia, spontane Schweiße, Würgereiz mit schleimigem Sputum. **Der in den Klassikern genannte Schwindel durch Wind, ist vollständig auf die Leber zurückzuführen.**«

Wie wir aus klassischen Texten ersehen, kommt bei Schwindel, ebenso wie bei Kopfschmerz, die Leber als häufig betroffenes *Zang*-Organ in Frage.

Zwar lassen sich durch den Umweg via Arzneimittelwirkungen leicht analoge Verbindungen zwischen schulmedizinisch definierten Krankheiten und solchen der TCM ziehen, doch lässt sich hier auch direkt erkennen, dass bei Hypertonie häufig leberspezifische Arzneimittel (in Verbindung mit anderen) eingesetzt werden. Das Bindeglied sind hier, wie schon erwähnt, die bei Hypertonie häufigen Symptome Schwindel und Kopfschmerz, die in der TCM vielfach auf die Leber zurückgeführt werden, da sowohl Leber-Wind und Leber-Feuer als auch aszendierendes Leber-Yang Schlüsselpositionen als Hauptverursacher von Schwindel und Kopfschmerz besitzen. Doch Hypertonie mit dem Schwindel und dieses wieder mit dem aszendierenden Leber-Yang-Syndrom gleichzusetzen, wäre wieder zu stark verallgemeinert, da es noch andere Gründe für Schwindel gibt, die sich in Fülle und Leere teilen lassen.

Oft habe ich bei Hypertonie einfach zuerst mit der Kombination aus *Qian Yang Dan* und *Feng Sui Dan*, den Druck aus dem Kopf genommen, um erst mal das Ming Men-Feuer wieder zu wärmen.
Diese Kombination besteht aus:

(Jiang zhi) Sha Ren 30g, *Fu Zi* 24g, *Gui Ban* 6g, *Gan Cao* 15g

plus

Huang Bai 30g, *Sha Ren* 21g, *Gan Cao* 9g

Beim *Qian Yang Dan* zerstört *Sha Ren* die Yin-Pathogene, verbindet Niere mit Mitte, *Fu Zi* bringt das das ministeriale Feuer zurück und unterstützt so das kaiserliche Feuer (und attackiert die Kälte), *Gui Ban* »aus dem Lebens-Feuer des salzigen Wassers stammend« nährt Yin und verbindet mit Yang. *Gan Cao* schließlich tonisiert die Mitte, die dann das Yuan-Qi nähren und dem Nieren-Yang wieder Stärke zuführen kann. Tonisiert Yang und senkt Yin-Feuer ab. Der typische Puls ist an der Chi-Position oberflächlich und groß oder überflutend.
Beim *Feng Sui Dan* wirkt das geschmacklich bittere *Huang Bai* auf den Bezug zum Feuer des Herzens. Es hat durch seine gelbe Farbe den Erde-Bezug, der die Milz von Nässe befreit und durch die Kälte des Winters den Bezug zur Niere. Daher hat es den Bezug zu allen drei Erwärmern. Das scharfe warme *Sha Ren* sammelt das Qi der fünf Zang-Organe und bewegt sie zur Niere hin. *Gan Cao* harmonisiert oben und unten und hilft über die Mitte dem Ministerialfeuer. Senkt beginnendes Yin-Feuer und attackiert Yin-Pathogene Nässe und Kälte.
Wenn der Fall sehr kompliziert ist und der Kopf gestaut (egal ob alt oder jung), so kann man mit dieser Kombination einen guten Anfang machen. Die ganzen pharmakologischen Wirkungen muss man eigentlich erst nach der Syndromdifferenzierung berücksichtigen.
Wenn man beispielsweise Hypertonie mit beginnender Demenz zu behandeln hat, ist die Kombination aus *Gou Teng* und *Tian Ma* sicher nicht verkehrt, aber die Entscheidungshoheit darüber, ob die beiden nun in gleicher Dosis oder eines mehr verordnet wird, sollte nicht eine Arzneistudie über *Gou Teng* haben, sondern ob der Patient eher die im

Alter häufige Yin-Leere hat oder nicht, und in diesem Falle mehr *Tian Ma* (und vielleicht noch mehr *Bai Shao*) benötigt oder nicht.
Doch schauen wir uns zunächst einmal die Kriterien nach der Chinesischen Medizin an, nach denen eine Hypertonie beurteilt werden muss. Nach der CM stehen folgende Syndrome im Zusammenhang mit Schwindel, jedoch nicht unbedingt mit Hypertonie, die eine westlich definierte Krankheit ist:

Fülle-Syndrome	Leere-Syndrome
Aszendierendes Leber Yang	Wasser verliert die Kontrolle über Holz
Leber-Feuer oder Leber-Wind	Zusammenbruch der Nieren Essenz
Blockierung durch Schleim-Nässe	Blut-Leere verfehlt das Nähren
Qi-Stagnation und Blutstase	Das Qi der Mitte in Leere

Blut-Leere verfehlt das Nähren ist so gut wie nie bei Hypertonie anzutreffen und auch Qi-Leere der Mitte nur in Zusammenhang mit dem daraus entstehenden Schleim. Während das aszendierende Leber-Yang mehr die Fülle-Seite betont, ist beim »Wasser balanciert Holz nicht mehr«-Syndrom die Leere der Niere stärker betont.
Dennoch können diese auch als kombinierte Leere-Fülle-Syndrome auftreten. Leber-Feuer und Leber-Wind sind praktisch extreme Formen des aufsteigenden Leber-Yangs. Beim Leber-Feuer sind die Hitze-Zeichen mehr ausgeprägt (dunkler Urin, gelber Zungenbelag usw.), beim Leber-Wind kommen Konvulsionen und andere Wind-Zeichen hinzu (Tremor, Drehschwindel, Ohnmacht).
Diagnostisch findet man unter den hypertonischen Fülle-Syndromen eher Zeichen wie: Schwindel mit Kopfschmerzen, Reizbarkeit, trockener Mund mit bitterem Mundgeschmack, rotes Gesicht und gerötete, trockene Augen, Brustdruck oder Völlegefühl oder Übelkeit. Bei den hypertonischen Leere-Symptomen findet man dagegen eher Schwindel mit Ohrensausen, Schwächegefühl, oft in den Beinen, Atemnot, kalte Extremitäten oder Hitzegefühl in Handflächen und Fußsohlen, Gesichtsblässe, leichtes Frieren. Qi-Stagnation und Blutstase sind meist

Begleitzustände von Schleim oder Yin-Leere, treten im Zusammenhang mit Hypertonie jedoch kaum als einzige Syndrome auf.

Die Entstehung und Entwicklung dieser Syndrome lässt sich folgendermaßen darstellen:

Ursachen (Wurzeln)	Pathogener Folgezustand (Wurzelerkrankung)	Syndrom als Begleit- oder Folgezustand (Zweigerkrankung)
Falsche Ernährung: Das Qi der Mitte in Leere	Entstehung von Nässe und / oder Schleim	Schleim blockiert den natürlichen Fluß des Qi (Hypertonie, Arteriosklerose)
Übermäßige Emotion: Angestaute Frustration oder starker Ärger	Aufsteigendes Leber Yang (mit Blutdrucksteigerung) oft auch als Folge von »Wasser (Yin) verliert die Kontrolle über Holz (Yang)«	Aufsteigendes Yang, im Extremfall als Leber-Wind oder Leber-Feuer (Hypertonie, oder sogar Apoplex)
Bestehende Nieren-Leere durch Verausgabung, lange Krankheit o. a. Ursachen	Wasser (Niere) verliert die Kontrolle über Holz (Leber) oder Nieren Yang wird wie Yin ebenfalls zu schwach	Zusammenbruch der Nieren Essenz (Nieren-Yin und Yang in Schwäche): Die klaren Orifizien werden nicht mehr versorgt (Hypertonie)

Wie wir sehen, sind hier verschiedene unter Schwindel gelistete Syndrome miteinander verkettet, da sie ineinander übergehen können oder aufeinander folgen. Daher wollen wir uns diese Tabelle nochmals im Einzelnen ansehen und erklären:

Eine übermäßig fette, süße oder hochkalorische Ernährung bei ungenügender Bewegung führt ebenso wie der Genuß von diuretischen wirkenden (Kaffee, Tee) oder wasserverbrauchenden (Alkohol) Getränken zum Eindicken der Körperflüssigkeiten und schädigt die Milz, die dann ihre Umwandlungs- und Transportfunktion vermindert. Es entsteht immer mehr pathogene Nässe bei weniger physiologischen Körperflüssigkeiten und letztliche Folge sind die Bildung von Mukus oder Schleim. Die meisten Patienten dieser Genese leiden unter Arteriosklerose oder hohem Cholesterolspiegel. Die Hypertonie dieser Art geht außerdem oft mit Völlegefühl, Verdauungsstörungen, Obesität, Herzkrankheiten usw. einher, da hier der Qi-Fluß durch den Schleim gestört ist.

Wut und Ärger werden in der TCM der Leber zugeordnet, egal ob diese nach innen unterdrückt (depressiver Typ) oder nach außen ausgelebt (aggressiver Typ) werden, das Qi schießt entweder als aszendierendes Leber-Qi direkt nach oben oder staut sich an und wandelt sich in Hitze um, was das die Leber kühlende Nieren-Yin aufbraucht, und schließlich als unbalanciertes Leber-Yang ebenfalls nach oben steigt (Folge: hoher Blutdruck) oder gar sich in Leber-Feuer oder Leber-Wind verwandelt und dann noch stärker den Kopf oder die Augen angreift (z. B. oft Apoplex mit Schleim (tan) und Schleim-Mukus (tan yin) entstehen durch Eindicken der Körperflüssigkeiten aufgrund von mangelnder Transportfunktion des Lungen-, Nieren- oder Milz Qi (Nässe-bedingte Schleimbildung), sowie durch Yang-Leere oder Qi-Stagnation (Gehirnblutungen, Glaukom), da Yang immer nach oben strebt.

Ständige Überanstrengung, z. B. sexueller Art schädigt die Nieren-Essenz direkt, aber auch lange Krankheit mit Flüssigkeitsverlust durch Schwitzen, ungenügende Flüssigkeitsaufnahme oder -verarbeitung, pathogene Trockenheit u.a. schädigen zunächst das Nieren-Yin, langfristig wird aber auch das Nieren-Yang geschwächt. Bei ungenügendem Nieren-Yang bleibt das Yang der Leber unbalanciert und wird nicht in Schach gehalten, so dass es nach oben steigt, wie es auch durch die Emotionen aszendieren kann.
Ist aber die Essenz der Niere direkt (s.o.) oder durch langfristiges schwächer werden der beiden Bestandteile (Nieren-Yang und Nieren-Yin) geschädigt, so können die klaren Orifizien (Sinnesorgane des Kopfes, Auge, Ohr, usw.) nicht mehr genügend ernährt und versorgt werden (Hypertonie, ischämische Apoplexien, unbemerkte Infarkte des Gehirns) und es können sich daraus weitere Krankheiten entwickeln (Nierenschäden durch Bluthochdruck, Multi-Infarkt Dementia usw.).

Wir können also grob diese drei Formen zugrunde legen, wobei nicht vergessen werden darf, das es den typischen Patienten mit den Bilderbuchkrankheiten und Symptomen wie sie im Buche stehen in der TCM genauso wenig gibt wie in der Schulmedizin. Wir treffen stattdessen meist Mischformen an, die auch nicht immer ganz klar zu trennen sind.

Gehen wir mal davon aus, es käme ein Patient mit diagnostizierter Hypertonie zu uns, den hohen Blutdruck oder einen ständigen Schwindel als Hauptbeschwerde angibt, und in erster Linie Wert darauflegt, mit chinesischer Medizin seinen chronisch hohen Blutdruck zu senken.

Die Inspektion muss zunächst feststellen, ob er übergewichtig ist, was ein Hinweis auf Schleim sein könnte, ob er eine rötliche Gesichtsfarbe hat, was auf echte oder falsche (Yin-Leere) Hitze hinweisen kann, wie seine Zunge beschaffen ist, z. B. dick belegt oder mit Staseflecken.

Die Befragung muss dann näher klären, welche zugrundeliegende Störung nach den acht Leitkriterien (ba gang) in Frage kommt, so dass sich zeigt, ob ein Fülle-Zustand mit Hitze, Schleim oder Stagnation vorhanden ist, oder ein Leere-Zustand mit Leere der Essenz, des Yin, des Blutes oder des Qi vorliegt. Der Puls schließlich gibt noch weitere Informationen, die die oben eingeschlagene Denkrichtung bestätigen oder abschwächen. Konstruieren wir dazu mal ein Beispiel um dies zu verdeutlichen.

Fiktives Fallbeispiel
(Jede Ähnlichkeit mit ähnlichen, tatsächlich existierenden Patientengruppen ist beabsichtigt):

1. Diagnose:
Nehmen wir einmal an, der Patient ist 58 Jahre alt, leicht übergewichtig, Chef einer kleinen Kundendienstfirma mit viel Stress und häufigem Ärger, den er auch »rauslässt«, wie er sagt. Er ist seit einem Jahr zum zweiten Mal verheiratet (mit einer weit jüngeren Frau), leidet seit einigen Monaten außer unter Schwindel auch unter Tinnitus und gelegentlichen Kopfschmerzen.

Besonders stört ihn außerdem ein hartnäckiger Fußpilz an beiden Füßen. Sonst ist er aber gesund, wie er sagt.
Seine Ernährung ist ihm unwichtig, da er oft keine Zeit hat, in Ruhe zu essen, er trinkt viel Kaffee und hat morgens nach dem Aufstehen trockene oder brennende Augen. Er hat außerdem oft entzündete Pickel im Gesicht.

Sein Gesicht ist leicht gerötet, die Zunge am linken äußeren Rand ist auch leicht gerötet, und weist einen leicht verdickten, klebrigen Belag auf. Seine Verdauung ist eher schlecht, er neigt zu Blähungen und der Stuhlgang kommt nur nach mehreren Tassen Kaffee in Gang. Sein Se xualleben beschreibt er als recht aktiv, sein Schlaf spärlich (»5-6 Std. pro Tag müssen reichen«) mit gelegentlichem Schweiß am Halsbereich beim Erwachen (feuchter Kragen des Schlafanzugs).

Der Puls ist links an Cun und Guan saitenförmig, rechts an Guan leicht schlüpfrig und beiderseits an Chi tief und fein, links kaum fühlbar.

2. Syndromdifferenzierung:
Wenn wir die obigen Informationen analysieren, kommen wir zu folgenden Schlüssen:
Ärger und Stress, Schwindel, Tinnitus und Kopfschmerzen, geröteter Zungenrand, saitenförmiger Leber-Puls deuten alle auf aszendierendes Leber-Yang (Fülle).
Aktives Sexualleben mit junger Frau, Heirat vor einem Jahr, Schwindelbeginn seit einigen Monaten. Austrocknung durch die diuretische Wirkung großer Mengen Kaffees, Stuhlbeschwerden, trockene Augen, leichter Nachtschweiß, leichte Gesichtsrötung ohne weitere Fülle-Hitzezeichen und die feinen, tiefen Nierenpulse deuten auf zugrundeliegende Leere der Körpersäfte und des Nieren-Yin (Leere).

Schlechte Ernährung, Blähungen, Übergewicht, verdickter, klebriger Zungenbelag, schlüpfriger Milzpuls deuten auf Nässe mit beginnender Schleimbildung (Fülle) durch mangelnde Transportfunktion der Milz (Leere), durch die dominante Leber (Holz attackiert Erde) weiter verschlechtert. Der Mangel an Körperflüssigkeiten führt durch Eindickung zur Schleimbildung. Wie eine kürzlich veröffentlichte Studie ergab, können Gaben von Vitamin D3 und Calcium den hohen Blutdruck Senioren senken[53], aber nur bei *Übergewichtigen*, mit BMI über 30.

Der Fußpilz könnte durch Nässe-Wind Invasion bei geschwächtem Wei-Qi zustande gekommen sein, ist aber hier zunächst irrelevant. Man könnte versuchsweise zur Rezeptur evtl. *Huang Qi* (Astragalus) hinzufügen, was sowohl die Mitte als auch Abwehrfunktionen des *Wei-Qi* stärkt. Pilzinfektionen sind jedoch hartnäckig und müssen meist zusätzlich mit chemischen Antimykotika oder chinesischen externen Arzneimitteln behandelt werden. Auch die Pickel werden wir zunächst nicht in den Vordergrund stellen. Sie mögen vom starken Kaffeegenuß (Hitze) oder als Ausdruck von Schleim-Hitze gedeutet werden, was aber hier während der ersten Behandlungen unbedeutend ist.

Wir konzentrieren uns stattdessen auf die Leitsyndrome und kommen also zu dem Schluss, dass eine Nieren-Yin und Körpersäfte-Leere zu Leber-Yin Leere und aszendierendem Leber-Yang geführt hat und eine geschwächte Milz zu beginnender Schleimbildung.

3. Daraus ergeben sich als Therapieprinzipien:
Nähren des Nieren- und Leber-Yin, durch Yin-stärkende Arzneimittel, (Wurzeltherapie).
Senken des Leber-Yang, durch Leber beruhigende Arzneimittel (Therapie der Zweige)
Stärken des Milz-Qi, durch Qi-tonisierende Arzneimittel (falls nötig als adjuvante Maßnahme).
Umwandeln des Schleims und (um die klebende Wirkung der schwer verdaulichen Yin-Arzneimittel zu lindern) schleimumwandelnde und Qi-bewegende Arzneimittel (zur Erhöhung der Rezeptur-Effizienz, und der Erleichterung der Rezeption der klebrigen Yin-nährenden Mittel, kann bei guter Verdauung entfallen).

53 https://academic.oup.com/jes/article/8/12/bvae168/7888766

4. Praktische Therapieanwendung:
Wie immer unterscheiden wir zwischen Nähren »yang« das sich auf das Stärken des Yin-Aspektes, oder Tonisieren »bu« das sich auf den Yang-Aspekt bezieht.
Als Rezeptur käme also, wenn die Behandlung der Wurzel im Vordergrund stehen soll, eine Modifikation von *Zhen Gan Xi Feng Tang* (Leber / Wind beruhigendes Dekokt) in Frage, nämlich ohne den schwerverdaulichen *Dai Zhe Shi* (Hämatit) und die aber mit Yin-Nährenden *Sang Ji Sheng* (Ram. Sangjisheng), und mit *Gu Ya* (Oryza) anstatt *Mai Ya* (Hordei), um die Milz mehr zu stärken.

Die Rezeptur enthielte also: *Sang Ji Sheng, Huai Niu Xi, Long Gu, Mu Li, Gui Ban, Xuan Shen, Tian Dong, Bai Shao, Yin Chen Hao, Chuan Lian Zi, Gu Ya*, und *Gan Cao.*

Wollte man mehr die Zweige und einen schnelleren blutdrucksenkenden Effekt bezwecken, dann wäre ein Modifikation von *Tian Ma Gou Teng Yin* (Gastrodia-Uncaria Dekokt) angebrachter, bei dem man zum *Shi Jue Ming* (Halitodes) auch *Cao Jue Ming* (Cassia, auch *Jue Ming Zi* genannt) hinzugibt, um den Stuhlgang zu fördern und Bildung von Leber-Feuer vorzubeugen, *Mu Dan Pi* (Moutan) und *Xuan Shen* (Scrophularia) statt *Zhi Zi* (Gardenia) und *Huang Qin* (Scutellaria) zur vorbeugenden Kühlung und Yin-Nährung; *Chi Shao* (Päoniae rubra) statt *Yi Mu Cao* (Leonuri) zum Nähren des Leber-Blutes und *Yuan Zhi* (Polygala) statt *YE Jiao Teng* (Polygonum mult.) zur Beruhigung.

Diese Rezeptur enthielte also *Tian Ma, Gou Teng, Shi Jue Ming, Cao Jue Ming, Du Zhong, Sang Ji Sheng, Chuan Niu Xi, Mu Dan Pi, Xuan Shen, Chi Shao, Yuan Zhi* und *Fu Shen.*

Hinzu kämen in beiden Fällen Milz-Qi stärkende, trocknende (*Bai Zhu*, Atractylodes) und Qi-bewegende und schleimumwandelnde Arzneien wie *Fo Shou* (Citrus Sarcodactylis) und *Xiang Fu*, (Rhiz. Cyperus) um die Verdauung zu fördern und einer weiteren Nässe- oder gar Schleimbildung vorzubeugen. Zu Beachten sind hierbei auch die Resultate aus der Forschung, die zeigen, dass *Chen Pi, Qing Pi, Zhi Qiao, Zhi Shi* blutdrucksteigernd wirken, und deshalb hier nicht eingesetzt werden sollten. Die langfristige Gabe von *Gan Cao* muss auch wohlüberlegt sein, da dieses auf Dauer, vorwiegend bei sehr hoher Dosierung durch seinen corticoidartigen Effekt ebenfalls zu Blutdruckerhöhungen führen kann.

Begleitende Maßnahmen
In der begleitenden Akupunktur würde man vor allem die ersten Fußpunkte des Leberleitbahns und Fenglong (Ma 40) sedierend nadeln, um das Leber-Yang zu senken und Schleim umzuwandeln, kombiniert mit z. B. tonisierender Nadelung von Taixi (Ni 3) Sanyinjiao (Mi 6) und Ququan (Le 8) zum Nähren von Nieren- und Leber-Yin und Zusanli (Mg 36) zu Stärkung der Mitte.

Außerdem würden dem Patienten als diätetische und gesundheitliche Ratschläge empfohlen, wie z. B. im nächsten Absatz aufgeführt, sowie in diesem speziellen Fall zusätzlich die Reduzierung von Kaffee, trinken von mehr Flüssigkeit, mehr Schlaf[54], regelmäßiges Essen, Vermeidung sexueller Überanstrengung und weitgehende Vermeidung von Ärger.

Wenn wir also die Grundstörung nach der TCM gefunden haben, die mit der schulmedizinisch definierten Hypertonie in Zusammenhang steht, gehen wir im Geiste die in Frage kommenden Arzneimittel durch. Dabei ist es am besten solche Arzneien (oder Akupunkturpunkte) zu finden, wie auf mehrere Symptome passen, wie z. B. *Cao Jue Ming Zi* (Cassia) wirkt blutdrucksenkend, stuhlfördernd bei Leber-Yin-Leere, klärt trockene, juckende Augen und Kopfschmerz bei aszendierendem Leber-Yang und beugt der mit Schleim im Zusammenhang stehenden Arteriosklerose durch Senkung des Blutfettspiegels vor.

Doch zurück zum obigen Fall: Dieser lässt sich auch nach der Methode von *Qin-Bo Wei* in folgendem erklärenden Diagramm darstellen:

54 YAMADA Y, et al.: Prediction of sleep disorders induced by beta-adrenergic receptor blocking agents based on receptor occupancy. Department of Pharmacy, University of Tokyo. In: Journal of Pharmacokinetics and Biopharmaceutics 1995; 23(2):131-45.

Syndromdifferenzierung fiktiver Fall:

Diagnose:	
Differenzierung Hauptsyndrom: Schwindel (Blutdruck erhöht), Kopfschmerz, Reizbarkeit, Augen trocken, Stuhlbeschwerden, Nachtschweiß, Gesichtsrötung, roter Zungenrand, etc.	Differenzierung Nebensyndrome: Blähungen, Übergewicht, verdickter, klebriger Zungenbelag, schlüpfriger Milzpuls. Außerdem Fußpilz und Pusteln des Gesichts
Krankheitsprinzip:	
Niere Yin-Leere mit aszendierendem Leber-Yang (Schwindel) als Folge	Milz-Yang/Qi-Leere mit Nässe und beginnendem Schleim, verstärkt durch Jin-Ye-Schaden (Trockenheit) und Leber-Qi
Therapiefindung:	
Diskussion des Therapieprinzips: Nieren Yin nähren, Leber Yang senken, trocknen und stärken, Qi bewegen	Auswahl der Arzneimittel: *Sang Ji Sheng, Huai Niu Xi, Long Gu, Mu Li, Gui Ban, Xuan Shen, Tian Dong, Bai Shao, Yin Chen Hao, Chuan Lian Zi, Gu Ya* und *Gan Cao*

Wer sich bei jedem Fall einen Plan in Form eines Diagramms macht oder auch nur geistig nachvollzieht, steht in der Therapie mit beiden Beinen auf festen Boden und kann seine Therapieprinzipien nicht nur erklären, sondern auch flexibel den veränderten Umständen anpassen.

Wie wir sehen, kommen außer der Behandlung des Leber-Yang mit leberspezifischen Mitteln auch einige andere Therapieprinzipien in Frage. Diese sollen hier nun einmal alle nebeneinander dargestellt werden:

A. Syndrom: **Aszendierendes Leber-Yang**
(vorwiegendes Fülle-Syndrom)

Symptome:
Schwindel, Kopfschmerz, Reizbarkeit oder Zorn, Schlechter Schlaf, gerötetes Gesicht und Augen, Mundtrockenheit / bitterer Geschmack, trockener Stuhl, dunkler Urin, rote Zunge, besonders an den Seiten,

saitenförmiger (Xuan Mai) oder saitenförmiger und beschleunigter Puls (Xuan, Shuo)

Therapieprinzip:
Leber beruhigen und Yang absenken

Rezeptur und Arzneien: Modifikation der *Tian Ma Gou Teng Yin*
Tian Ma, *Gou Teng* und *Shi Jue Ming* beruhigen die Leber und senken das Yang ab, *Niu Xi* leitet das Blut nach unten, *Huang Qin* und *Zhi Zi* kühlen das Feuer und leiten Hitze aus, *Ju Hua* erfrischt die Leber und klärt die Augen, *Sang Ji Sheng* und *Du Zhong* nähren und tonisieren Leber und Niere und schließlich *YE Jiao Teng* und *Fu Shen* beruhigen und stärken das Herz.

Modifikationen:
Wenn das Leber-Yang sich in Feuer wandelt mit starker Unruhe rotem Kopf und Augen usw. sollte man *Long Dan Cao*, *Mu Dan Pi* und *Xia Ku Cao* oder *Long Dan Xie Gan Tang* hinzugeben.
Bei trockenem oder schwer abgehendem Stuhl *Da Huang* (Rheum), *Mang Xiao* (Mirabilitum), bei sich in Wind wandelndem Leber-Yang mit Taubheit oder Zittern der Glieder, Ameisenkribbeln, Übelkeit oder gar Ohnmacht gab man früher *Ling Yang Jiao* (Cornu Antelopis) Pulver oder *Ling Yang Jiao Tang* um einem drohenden Apoplex vorzubeugen. Obwohl hiermit einige Leben gerettet werden konnten, ist diese Arznei nicht mehr erhältlich.[55]

55 Die Geschichte der Saiga, oder Taiga-Antilope (https://de.wikipedia.org/wiki/Saiga#Natürliche_Feinde) ist länger als die abgekürzte Kolportationsstory, sie seien wegen ihrer Hörner für die TCM vom Aussterben bedroht: Im 19. Jahrhundert nahm die Population erstmals ab, aber erst zu Beginn des 20. Jahrhunderts durch Bejagung. Seit 1923 stand sie in Russland unter Artenschutz und hatte sich bis 1970 wieder erholt, so dass die Bejagung wieder zugelassen wurde. Ab 1970 wurde ihr Horn erst in der chinesischen Medizin verwendet, während Fell und Fleisch in der Sowjetunion beliebt war. Nach erneutem Rückgang der Population wurde sie 2002 wieder unter »aussterbende Tierart« geführt und auch in China nicht mehr als Arznei zugelassen. Bis 2014 war dann wieder eine große Population vorhanden, als 2015 ein Massensterben durch das wärmere Klima in Sibirien begann. Durch eine sich vermehrende Bakterienart starben zwischen der Hälfte bis 4/5 aller Tiere an hämorrhagischer Septikämie. Weil sich durch die Temperatur auch die Nagetiere und daher die Pseudorinderpest unter diesen vermehrten, starben durch dieses Virus von den übrig gebliebenen Antilopen nochmals 25 %. Die Schuldfrage ist also nur eindeutig, was die Spezies angeht, nämlich durch Homo sapiens, sei es durch Jagd für Arznei, Fell und Fleischverzehr, oder wegen der Veränderung des Lebensumgebung der Saigas. Die TCM spielte hier nur für 30 Jahre eine Nebenrolle.

Bei ischämischem Apoplex kann man auch als Notfall 1-3 der winzigen roten Notfallkügelchen geben, die sich in jeder Flasche der bekannten Fertigarznei *Yunnan Bai Yao* befinden.

B. Syndrom: **Nieren Yin-Leere mit aufsteigendem Leber-Yang**
(Leere-Fülle Kombination)

Symptome:
Schwindel, Kopfschmerz, Ohrensausen, Reizbarkeit, Schlafstörungen, Heiße Handflächen und Fußsohlen, Herzklopfen, rote Zungenspitze, dünner, weißer Zungenbelag, feiner und saitenförmiger (xi, xuan) oder beschleunigter und saitenförmiger Puls (shuo, xuan)

Therapieprinzip:
Yin nähren und Yang absenken

Rezeptur und Arzneien: Ji Ju Di Huang Wan kombiniert mit *Zhen Gan Xi Feng Tang* (siehe obiges Beispiel)

Die Arzneien *Gou Teng*, *Ju Hua* und *Mu Li* wirken alle das aszendierende Yang senkend und Leber beruhigend; *Sheng Di Huang*, *Shan Zhu Yu* und *Sang Ji Sheng* nähren und tonisieren die Niere adstringieren die Leber und festigen so die Essenz, *Fu Lin* und *Shan Yao* stärken die Milz ebenso wie die Niere, und *Gui Ban*, *Gou Qi Zi* nähren das Yin der Leber und klären die Augen.

Modifikationen:
Bei starkem Kopfschmerz und Schwindel, gefährlich hohem Blutdruck und trockenem Stuhl sollte man das drohende Leber-Feuer kühlen und ausleiten mit *Xiu Ku Cao*, *Zhi Zi*, und *Long Dan Cao*, sowie *Niu Xi* als nach unten leitender und blutbewegender Arznei.
Bei zusätzlicher Blutstase mit bekannten Durchblutungsstörungen und Symptomen wie Petechien, Vergeßlichkeit, Geistesabwesenheit, Ameisenkribbeln, Staseflecken der Zunge oder Auffächerung und Verdunklung der Vv. Sublinguales gibt man *Dan Shen*, *Chuan Xiong*, *Yi Mu Cao* und ähnliche blutbelebende Arzneien.

Hervorragend bewährt in der Geriatrie und zur Vorbeugung ischämischer Apoplexien hat sich auch pulverisiertes *San Qi* (Notoginseng), das auch einen der Hauptbestandteile der Fertigarznei *Yunnan Bai Yao* bildet und im Gegensatz zu Ginseng auch über längere Zeit eingenommen werden kann.

C. Syndrom: **Zusammenbruch der Nieren-Essenz**
(Nieren Yin und Yang beide in Leere)

Symptome:
Schwindel und Ohrensirren, wenig und oberflächlicher Schlaf mit vielen Träumen, oft Nachtschweiß, Schwächegefühl in den Beinen oder Rücken, Potenzstörungen bei Männern, Hitzegefühle und Reizbarkeit, rote Zunge ohne oder mit ganz dünnem Belag, Puls saitenförmig und fein (xuan, xi) oder fein und schwach (xi, ruan)

Therapieprinzip:
Nähren und tonisieren der Niere

Rezeptur und Arzneien: Kombination aus *Liu Wei Di Huang Wan* und *Zuo Gui Wan*

Unter den in der Kombination verwendeten Arzneien wirken *Shou Di Huang*, *Shan Zhu Yu*, *Du Zhong*, *Gou Qi Zi*, und *Gui Ban* Nieren stärkend und die Essenz vermehrend, *Shan Yao*, *Ze Xie* und *Fu Lin* stärken die Mitte und leiten Hitze über den Urin aus, *Niu Xi* stärkt ebenfalls die Niere und leitet Blut nach unten.

Modifikationen:
Bei starkem Schwindel sollte zusätzlich *Gou Teng* (Uncus) und *Zhen Zhu Mu* (Margerita) zur Senkung des Yang hinzugefügt werden; bei Reizbarkeit und Schlaflosigkeit *Zhi Mu*, *Lian Zi Xin*, *YE Jiao Teng*, *Suan Zao Ren* die das Herz nähren und beruhigen und die Hitze erfrischen.

D. Syndrom: **Nässe und Schleim blockieren die klaren Orifizien** (Fülle-Syndrom)

Symptome:
Schwindel und Schweregefühl (Turbangefühl) des Kopfes, auch der Glieder, dumpfer Kopfschmerz, Druck- oder Völlegefühl im Brustraum, morgendliche Konzentrationsschwäche, Anflug von Übelkeit nach dem Essen oder Appetitlosigkeit, ein dicker Zungenkörper mit weißem, dickem oder klebrigem Belag, Puls ist besonders an der rechten Guan Stelle (Milz) schlüpfrig, ansonsten auch oft saitenförmig und schlüpfrig.

Therapieprinzip:
Nässe trocknen, Schleim umwandeln und die Leber beruhigen

Rezeptur und Arzneien: Modifikation der
Ban Xia Bai Zhu Tian Ma Tang

Ban Xia (Pinellia) und *Chen Hong* (Aurantium) trocknen Nässe und wandeln Schleim um, *Tian Ma* beruhigt die Leber und senkt das Yang; *Bai Zhu* und *Fu Lin* stärken die Milz und wandeln Nässe um, *Gan Cao* (Glycyrrhiza), *Sheng Jiang* und *Da Zao* (Jujuba) stärken Magen und harmonisieren Milz.

Modifikationen:
Wenn Schwindel und Übelkeit etwas schwerer sind, sollten *Xuan Fu Hua, Dai Zhe Shi,* und *Zhu Ru* um Schleim umzuwandeln und kontra vektives Qi zu senken. Bei Taubheit oder Kribbeln der Glieder bis hin zu Sprachstörungen durch Schleimblockade der Netzgefäße gibt man *Tian Nan Xing, Si Gua Luo,* um die Netzgefäße durchgängig zu machen (in schweren Fällen werden hierbei die Chong-Drogen, also Insekten, wie *Buthus, Eupolyphaga* usw. eingesetzt). Wenn sich der Schleim in Hitze wandelt, mit Symptomen wie bitterem Mundgeschmack, gelbem dicken Zungenbelag usw., dann man eine Modifikation der *Huang Lian Wen Dan Tang* hinzufügen.

Begleitende Maßnahmen:
Im Sinne eines ganzheitlichen Ansatzes, sollte der Hypertonie-Patient auch hinsichtlich seiner Ernährung beraten werden. Mit einem lakoni-

schen »Lassen Sie das Salz weg!« ist es nicht getan (vielleicht gehört er ja auch zu den 20 % der Menschheit, deren Blutdruck vom Salz unbeeinflusst bleibt).[56]
Ein Diätwechsel kann den Blutdruck um 4 % senken, das ist die Hälfte von dem was in der gleichen Zeit medikamentös erreichbar ist. Zu diesem Ergebnis kamen Versuche, an denen in 2 Monaten sich 459 US-Amerikaner beteiligten. Sie aßen viel Obst und Gemüse ergänzt durch weitere fett- und cholesterinarme Nahrungsmittel.

Ein ganzheitlicher Therapeut weist auch auf folgendes hin: Einschränkung des Alkoholkonsums und damit verbunden der Beginn eines Gewichtsverlustes, der durch ein Mehr an Bewegung noch gesteigert wird, führen zusammen oft ebenfalls zu einer deutlichen Blutdrucksenkung. Eine 2023 von Wissenschaftlern aus Brasilien durchgeführte systematische Überprüfung klinischer Studien[57] (Meta-Analyse) zeigte, daß Krafttraining 2- bis 3-mal pro Woche mit moderater bis hoher Intensität durchgeführt effektiv gegen Bluthochdruck wirken kann. Die Werte der über 59-jährigen sanken im Schnitt 5 Millimeter diastolisch und zehn Millimeter systolisch und hielten noch 14 Wochen später an.

Eine ausreichende Nachtruhe also gesunder Schlaf und ein Abbau von Stress durch Entspannungsübungen (Meditation, Qi-Gong, autogenes Training) haben nicht nur einen günstigen Einfluss auf den Blutdruck, sondern vermindern auch das Infarkt- und Apoplexrisiko.

Ebenso deutlich das Risiko der Folgeerkrankungen senkend, wirkt das Aufgeben des Rauchens, während koffeinhaltige Getränke (Tee und Kaffee besser als Cola) in Maßen durchaus nicht verboten sind. Eine Analyse einer britischen Biobank, die die Sterblichkeit an Herz-Kreislauferkrankungen innerhalb von 10 Jahren von Tee- und Kaffeetrinkern untersuchte, kam zu dem Schluss, dass beide Genussmittel helfen, aber auch schaden können[58]. Es kommt auf die Menge an:

56 https://www.acpjournals.org/doi/10.7326/M23-2626
57 https://www.nature.com/articles/s41598-022-26583-3
58 https://deutsch.medscape.com/artikelansicht/4911023#vp_1

Dies sind die Ergebnisse des vollständig angepassten Modells.
Im Vergleich zu Nicht-Kaffeetrinkern zeigt sich, dass Menschen mit einem höheren Kaffee-, Tee- oder allgemein Koffeinkonsum bei der Nachbeobachtung fast 40% weniger Herz-Kreislauf-Erkrankungen aufweisen.

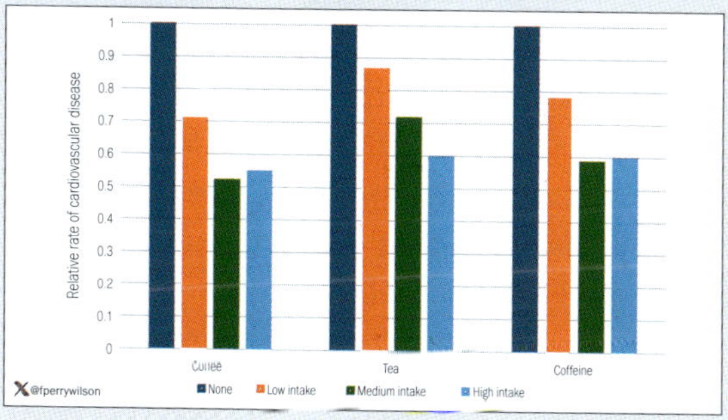

Kaffee:
niedrig = -33%
mittel = -49%
viel = -45%

Tee:
niedrig = -13%
keinen = -28%
viel = -40%

Koffein (in anderer Form):
niedrig = 22%
keines = -42%
viel = -40%

Betrachtet man den Nutzen über das gesamte Spektrum der Einnahme, so sieht man wieder diese U-förmige Kurve, die darauf hindeutet, dass der optimale Wert für den täglichen Konsum bei etwa 3 Tassen Kaffee oder Tee (oder 250 mg Koffein) liegt. Ein Standard-Energydrink enthält etwa 120 mg Koffein.

Fazit: Mittlerer Kaffeekonsum und hoher Teekonsum reduzierten Herz-Kreislauf-Erkrankungen um 49% bzw. 40%

Demnach liegt der optimale Wert bei etwa 250 mg Koffein. Man muss demnach zugrundelegen, dass je nach Portionsgröße und (beim Tee) der Ziehzeit die Getränke folgende Mengen an Koffein pro Tasse enthalten: Kaffee: 45-115 mg; Espresso: 50-149 mg; löslicher Kaffee: 30-120 g; grüner Tee: 8-142 mg; schwarzer Tee: 31-96 mg.
Aber auch 100g hundertprozentige schwarze Schokolade kann über 140 mg Koffein enthalten[59]. Ohne die anderen Wirkungen der Getränke zu berücksichtigen kann man also empfehlen: Eine mittlere Menge Kaffee oder auch mehr an Tee tut Herz und Kreislauf besser als gar keine pflanzlichen Genussmittel.

Häufig übersehen werden hingegen die blutdruckerhöhende Wirkung diverser Medikamente, wie Rheumamittel, Kortison, orale Kontrazeptiva, diverse gefäßverengende Schnupfen- und Grippemittel, sowie natürlich alle Aufputschmittel und Appetitzügler.
Umweltverschmutzung durch bleihaltige Auspuffgase kann laut einer amerikanischen Studie ebenfalls den Blutdruck erhöhen. Inwieweit ist die Wohnsituation des Patienten mit verantwortlich?

59 https://www.gruenertee.com/koffeingehalt-tee-kaffee/

Man sollte dem Patienten auch den Punkt Leber 3 *(Taichong)* zeigen, den er selbst im Notfall akupressieren kann, wenn er z. B. durch Aufregung bedingt an seinem Schwindel und Kopfschmerz spürt, dass der Blutdruck gefährlich hoch ist. Eine solche Eigenmaßnahme kann zur richtigen Zeit vor dem drohenden Schlaganfall bewahren und so sogar Leben retten.
Diese Hinweise sollten dem Patienten ebenfalls zusätzlich zu seiner Behandlung mitgegeben werden, um einen wirklich »ganzheitlichen« Effekt zu erzielen. Außerdem können auch in der therapeutischen Praxis noch bestimmte Arten von Qi-Gong wie *Ba Duan Jin* oder *Tai Ji Qi Gong* zur Blutdrucksenkung empfohlen werden. In der Akupunktur kommen ebenso wie in der Arzneimitteltherapie häufig Leber-Punkte zur Verwendung, wie z. B. blutdrucksenkende Punkte *Xingjian* und *Taichong* (Leber 2 und 3), aber auch Leber 4, die Leber Yang oder Wind senken können ebenso wie *Feng Chi* (Gb 20).
Auch Nieren-Punkte wie *Taixi* (Ni 3) kommen zur Verwendung, wenn diese in Leere ist. Die Nadelung sollte jedoch auch hier nach dem Syndrom vorgenommen werden. Für symptomatische Anwendung eignet sich eher die Ohrakupunktur mit Punkten wie Niere, *Shen Men*, Subcortex, usw.
Es sollte auch nochmals betont werden, dass in der TCM auch andere Syndrome wie Qi- und Blut-Leere im Zusammenhang mit Schwindel stehen, die jedoch nicht mit Hypertonie verbunden sind.
Die hier vorgestellten Methoden können nach Ermessen des Therapeuten, sowohl solitär oder auch in Kombination mit der üblichen Medikation verwendet werden. Im letzten Falle lässt sich auf jeden Fall die Menge der herkömmlichen Antihypertonika reduzieren. Eine regelmäßige Kontrolle zur Adjustierung ist also ebenso angebracht wie in der TCM üblich, denn eine ganzheitliche Therapieform muss flexibel den aktuellen Status Quo des Patienten berücksichtigen, anstatt einen einmal gefundenen Konsens blind weiter zu verfolgen. Denn nur so kann die Stärke der TCM, ihre individualspezifische Orientierung am Patienten auch vollends zur Geltung kommen.

Oft übersehen: Blutdruck senken durch mentale und Atemtechniken

Eine völlig unterschätzte Möglichkeit, sich bei einer Hypertensiven Entgleisung oder gar drohendem Infarkt selbst zu helfen, besteht darin, bestimmte das vagale System stimulierende Übungen zu machen[60]. Bei einem Krankenhausaufenthalt 2024 mit Angina pectoris Symptomatik war ich auf mich alleine gestellt. Meine Lösung war es auszuprobieren, was ich in vielen Büchern und Berichten gelesen hatte: Die Regulation des Nervensystems und Herzens durch Atem und Meditation!

Und zu meiner größten Überraschung konnte ich am Monitor feststellen, wie ich in nur zwanzig Minuten den Durchschnittsdruck von 134 (179/125) auf 129 und nach einer Stunde auf 99 (142/88) aus dem Gefahrenbereich bringen konnte.

Aber als ich damit aufhörte, stieg er wieder auf durchschnittlich 110 (157/94) an, so dass ich nochmals für eine Stunde die selbst ausgedachte Atemmeditation machte. Danach waren Druck und Geschwindigkeit auf Werte gefallen, wie ich sie jahrelang nicht gemessen hatte: 120 zu 68, also ein Schnitt von 78, bei einer Frequenz von unter 80 Schlägen.

Am selben Morgen verließ ich das Krankenhaus, um mir selbst einen Monitor zu besorgen und damit zu experimentieren. Denn dieses Erlebnis zeigte mir, wie viel man selbst tun kann, um gesund zu werden und wie wichtig Entspannung im gestressten Alltag[61] sein kann.

Das Bild auf der nachfolgenden Seite zeigt die Erfolge nach 100 Minuten: Blutdruck etwa 23:00 Uhr von über 220/115 bei Sauerstoffsättigung von nur 94%.
Dann nach Beginn der Atemübung um 23:40 von 198/110 auf 00:43 142/88.

60 https://pubmed.ncbi.nlm.nih.gov/38179185/ Effect of breathing exercises on blood pressure and heart rate: A systematic review and meta-analysis und https://www.frontiersin.org/journals/human-neuroscience/articles/10.3389/fnhum.2018.00353/full und https://www.npr.org/sections/health-shots/2022/09/20/1123500781/daily-breath-training-can-work-as-well-as-medicine-to-reduce-high-blood-pressure

61 https://pubmed.ncbi.nlm.nih.gov/36624160/

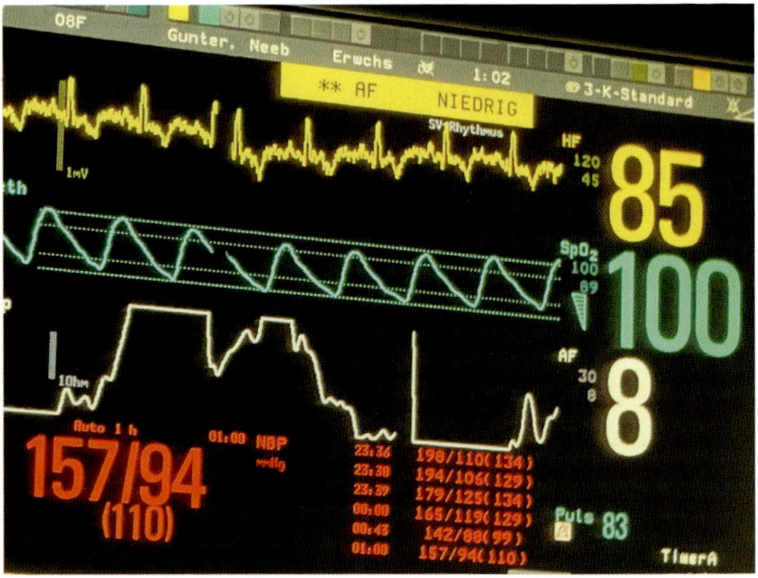

Danach erneute Atemübung bei nur acht Atemzügen pro Minute aber 100% Sauerstoffsättigung.

Das Bild unten zeigt die Ergebnisse nach nochmals einer Stunde Atemübungen um genau 02:02 Uhr, bei einer Herzfrequenz von 78 Schlägen pro Minute und einem für mich sagenhaften Blutdruck von 120/68!

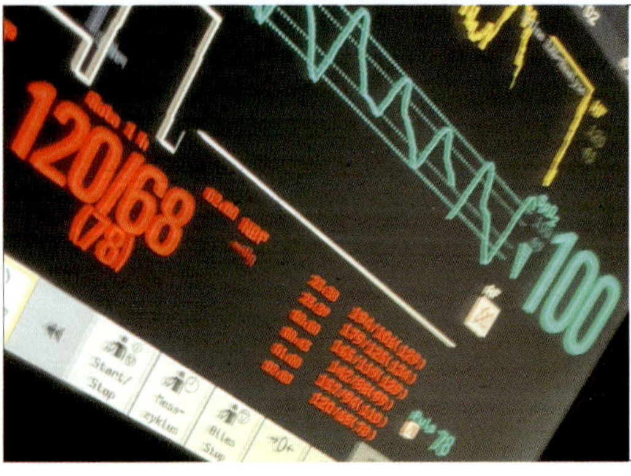

120/68
(78)

23:38	194/106 (129)
23:39	179/125 (134)
00:00	165/119 (129)
00:43	142/88 (99)
01:00	157/94 (110)
02:02	120/68 (78)

Dies war das Ergebnis einer spontanen Idee, meine Atmung in folgendem Rhythmus zu kontrollieren:

1. Schnell bis normal eingeatmet,
2. die Luft für etwa fünf Herzschläge angehalten und
3. etwa doppelt so langsam ausgeatmet wie das Luftanhalten (ca. 10 Herzschläge lang).

Das heißt also, Atmen im Verhältnis Eins zu Fünf zu Zwei. Wahrscheinlich hätte es bessere oder schneller wirksamere Methoden gegeben als diese spontane Idee. Aber es zeigt, was bereits viele Studien nachgewiesen haben: Atemübungen und Meditationen können Herz und Kreislauf deutlich verbessern.[62]

Wenn schon eine einzige nächtliche Übungsreihe es vermag, die Werte von Druck, Frequenz und Sauerstoffsättigung derartig zu verbessern, wie viel mehr können dann tägliche Übungen mit gezielter Atmung und Entspannung helfen, das Herz und den Gefäßdruck zu verbessern?

Daher finden sich auch im zweiten Teil dieses Buches viele Übungen aus der chinesischen Medizin und daoistischen Philosophie.

Fall aus dem modernen China: Apoplexie (Zhong Feng)

Pat. Li, männl., 58, erste Anamnese am 8. März 1979
Vorgeschichte: Im April 1978, apoplektischer Insult durch Thrombus, Hemiplegie links, schleppender langsamer Gang, nur mit Stütze möglich, beide Füße mit Schleifen beim Aufsetzen.
Körper übergewichtig, Mimik ausdruckslos, Reaktion verlangsamt, kognitive Einschränkung (Demenz), Tagesmüdigkeit, Sprache stockend, Antworten auf Fragen kommen nur sehr langsam oder zielen nicht auf den gefragten Punkt.
Verlust der Kontrolle über Stuhl und Urin.

62 https://sportaerztezeitung.com/rubriken/kardiologie/13832/atemtechniken/ , https://www.normalbreathing.com/refer-table1/ und https://journals.physiology.org/doi/full/10.1152/advan.00190.2016

Diagnose:
Zungenkörper gedunsen, dunkel mit dickem (ni), weißen Belag, Puls tief und saitenförmig (shen, xuan mai), Herzschlag regelmäßig, RR 164/110 mmHg, Hypertonie seit 10 Jahren.

Syndromdifferenzierung:
Dieses Syndrom zählt zu Nieren-Leere bedingtem Wind-Schlag *Zhong Feng* in die Leitbahnen

Rezeptur:
Chuan Xiong (Ligusticum x.) 15g, *Ge Gen* 20g, *Dan Shen* 30g, *Wei Ling Xian* 20g, *Hong Hua* (Carthamus) 10g, *Luo Shi Teng* 15g, *Shi Chang Pu* 12g, (Sheng) *Huang Qi* 30g, *Yu Jin* 15g, *Chong Wei Zi* 30g, *Tu Si Zi* 25g, *Jin Ying Zi* 15g, *Nü Zhen Zi* 12g als Dekokt und *Wu Gong* (fen) 1g, *Quan Xie* (fen) 1g als Pulver einzunehmen

Besuch 29. März 1979: Nach 16 Verabreichungen der obigen Rezeptur ist eine positive Veränderung des mentalen Status wahrnehmbar, insgesamt besteht eine leichte Besserung aller obigen Symptome, die Antworten auf Fragen kommen jetzt flüssiger, Urinabgang erfolgt kontrollierter, jedoch fällt das Gehen noch immer sehr schwer und die starke Schläfrigkeit ist noch immer vorhanden.
Zungenkörper gedunsen, mit weißem Belag, Puls tief und saitenförmig (shen, xuan mai), Herzschlag regelmäßig, RR 170/100 mmHg

Rezeptur:
Chuan Xiong 15g, *Ge Gen* 20g, *Dan Shen* 30g, *Wei Ling Xian* 20g, *Hong Hua* 10g, *Luo Shi Teng* 15g, *Yu Jin* 12g, *Tu Si Zi* 20g, *Jin Ying Zi* 15g, *Chong Wei Zi* 30g, *Yi Yi Ren* 10g, *Huai Niu Xi* (Achryranthes) 15g, *Zhen Zhu Mu* 30g als Dekokt und *Wu Gong* (fen) 1g, *Quan Xie* (fen) 1g als Pulver (=fen) einzunehmen

Besuch 10. Mai 1979: Nach 30 Verabreichungen der obigen Rezeptur ist eine deutliche Verbesserung der Beweglich der Extremitäten feststellbar, jedoch sind Schwächegefühl, Muskelkater und eine ungenaue Feinmotorik vorhanden, der Patient klagt nun auch über einen trockenen

Mund, trockene Augen und die starke Schläfrigkeit, die Inkontinenz hat sich weiter gebessert, es trat einmal ein 1-2 minütiger Schmerz im Brustraum auf.
Die Zungendiagnose ergab eine längliche Zunge mit dunklem Teint und weißem Belag, der Puls war fein (xi mai), RR 160/100mmHg.

Rezeptur:

Wie oben, jedoch zusätzlich *Mai Dong* 12g, *Yu Zhu* 12g zur Nährung des Yin.

Besuch 17. Mai 1979: Der Mimik fehlt es noch immer an Ausdruck, der Patient spricht wenig, hört aber Radio und liest Zeitung. Macht jetzt eigenständige Spaziergänge, auch vor der Tür (des Zimmers). Er empfindet seine Füße als kalt.
Zungenkörper dick mit dunklem Teint und weißem Belag, Puls tief und fein (shen, xi mai), RR 160/100mmHg.

Rezeptur:

Wie oben (3.), einschl. *Mai Dong* und *Yu Zhu*

Besuch 6. Juni 1979: Der Allgemeinzustand erfuhr eine deutliche Besserung, die Schläfrigkeit am Tage hat abgenommen, der Geisteszustand wurde zunehmend lebendiger, der Patient antwortet jetzt flüssig und ohne zögern auf Fragen, Stuhlgang und Harnlassen mittlerweile völlig unter Kontrolle.
Die Zungendiagnose ergab eine längliche Zunge mit dunklem Teint und weißem Belag, Puls tief, fein und saitenförmig (shen, xi, xuan mai), RR 160/100mmHg.

Rezeptur:

Chuan Xiong (Ligusticum x.) 15g, *Ge Gen* 20g, *Wei Ling Xian* 20g, *Luo Shi Teng* 15g, *Tu Si Zi* 12g, *Niu Xi* (Achryranthes bid.) 15g, *Shou Wu* 12g, *Nü Zhen Zi* 15g, *Gou Qi Zi* 15g, *Hei Zhi Ma* 15g, *Hei Sang Shen* 12g, *Ren Dong* 20g, *Ze Xie* 15g, *Dang Gui* (Angelica sin.) 10g, *Che Qian Cao* 10g als Dekokt

Besuch 17. Juli 1979: Die sprachliche Artikulierung ist jetzt sehr deutlich, die Feinmotorik der unteren Gliedmaßen ist besser geworden, der

Patient macht nun Spaziergänge im ganzen Krankenhaus, Stuhl und Urin problemlos.
Zungen- und Pulsbefund wie zuvor, RR 170/105mmHg

Rezeptur:

Dang Gui (Angelica sin.) 15g, *Ge Gen* 30g, *Wei Ling Xian* 20g, *Dan She* 20g, *Luo Shi Teng* 15g, *Tu Si Zi* 20g, *Niu Xi* (Achryranthes bid.) 15g, *Nü Zhen Zi* 15g, *Gou Qi Zi* 20g, *Hei Zhi Ma* 12g, *Jin Ying Zi* 20g, *Ren Dong* 20g, *Ze Xie* 15g als Dekokt

Besuch 16. August 1979: Mentaler und emotionaler Zustand jetzt lebendig und ausdrucksstark, grüßt selbstständig wenn er Bekannte trifft, antwortet präzise und spricht flüssig, kann 30 Minuten lang Zeitung lesen, Nahrungs- und Getränkeaufnahme gut, Stuhl und Urin normal, macht mit Hilfe des Spazierstockes auch längere Spaziergänge, aus der ursprünglichen Mittelglatze wächst schwarzes Haar.
Die Zungendiagnose ergab eine längliche Zunge mit dunklem Teint und Staseflecken, Puls tief, fein, saitenförmig und etwas beschleunigt (chen, xi, xuan, shuo mai), RR 150/100mmHg, Herzfrequenz regelmäßig, 90 Schläge/min.

Rezeptur:

Chuan Xiong (Ligusticum x.) 15g, *Dan Shen* (Salvia Mil.) 30g, *Dang Gui* (Angelica sin.) 15g, *Wei Ling Xian* 20g, *Hong Hua* (Carthamus) 10g, *Luo Shi Teng* 15g, *Tu Si Zi* 30g, *Jin Yin Zi* 12g, *Shou Wu* 15g, *Nü Zhen Zi* 15g, *Hei Zhi Ma* 10g, *Hei Sang Shen* 12g, *Ren Dong Teng* 20g als Dekokt

Kommentar:

Bei apoplektischen Insulten sind normalerweise sind die Erfolge desto größer, je früher der Patient behandelt wird. Dieser Fall kam erst ein Jahr nach dem Schlaganfall zur Behandlung, so dass Qi und Blut durch die lange Erkrankung bereits geschwächt und in Leere waren. Auch die Nieren- Leere ist ganz offensichtlich, wie die Schwäche in den Beinen und die Schwäche der Schließmuskulatur zeigen. In der TCM heißt es auch die Niere regiert das Meer des Knochenmarks (Gehirn), was mit der geistigen Schwäche, Sprachausdruck, Mimik etc. im Einklang steht. Deshalb wurde anfangs noch *Huang Qi* zur Qi-Stärkung gegeben, als Begleitung zu den bei Apoplexien gegebenen üblichen Arzneien, die die Luo-Gefäße durchgängig machen wie *Wu Gong*, *Quan Xie* und die blutbelebenden Arzneien, deren Notwendigkeit durch die beim Weglassen von *Chuan Xiong* (Ligusticum x.) auftretenden Staseflecken der Zunge aufgezeigt wurde.

Chuan Niu Xi (Achryranthes bid.) wurde nicht nur zur zum Blutbeleben gegeben, sondern auch weil es die Effekte der Arzneien in Beine leitet, die besonders geschwächt waren. Nierentonisierend waren *Shou Wu*, *Hei Sang Shen*, *Tu Si Zi* etc. Da die anfangs gegebenen blutdrucksenkenden und metal-regenerierenden Chong-Arzneien *Wu Gong* und *Quan Xie* das Blut und Yin etwas schwächten, wurde später *Dang Gui* (Angelica sin.), *Gou Qi Zi*, *Hei Zhi Ma* (Sesam) etc. gegeben.

Die Grundrezepturen hierzu waren *Shou Wu Yan Shou Dan* (Polygonatum Langlebigkeitspillen) und *Wu Zi Yan Zhong Wan* (Fünf Körner Pillen), die entsprechend modifiziert wurden.
Wie ein Vergleich zwischen modernen und klassischen Fällen zeigt, waren zwar die Aufzeichnungen, z. B. über Mengenangaben früher nicht so exakt, aber die Diagnose, Syndromdifferenzierung und Diskussion der Therapieprinzipien waren zumindest in der Qing-Dynastie bereits auf dem heutigen Stand.
Auch werden heutzutage sowohl Modifikationen der klassischen Rezepturen wie auch eigene Arzneizusammenstellungen verwendet. Doch hätten die klassischen Vordenker nicht die Grundlagen der modernen Therapie geschaffen, so ist es zweifelhaft, ob man diese heute, unter Zeitdruck und auf oberflächliche Effektivität bedacht, noch ebenso leicht finden würde, wie vor Jahrhunderten.

Vielleicht ist es aus diesem Grunde, dass das Studieren und Nachvollziehen der klassischen Werke in China noch heute zum unentbehrlichen Rüstzeug eines jeden TCM-Studenten gehört. Nur so lässt sich die komplexe Denkweise verstehen und nachvollziehen.

Neurologische Erkrankungen

Schwindel (Vertigo)

Vertigo ist ein Gefühl des Drehens in Ruhe. Unter Schwindel im medizinischen Sinne versteht man das subjektive Empfinden eines Drehgefühls oder Schwankens oder das Gefühl der drohenden Bewusstlosigkeit. Definiert wird Schwindel im medizinischen Sinn als wahrgenommene Scheinbewegung zwischen sich und der Umwelt. Man unterscheidet u.a. Dreh-, Schwank-, Lift-, Bewegungs- und unsystematischen Schwindel. Schwindelempfindungen treten häufig auch im Zusammenhang mit Kreislaufschwäche auf.
Es wird allgemein mit Erbrechen oder Übelkeit, Gangunsicherheit und übermäßiger Schweißbildung assoziiert.
Ferner können auftreten: Verschwommene Sicht, Schwierigkeiten beim Sprechen, ein abgesenktes Niveau des Bewusstseins oder Hörverlust.

Als Ursachen kommen in Frage:

1. Vestibulärer Schwindel: Erkrankungen des Gleichgewichtssystems, wie Lagerungsschwindel (oft sind es beim älteren Patienten Otolithen), Durchblutungsstörungen oder Vestibulopathien im Innenohr. Auch die Gluten-Ataxie (siehe unten) gehört hierzu.

2. Nicht-Vestibulärer Schwindel: HWS-Blockaden, Blutdruckauswirkungen, idiopathisch/psychiatrische Ursachen.

3. Ernährungsbedingter Schwindel durch Gluten als »Schleim«

Als Besonderheit in diesem Zusammenhang ist der Schwindel aufgrund einer **Gluten-Ataxie**[63] zu nennen, welche nach der chinesischen Medizin durch das Weglassen von Getreiden gebessert werden kann. Immerhin sind geschätzt zwischen 11,5%-41% aller Ataxien unbekannter Ursache durch diese Form der autoimmunen Kleinhirnschädigung bedingt.

63 https://de.wikipedia.org/wiki/Ataxie#Gluten-Ataxie, eine Autoimmunerkrankung, welche durch verschiedene Proteine im Getreidekleber ausgelöst wird: https://www.bessermorgen.com/gluten-ataxie-wenn-gluten-ihr-gehirn-angreift/

Der heutzutage häufige Brain-Fog kann ebenfalls durch diese Problematik entstehen[64].

Obwohl nur 6% aller Menschen in den USA definitiv Glutenallergien haben, kaufen fast doppelt so viele glutenfreie Nahrungsmittel. Vorsicht ist vielleicht tatsächlich angebracht, denn es gibt einen nachgewiesenen Zusammenhang mit Gluten-Sensitivität und Schizophrenie.[65] Auch Autismus oder Stoffwechsel-Störungen wie Diabetes und natürlich die Zöliakie werden in diesem Zusammenhang genannt[66].

Aber wie kann es sein, dass Getreidesorten manche Menschen krank machen können?
Durch gezielte Auslese hat es der Mensch auch ohne technische Genmanipulation geschafft, durch Selektion aus »alten« Arten wie *Emmer* den Anteil von Weizenkleber (Gluten) im Weizen systematisch zu erhöhen und durch die Entfernung von Hülle (Spelzen) und Keim den Anteil seit Beginn der Industrialisierung weiter zu erhöhen. Das Ziel war es, die Klebekraft bei der Brot- und Kuchenherstellung zu erhöhen, was auch durch den »neuen« Weizen erreicht wurde. In diesem Falle aber hat sich der Mensch und seine Darmflora noch nicht angepasst und reagiert mit immunologischen, neurologischen oder Stoffwechselstörungen.

Antikörper gegen Gliadin und andere Glutene lassen sich im Blut zwar nachweisen, aber das Tückische ist, dass diese nur produziert werden, wenn jemand diese Eiweiße auch regelmäßig verzehrt. Gelegentliche

64 https://www.aerztezeitung.de/Medizin/Nebel-im-Hirn-Wer-denkt-da-an-ein-Gluten-bedingtes-Problem-299060.html

65 Cascella NG, Kryszak D, Bhatti B, et al. Prevalence of celiac disease and gluten sensitivity in the United States clinical antipsychotic trials of intervention effectiveness study population. Schizophr Bull. 2011 37: 94-100.

66 Lau NM, Green PHR, Taylor AK et al: „Markers of Celiac Disease and Gluten Sensitivity in Children with Autism" in: PLOS One, Published: June 18, 2013. DOI: 10.1371/journal.pone.0066155 und Fran Lowry: »Gluten Sensitivity Linked to Autism« in: Medscape Medical News, July 05, 2013, http://www.medscape.com/viewarticle/807390?src=wnl_edit_tpal&uac=146946CJ, sowie Eric V. Marietta, Andres M. Gomez, et al: »Low Incidence of Spontaneous Type 1 Diabetes in Non-Obese Diabetic Mice Raised on Gluten-Free Diets Is Associated with Changes in the Intestinal Microbiome« in: PLOS One, http://www.drperlmutter.com/wp-content/uploads/2014/03/Low-Incidence-of-Spontaneous-Type-1-Diabetes-in-Non-Obese-Diabetic-Mice-Raised-on-Gluten-Free-Diets-Is-Associated-with-Changes-in-the-Intestinal-Microbiome.pdf nd viele andere.

»Gluten-Esser« werden hier nicht fündig, so dass man zuerst einen Provokationsversuch mit viel Gluten (z. B. in Aufback-Brötchen) machen muss, um das Auffinden der Antikörper zu ermöglichen.

Eine glutenfreie Diät für drei Monate kann anstatt der Laboruntersuchung natürlich auch erst mal den Verdacht bestätigen. Im Daoismus gab es bereits vor Jahrhunderten den Verzicht auf Getreide[67] (Bi Gu 辟谷) als Maßnahme zur Gesunderhaltung.

Syndromdifferenzierung:
Chinesisch heißt der Schwindel »Xuan-Yun« (Drehen-Übelkeit) und wird in vier Ursachen unterteilt, in zwei Fülle und zwei Leere Syndrome:

Fülle

Innerer Leber-Wind
Viele der Störungen des Leber-Qi (Energie) sind Erkrankungen die Eigenschaften haben wie der Wind: er kommt plötzlich auf, kommt und steigt nach oben auf. Der Schwindel ist hierfür ein klassisches Beispiel. Andere Beispiele wären auch Tremor, Krampfanfälle und Migräne, vor allem solche mit Aura, da die Leber die Augen regiert. Die Leber ist das Organ, das zuerst auf Stress reagiert und ist verantwortlich für die Entgiftung von Toxinen. Leber-Wind muss also beruhigt werden und Stress sollte ebenfalls reguliert und dessen Toleranz erhöht werden.

Schleim und Feuchtigkeit
Schleim in der TCM ist das Produkt einer unvollständigen Verdauung. Die Verarbeitung von Nahrung gehört zum Organsystem der Milz. Wenn die Milz Nässe produziert, so kann diese auch die Sinne trüben und zu Schwindel führen und Übelkeit erzeugen. Daher sollte die Milz gestärkt, die Nässe umgewandelt und ausgeschieden werden und die Verdauung, falls stagnierend, bewegt werden.

67 Siehe: Xing De: »The 49 Barriers cultivating the Dao« (Übers. J. Hausen/A.Tsaur), Purple Coud Press 2020, Ss. 339 und Livia Kohn: »Daoist Dietectics«, Three Pines Press 2010, sowie Arthur Shawn: Early Daoist Dietary Practices: »Examining Ways to Health and Longevity«, Lex, Reprint Edition 2015

Leere

Nieren-Yin- und Yang-Leere

Ein gestresster Mensch ist hat zuviel Adrenalin und Cortisol im Blut, die beide aus der Nebenniere kommen. In der TCM sind die Nieren und die Nebennieren beide Teile des Organsystems Niere. Längere Stress- oder Angstzustände führen daher zu Nieren-Leere.

Ein geschwächtes Individuum mit Schwäche der Nieren kann also schwindlig werden und bedarf der Ruhe und Erhöhung der Stresstoleranz.

Blut-Leere

Eine letzte Überlegung für Schwindel wäre eine Blut-Leere, wie bei Hypotonikern und Frauen mit Menstruationsbeschwerden häufig anzutreffen.

Fälle von Vertigo von Zhang Cun-di

Behandlung mit *Beng Tun Tang* nach Meister Wen

1. Diagnose:

Frau Dong, 82 Jahre alt, litt seit einer Woche unter starkem Schwindel mit Kraftlosigkeit, gelegentlichem Tinnitus im linken Ohr, Pollakisurie mit Frequenz von 4 bis 5-mal pro Nacht, und Konstipation mit Stuhlgang alle 4 bis 5 Tage.

Der Mund war trocken aber ohne Durstgefühl, Hände und Füße kalt, Zunge war normal blassrot, feucht aber etwas gedunsen. Der Puls war schlupfrig und weich (hua, ruan, d.h. mit stumpfer Kuppe), besonders an der linken Chi Position (Niere) und rechten Cun Position (Lunge) war der Puls schwach (ruo).

Therapieprinzip:

Besonders im hohen Alter lässt das Yang-Qi nach, muss gestärkt und zum Ming-Men gesenkt werden.

Auch der trockene Stuhl sollte befeuchtet und bewegt werden

Rezeptur: Variation der *Beng Tun Tang* nach Meister Wen
Zhi Fu Zi 10g, *Dang Shen* 25g, *Sha Ren* 15g, *Chen Xiang* 5g, *Ci Shi* 45g, *Sheng Mu Li* 40g, *Rou Cong Rong* 30g, *Huo Ma Ren* 10g, *Rou Gui* 10g, *Shan Yao* 30g, *Fu Ling* 30g, *Ze Xie* 25g, *Huai Niu Xi* 25g, *Mai Ya* 25g, *Zhi Gan Cao* 10g, *Da Zao* 10 Stk., *Sheng Jiang* 10 Scheiben (als Dekokt).

Diese über 300g schwere Mischung wurde für 7 Tage eingenommen. Danach waren Schwindel nicht mehr vorhanden und die anderen Symptome stark verringert. Die Rezeptur wurde daher fortgesetzt.

2. Diagnose:
Herr He, 70 Jahre alt, hatte vor 13 Jahren einen leichten Schlaganfall und litt seit etwas mehr als einem Jahr unter Tinnitus. Vor 9 Monaten begann ein Drehschwindel mit Schweregefühl im Kopf, der das bereits durch die Apoplexiefolgen erschwerte Laufen weiter erschwerte.
Der Stuhl war trocken und hart und wurde mittels Abführmittel entleert, der Urin war klar.
Die Zunge war normal blassrot, feucht, aber geschwollen. Der Puls war schlüpfrig und behäbig (hua, huan), an den Cun Positionen schwach (ruo). Der Blutdruck betrug 120/80 mm/Hg.

Therapieprinzip:
Hier handelt es sich um eine Leere von Yang und Qi, auch die Obstipation ist eine Yang-Leere Verstopfung und kein Yangming-Syndrom, so das Purgieren hier falsch wäre.

Rezeptur: Variation der *Beng Tun Tang* nach Meister Wen
Zhi Fu Zi 15g, *Ren Shen* 10g, *Sha Ren* 10g, *Chen Xiang* 10g, *Sheng Mu Li* 50g, *Rou Cong Rong* 30g, *Rou Gui* 10g, *Shan Yao* 30g, *Fu Ling* 30g, *Ze Xie* 30g, *Huai Niu Xi* 20g, *Bai Zhu* 90g, *Tian Ma* 25g, *He Shou Wu* 30g, *Bai Ji Li* 20g, *Shi Chang Pu* 15g, *Mai Ya* 30g, *Zhi Gan Cao* 15g

Diese Menge von 470g Rohdrogen wurde für 7 Tage eingenommen. Danach waren alle Symptome gebessert und der Stuhlgang entleerte sich ohne Abführmittel etwa alle 2-3 Tage einmal.

Danach wurde das *Rou Gui* aus der Formel herausgenommen und 30g *Huang Qi* und 20g *Huo Ma Ren* hinzugefügt. Nach der Einnahme von weiteren 7 Portionen berichtete der Patient über komplette Gesundung.

Altersdemenz – Vorbeugung und Behandlung in der chinesischen Medizin

Der Begriff **Demenz** umfasst sowohl die vaskuläre, also gefäßbedingte Demenz, degenerative Demenzen der Nerven wie bei der Alzheimer-Krankheit, gemischte Demenzen und andere Ursachen. Die beiden gefäß- und nervenbedingten Demenzen machen im Westen etwa 20% bzw. 60% aus, während in Asien eher die vaskuläre Demenz überwiegt.
Bis 2050, so schätzt die WHO wird es 115.000.000 Demenzkranke auf der Erde geben. Auch die SARS-CoV und Influenzaviren können, wie das Cytomegalievirus[68] und viele andere Virusinfekte das Risiko für Demenz erhöhen[69]. Da vor der Infektion keine Impfung schützt, kann man nur das Immunsystem dazu bringen, die Folgen des Infektes möglichst schnell und effizient zu bekämpfen.

Weiterhin stellte man erst vor kurzem fest, dass sich trotz der für viele Stoffe unüberwindlichen Blut Hirn Schranke, auch Nanoplastik-Partikel im Gehirn fanden, welche vermutlich über die Atemluft dort hineinfanden[70]. Kunststoffe aus der Umwelt finden sich ebenso im menschlichen Sperma[71] und – da in den Embryonen vieler Tiere zu finden[72] – vermutlich auch in menschlichen Embryos[73].

68 https://alz-journals.onlinelibrary.wiley.com/doi/10.1002/alz.14401:Alzheimer's disease-associated CD83(+) microglia are linked with increased immunoglobulin G4 and human cytomegalovirus in the gut vagal nerve and brain.

69 https://www.nature.com/articles/s43587-024-00621-3: »Infections, which can prompt neuroinflammation, may be a risk factor for dementia.«

70 https://jamanetwork.com/journals/jamanetworkopen/fullarticle/2823787 und https://www.medscape.com/viewarticle/microplastics-have-been-found-human-brain-now-what-2024a1000ln0?ecd=mkm_ret_241229_mscpmrk_neuro_top-content_etid7125565&uac=146946CJ&impID=7125565

71 https://www.sciencedirect.com/science/article/abs/pii/S0048969724036696

72 https://www.sciencedirect.com/science/article/pii/S0160412023001381 und https://pubmed.ncbi.nlm.nih.gov/38851605/ sowie https://www.sciencedirect.com/science/article/pii/S014765132400469X und viele andere.

73 https://www.sciencedirect.com/science/article/abs/pii/S0048969723055389

Was aber Demenz angeht, so steht das umstrittene aber allerseits beliebte Herbizid Glyphosat, ebenso im Verdacht, Alzheimer-Demenz auszulösen[74]. Dies ist aber mit Sicherheit nicht der Einzige negative Einfluss der menschgemachten Umwelt auf sein eigenes Nervensystem:

> »Diese Ergebnisse machen deutlich, dass viele Chemikalien, denen wir regelmäßig begegnen und die bisher als sicher galten, potenzielle Gesundheitsrisiken bergen können«

sagte einer der Autoren der Alzheimer-Studie, Dr. Patrick Pirrotte (Translational Genomics Research Institute in Phoenix).
Wir sägen also mal wieder an dem Ast, auf dem wir sitzen. Ob Feinstaub, Stress, Medienüberdosierung, ultrahoch verarbeitete Lebensmittel (UPF) und viele andere »Segnungen der Zivilisation« tragen auch dazu bei, dass wir uns schneller von unserer Intelligenz verabschieden müssen.

Die Symptome all dieser Demenzen sind die Beeinträchtigung des Gedächtnisses; insbesondere die Speicherung neuer Inhalte vom Kurzzeit- ins Langzeitgedächtnis. Auch die Verschlechterung des sprachlichen, schriftlichen und zeichnerischen Ausdrucks, die räumliche Orientierung und die schließlich Wiedererkennung von bereits bekannten Orten, Gesichtern und Gegenständen gehört dazu.
Im Spätstadium finden sich Persönlichkeitsveränderung und Beeinträchtigung der Bewegung, wie zum Beispiel erhöhte Sturzgefahr.
Genetische Mutationen und die Exposition gegenüber Risikofaktoren (z. B. Herz-Kreislauf-Störungen) können von der Geburt an bis zum 40. Lebensjahr langsam Veränderungen in Gang setzen, während Symptome möglicherweise nicht beobachtet werden. Bis nach dem 60. Lebensjahr ergibt sich ein vages Zeitfenster für die Fehlhaltung oder Ansammlung von Amyloid-Beta- oder Tau-Proteinen, die mit der Bildung von Plaques und Knäueln beginnen können, die oxidativen Stress und Entzündungen auslösen.

74 https://jneuroinflammation.biomedcentral.com/articles/10.1186/s12974-024-03290-6 und https://www.medscape.com/viewarticle/common-herbicide-player-neurodegeneration-2024a1000mk4?ecd=mkm_ret_241229_mscpmrk_neuro_top-content_etid7125565&uac=146946CJ&impID=7125565

Dieses führt zur Neurodegeneration und letztendlich zum Zelltod. Die Forschung konzentriert sich daher vorwiegend auf die Behandlung oder Prävention dieser Proteinveränderungen durch Medikamente, obwohl es solche bisher keine spezifischen gibt.
Ein 2020 im Schnellverfahren zugelassenes Präparat mit dem Wirkstoff *Aducanumab*, wurde wegen geringem Nutzen bei starken Nebenwirkungen in den USA, der EU und der Schweiz wieder zurückgezogen[75].

Demenzrisiko durch Medikation

Nicht übersehen werden darf, dass die Schulmedizin für gewöhnlich auf einem Auge blind ist, nämlich einer durch Medikation[76] geförderten Demenz: Nicht nur die gegen hohen Blutdruck beliebten Beta-Blocker fördern die vaskuläre Demenz, sondern auch die wie Bonbons so gerne verteilten Statine[77] zur Senkung des Cholesterinspiegels stehen unter diesem Verdacht[78] und ebenso das als Schlafmittel so beliebte Flunitrazepam *(Rohypnol)*.
Da bei Alzheimer-Patienten die Schlafphasen, also die Wach/Schlafzyklen immer fragmentierter werden, hat man bei Patienten in Pflegeheimen durch den Einsatz von Tageslicht (blauer) und Abendlichttherapie mittels Therapielampen eine Besserung des zirkadianen Rhythmus erreicht.[79]
Zur Prävention wie auch günstigen Beeinflussung eignen sich daher auch die im zweiten Teil dieses Buches aufgeführten Übungen mit Sonnenlicht.
Auch Beruhigungsmittel und Schlafhilfen wie Benzodiazepine und Barbiturate können Schläfrigkeit, Verwirrung, erhöhte kognitive Be-

75 Peter Attia: »Outlive – The Science of Longevity« Penguin-Random House UK, 2023, Ss. 177-205ff.

76 Antihypertensive medications and risk for incident dementia and Alzheimer's disease: a meta-analysis of individual participant data from prospective cohort studies: https://www.thelancet.com/journals/laneur/article/PIIS1474-4422(19)30393-X/abstract

77 https://pmc.ncbi.nlm.nih.gov/articles/PMC8316580/

78 https://www.jacc.org/doi/10.1016/j.jacc.2021.04.076

79 https://psychiatryonline.org/doi/10.1176/ajp.149.8.1028 und https://journals.sagepub.com/doi/abs/10.3233/JAD-2012-121645, sowie https://www.tandfonline.com/doi/abs/10.1207/S15402010BSM0101_4

einträchtigungen, verlangsamte Reaktionen und ein schwächeres Gleichgewicht verursachen, das wiederum zu Stürzen führen kann. Schlafmittel haben in der Regel die gleichen Auswirkungen. Beispiele für Beruhigungsmittel, die zu vermeiden sind, sind die Benzodiazepine Diazepam (*Valium*), Lorazepam, Temazepam, Triazolam und die Schlafmittel (»Z-Substanzen«) *Zolpidem, Zopiclon* und *Zaleplon.*

Schlafmittel und Demenz

Forscher untersuchten z. B. bei Mäusen die Wirkung des Schlafmittels Zolpidem[80]. Das Ergebnis: Es versetzte Mäuse zuverlässig in den Schlaf, gleichzeitig unterdrückte es die für das Gehirnwäsche-System so wichtigen Noradrenalin-Schwankungen, im Non-REM-Schlaf, also dem Tiefschlaf ohne Träume. Noradrenalin löst dabei sogenannte »Micro-Arousals«, das heißt kleine Weckreaktionen, die zu einer rhythmischen Verengung der Blutgefäße führen. Die Verengung der Blutgefäße erzeugt eine Pumpwirkung, die die Rückenmarksflüssigkeit tief ins Gehirn drückt. Dort schwemmt sie Stoffwechselabfälle und potenziell schädliche Proteine wie Beta-Amyloid und Tau-Proteine weg, die mit neurodegenerativen Erkrankungen wie Alzheimer in Verbindung stehen.[81]

Die Erkenntnisse unterstreichen die Bedeutung eines gesunden, natürlichen Schlafs für die Regeneration unseres wichtigsten Organs. Sie könnten auch erklären, warum chronischer Schlafmangel und Schlafstörungen langfristig die Entstehung von Demenz begünstigen. Weitere Forschung muss nun zeigen, inwieweit sich die Ergebnisse auf den Menschen übertragen lassen.

Demenz verbunden mit Depressionen ist im Alter nicht selten: Bestimmte Antidepressiva, wie die älteren trizyklischen Antidepressiva Amitriptylin, Nortriptylin und Imipramin können Sedierung und Verschlechterung der Wahrnehmung verursachen.

80 https://www.urmc.rochester.edu/news/story/common-sleep-aid-may-leave-behind-a-dirty-brain

81 https://www.cell.com/cell/abstract/S0092-8674(24)01343-6

Die trizyklischen Antidepressiva haben anticholinergische-Effekte, was bedeutet, dass sie die Aktivität von Acetylcholin, einer der wichtigsten Gehirnzell-Botenchemikalien, deren Aktivität bereits bei bestehender Alzheimererkrankung reduziert wird, weiter unterdrücken können.

Ebenso beliebt unter den Standard-Verschreibungen, sind die im Volksmund genannten »Säureblocker«, also Protonen-Pumpen-Inhibitoren (PPIs): Leider haben auch hier einige Studien gezeigt, dass es einen Zusammenhang zwischen diesen und der Demenz zu geben scheint. So wurde beispielsweise im Tierversuch gezeigt, dass sich die demenzverursachenden Proteine – genannte Amyloid-Plaques im Gehirn von Mäusen ansammeln[82]. Auch könnte die langfristige Verwendung von Protonpumpenhemmern die B12 Aufnahme beeinträchtigen[83], was ebenso das Risiko erhöhen könnte. Beliebte PPIs sind Omeprazol, Lansoprazol, Esomeprazol und Pantoprazol *(Nexium)*.

Da viele Senioren und Seniorinnen eine überaktive oder Reizblase haben, werden hier oft antimuscarinische Medikamente gegen Dranginkontinenz eingesetzt, wie z. B. die Antimuskarinika Trospium (*Spasmolyt*), Tolterodin (*Detrusitol*), Darifenacin (*Emselex*)[84], welche ebenso auf das Nervensystem einwirken.

Leider scheinen also alle Medikamente, welche auf unser Gehirn oder Nervensystem einwirken, beim älteren Menschen schädlich für das Gedächtnis zu sein, so auch die Schmerzmittel, von *Ibuprofen* bis hin zu Opiaten wie Hydromorphon oder *Fentanyl*, wenn sie über längere Zeit eingenommen werden[85].

82 https://pubmed.ncbi.nlm.nih.gov/23520537/

83 https://pubmed.ncbi.nlm.nih.gov/24327038/ und https://www.ncbi.nlm.nih.gov/pmc/articles/PMC7077099/#:~:text=Patients%20with%20Alzheimer's%20disease%20have,patients%20without%20dementia%20%5B23%5D.

84 https://www.goodrx.com/conditions/dementia/these-drugs-could-increase-your-risk-of-dementia

85 https://jamanetwork.com/journals/jamainternalmedicine/fullarticle/2629448

Demenz und Altenpflege

Ein ganz dunkles Kapitel zumindest in Deutschland wurde mir nach dem leichten Schlaganfall meiner 91-jährigen Mutter bewusst. Nach dem Sturz im Krankenhaus zu sich gekommen, schien sie zuerst ein leichtes Delir mit nächtlicher Erregung zu haben, welches – wie mir später die Protokolle der Nachtwache zeigten – drei Wochen lang täglich mit Sedativa (ohne Angabe von Produktname und Dosis) in der Nacht betäubt wurde, was dann zu einer beträchtlichen Zunahme der Verwirrung führte.[86]
Dieser Usus ist auf den Pflegenotstand im deutschen Krankensystem zurückzuführen[87], weil eine Nachtwache, sei es im Krankenhaus oder Seniorenheim unmöglich mehrfach auf Rufen und Klingeln der Patienten von mehreren Stationen reagieren kann und daher die rührigen Patienten »ruhigstellt«.
Dieses Muster hatte bereits 2015 begonnen, als mein Vater nach zwei Wochen Krankenhaus mit einer dort verabreichten Medikation von Zopiclon zuhause einen »harten« Entzug wegen paradoxer Reaktionen auf das Mittel durchmachen musste. Auch damals herrschte schon ein Mangel an Fachpersonal im Krankenhaus[88], was sich heute, zehn Jahre später, nach den Corona-Jahren und der kaputten Wirtschaft, weiter verschlechtert hat.

Pflegepersonal darf eigentlich von sich aus ohne ärztliche Anweisung überhaupt keine rezeptpflichtigen Medikamente verabreichen[89], doch unter dem Namen »Bedarfsmedikation« ist der Griff in die Pillendose dennoch fast überall üblich, wie Beispiele des Altenpflegemagazins zeigen:[90] Dort heißt es:

> Normalerweise reagieren Ärzte höchst allergisch auf jeden Versuch, ihre Kompetenzen zu beschneiden. Ganz anders bei Bedarfsmedikationen. Hier lassen

86 https://www.alzheimer-deutschland.de/aktuelles/alzheimer-forschung/antipsychotika-demenz-mehr-schaeden-und-risiken

87 https://www.focus.de/finanzen/finanz-news/wird-zur-armutsfall-pflegeplaetze-werden-immer-teurer-was-jetzt-auf-betroffene-zukommt_6bcbd6ff-9b84-4468-8c7e-d1cd19ab6ac3.html

88 https://www.aerzteblatt.de/archiv/225635/Aerztemangel-Schlechte-Aussichten

89 https://www.experto.de/praxistipps/bedarfsmedikation-eine-heikle-angelegenheit.html

90 https://pqsg.de/seiten/openpqsg/mobil/hintergrund-schon-gewusst-bedarfsmedikation.htm

> sich viele Mediziner ganz gerne die Diagnosestellung samt Therapieanordnung aus der Hand nehmen. Für Pflegekräfte ist das riskant. Neben haftungsrechtlichen Gefahren drohen auch Konflikte bei der MDK-Prüfung.

Dieser Usus liegt also rechtlich im Graubereich, da die Verabreichung von Neuroleptika lediglich aufgrund von Schlafstörungen einem Freiheitsentzug gleichkommt. Bereits in den 80er Jahren des letzten Jahrhunderts wurden Neuroleptika wie Haloperidol als »chemische Zwangsjacke« bezeichnet und an Waisenkindern missbraucht.[91] Nun ist es einerseits verständlich, dass nächtlich unruhige Patienten auch den anderen den Schlaf rauben, doch problematisch wird es, wenn diese regelmäßig verabreichten Arzneien bei Ältern die Demenz fördern. Andererseits beginnt damit oft die pharmakologisch beschleunigte Demenz[92].
Somit entsteht ein Teufelskreis von Verwirrung durch Umgebungswechsel → Schlafstörung → fortschreitende Demenz → weitere Störung des Schlaf-Wach-Rhythmus.[93]
Durch kürzliche Forschung wurden auch Erklärungen dafür gefunden, warum natürlicher Schlaf das Gehirn von Abfallstoffen wie ß-Amyloid und Tau-Proteine durch Mikropumpen (Micro-Arousals) im glymphatischen System befreit, während diese sich bei künstlichem Schlaf anreichern und somit die Alzheimer-Entstehung fördern. Auch der Molekulargenetiker und Mediziner Dr. Michael Nehls sieht als Ursache für die Zunahme von Alzheimer

> in wenig Schlaf, zu wenig Bewegung, ungesunde Ernährung und fehlender menschlicher Wärme.[94]

Ist es also Zufall, wenn andere Säugetiere außer den hochentwickelten Delphinen[95] nicht unter Alzheimer Demenz leiden? Böse Zungen würden behaupten, dass hierdurch weitaus mehr ältere Patienten in die Demenz

91 https://www.stiftung-gesundheitswissen.de/sites/default/files/pdf/2019_09_20_PM_Neuroleptika%20bei%20Alzheimer%20Demenz.pdf und https://www.deutschlandfunkkultur.de/medikamentenversuche-an-heimkindern-das-war-die-hoelle-100.html

92 https://www.aerzteblatt.de/nachrichten/118517/Demenzpatienten-erhalten-weiter-haeufig-Neuroleptika und https://pubmed.ncbi.nlm.nih.gov/16715057/

93 https://www.pharmazeutische-zeitung.de/ausgabe-172014/wenn-die-nacht-zum-tag-wird/

94 Michael Nehls: »Die Alzheimer-Lüge: Die Wahrheit über eine vermeidbare Krankheit«, Heyne-Verlag 2017 und »Alzheimer ist heilbar« vom selben Autor

95 https://www.scinexx.de/news/biowissen/alzheimer-anzeichen-bei-gestrandeten-delfinen/

getrieben werden, welche dann aber in Pflegestätten als blank vor sich starrende »Zombies« zumindest die monatlichen Pflegekosten von 5.000 Euro oder mehr generieren. Seit 1999 hat sich die Zahl der Pflegebedürftigen fast verdreifacht.[96] Auch die Anzahl der Pflegedienste hat sich in den letzten zwanzig Jahren bei stationären Einrichtungen sogar um knapp 70 Prozent erhöht. Der Ausbau der Pflegeinfrastruktur wird dabei vor allem von privaten Trägern vorangetrieben. *Honi soit qui mal y pense!* In der Pflege angekommen, wo oft der alte Hausarzt nicht mehr zuständig ist, der die Geschichte der Patienten kannte und einschätzen konnte, wird der Teufelskreis der iatrogenen Schlafzyklus-Demenz weitergetrieben. Solange also in Kranken- und Pflegeanstalten an Personal gespart und an Dementen in Pflegeheimen gut verdient wird, müssen wir mit einer weiterhin stetig steigenden Zunahme an unseren älteren Patienten und Verwandten rechnen. Ich frage mich beim Besuch von Pflegeheimen manchmal, wie viele der in die Luft starrenden Menschen nur noch als Geldquelle, wie die Körper als Batterien für Strom im Film *The Matrix* benutzt werden, aber unter anderen Umständen vielleicht mit wachem Verstand ihren Lebensabend hätten fristen können.

Dennoch besteht Hoffnung. Andere Studien haben nämlich gezeigt, dass den Lebensumständen viel größere Bedeutung zukommt, und sogar dass genetisch Belastete den Ausbruch der Erkrankung durch Änderung der Ernährung, Bewegung und anderen Faktoren verhindern oder verringern können. Diese Faktoren steuern nämlich oxidativen Stress und Entzündung, welche dann erst zur Degeneration der Nerven führen können. Eine kürzlich veröffentlichte Studie zeigt den Zusammenhang zwischen ultrahoch verarbeiteten Lebensmitteln (Ultra Processed Food, UPF) und einer schnelleren Alterung auf.[97] Wenn wir dann noch Nanoplastik in allen menschlichen Organen und kürzlich sogar im Gehirn auffinden[98],

96 https://de.statista.com/statistik/daten/studie/2722/umfrage/pflegebeduerftige-in-deutschland-seit-1999/ und https://de.statista.com/statistik/daten/studie/2729/umfrage/anzahl-der-pflegeheime-und-ambulanten-pflegedienste-seit-1999/

97 https://www.sciencedirect.com/science/article/abs/pii/S000291652400813X?via%3Dihub

98 https://jamanetwork.com/journals/jamanetworkopen/fullarticle/2823787

ist es nicht weiter verwunderlich, dass wir durch unsere Lebensweise, insbesondere Nahrungsmittel, den Ast absägen, auf dem wir sitzen. Das Gehirn ist zwar das empfindlichste, aber nur eines der Körperteile, die wir mit unserer Zivilisation vermüllen.

Auch in meiner TCM-Universität in Tianjin wurde bereits in den 90er Jahren zu diesem Thema geforscht, denn bereits im alten China gab es diese Erkrankungsform unter dem Namen »Chi Dai« (Vergesslichkeit), während das Bild der Alzheimer-Demenz in der westlichen Medizin erst seit etwa 100 Jahren existiert.
Leider gibt es aber bei uns die Unsitte, widerspenstige oder schwierige Patienten mittels Antipsychotika zu sedieren. Ein fataler Fehler. Das bereits geschwächte Gehirn wird weiter geschwächt und so die Demenz gefördert.[99] Außerdem wartet eine Kette von potenziellen Nebenwirkungen auf den dementen Patienten.
Eine andere Studie zeigte nämlich, dass mit Verwendung von Antipsychotika im Vergleich zur Nicht-Verwendung sowohl ein erhöhtes Risiko für Schlaganfall, venöser Thromboembolie, Myokardinfarkt, Herzinsuffizienz und Frakturen verbunden war, sondern auch Neigung zu Lungenentzündung und akuten Nierenschäden[100].
Diese Arzneigruppe zum »Ruhigstellen« der Patienten verschlimmert also die Demenz im Gehirn und fördert das Ableben durch körperliche Schäden in den Gefäßen und andere Ursachen. Stattdessen können wir hier auf gut untersuchte Arzneien aus der chinesischen Medizin zurückgreifen.

Ein wichtiger, oft unbekannter Faktor ist chronischer Schmerz, ob Rücken, Knie oder Hüfte, Finger oder Kopf. Diese meist Begleitsymptome der Arthritis führen zur ständigen Einnahme von Schmerzmitteln und wie eine Studie vom März 2024 belegt, führt auch chronischer Schmerz zu einer rapideren Alterung des Gehirns[101] und fördert somit auch die Demenz des Seniums.

99 https://alzheimer-science.com/news/alzheimer-forschung/antipsychotika-demenz-mehr-schaeden-und-risiken
100 https://pubmed.ncbi.nlm.nih.gov/38631737/
101 https://www.nature.com/articles/s44220-024-00223-3

Moderne Forschung zu Pflanzenarzneien

Eines der ältesten Mittel aus der Chinesischen Medizin ist natürlich das lebende Fossil, der Gingko (Yin Xing), der wegen der Herstellung von Schwabe als *Tebonin* und mittlerweile auch von Trittbrettfahrern wie Ratiopharm als *Gingkobil* gegen Demenz eingesetzt und daher extrem gut in Studien geprüft wurde.[102]

Obwohl dieser sanfte Riese von Baum die Hiroshima-Bombe überlebt hat, führte der Run auf die Blätter des uralten, langsam wachsenden Ginkgos fast zu seiner Ausrottung, so dass man seine Blätter für seine TCM-Formel nicht mal in den meisten Apotheken in China bekommt. Sie sind vorwiegend den westlichen Fertigarzneiherstellern vorbehalten[103]. Er gehört laut der roten Liste (IUCN) zu den bedrohten Arten. Doch es gibt natürlich andere, die in Frage kommen.

Zu den das Blut bewegenden Arzneien gehört auf jeden Fall *Zang Hong Hua* (Safran, *Crocus sativus*), welche sowohl bei Parkinson aber auch bei Alzheimer-Demenz gut untersucht ist[104]. Es wirkt in mehr als 32 Studien deutlich stimmungsaufhellend bei verschiedenen **Depressionen**[105], das Herz stärkend und besser durchblutend[106] sowie Stress senkend und ist daher meine persönliche Lieblingsarznei geworden, die ich täglich mit 150-300mg[107] als reine Blütennarben der Pflanze zu mir nehme. Sie gehört wie *San Qi* und *Chuan Xiong* zu den Pflanzen, die jeder vor 1960 geborene täglich zu sich nehmen sollte, um seine gesunde Lebensqualität und somit auch Lebenszeit zu erhöhen.

Bei uns ebenfalls »in« als Nootropikum für das Gedächtnis ist das eher anxiolytisch wirkende *Jia Ma Chi Jian*[108] (*Bacopa monnieri*) aus Indien, wo es *Brahmi* heißt, und Vietnam (dort: Rau đắng biển).

102 https://examine.com/supplements/ginkgo-biloba/

103 https://www.futuremarketinsights.com/reports/ginkgo-biloba-extract-market

104 https://www.ncbi.nlm.nih.gov/pmc/articles/PMC4599112/ und https://pubmed.ncbi.nlm.nih.gov/38796446/

105 https://examine.com/supplements/saffron/, z.B. https://www.sciencedirect.com/science/article/abs/pii/S0165178119318621, https://www.thieme-connect.com/products/ejournals/pdf/10.1055/s-0042-116159.pdf, und Meta-Analyse von 8 Studien: https://pubmed.ncbi.nlm.nih.gov/38913392/

106 https://www.ncbi.nlm.nih.gov/pmc/articles/PMC8860555/

107 https://examine.com/supplements/saffron/

108 https://zh.wikipedia.org/wiki/假馬齒莧 und https://en.wikipedia.org/wiki/Bacopa_monnieri

Noch nicht endgültig klar, aber sehr vielversprechend sind auch die Untersuchungen von *Gou Teng* (*Uncus Uncaria*) bei Alzheimer und Parkinson[109], die sich in der Studie etwas stärker erwiesen als der im Darmmikrobiom so wichtige *Jiang Huang* (*Curcuma longa*), der in der Feuerschule beliebte *Rou Gui* (*Rx. Cinnamomi*) und das Leber-Qi-Mittel *Bai Shao* (*Rx. Morus alba*).
Aber auch die Früchte des Maulbaums *Sang Shen* (*Fructus Morus alba)* wurden immerhin schon im Tierversuch auf ihre Gedächtnisleistungen untersucht[110], aber Ratten sind ja ohnehin schon schlaue Kollegen. Dass Maulbeerfrüchte bei Diabetes sehr nützlich sind, hat sich hoffentlich auch schon unter deren menschlichen Kollegen herumgesprochen.
Ein getestetes, aber für nicht allzu stark befundenes Mittel, das einen Hype erlebt, ist der in Yunnan und Südchina beliebte Speisepilz *Hou Tou Gu* (*Hericium erinaceus*)[111], den man ob des Geschreis der Reklame kaum noch im Asienladen bekommt, sondern fast nur noch in Kapselform.
Mein Tipp: Wenn auch die Nahrungsmittel-Studien keine übergroße Wirkung bei Demenz zeigen, eine Suppe mit *Xiang Gu* (Shitake), *Mu Er* (Judasohren) und *Hou Tou Gu* (volkstümlich: Igel-Stachelbart), ob als Fleischbrühe oder vegetarische Suppe, ist viel leckerer als die Kapseln...
Auch *Yuan Zhi* (*Polygala tenuifolia*) wurde in mehreren Studien an älteren Menschen getestet, war aber nur mäßig überzeugend[112], vor allem bei jüngeren Menschen, was eventuell ein Hinweis sein könnte, dass es die erst im Alter entstehenden Schäden behandelt. Das älteste Mittel für das Gedächtnis im Senium **wirksame** Arzneimittel ist aber der jahrtausendalte Renner *Ren Shen*[113] (*Panax ginseng*), der in vielen internationalen

109 Fujiwara H et al. Uncaria rhynchophylla a Chinese medicinal herb has potent antiaggregation effects on Alzheimer's beta amyloid proteins. J Neurosci Res. (2006), siehe: https://www.ncbi.nlm.nih.gov/pubmed/16676329

110 Kim HG Oh MS. Memory-enhancing effect of Mori Fructus via induction of nerve growth factor. Br J Nutr. (2012)

111 Improving effects of the mushroom Yamabushitake (Hericium erinaceus) on mild cognitive impairment: a double-blind placebo-controlled clinical trial. Siehe: https://www.ncbi.nlm.nih.gov/pubmed/18844328

112 Mechanism of Action of Prolyl Oligopeptidase (PREP) in Degenerative Brain Diseases: Has Peptidase Activity Only a Modulatory Role on the Interactions of PREP with Proteins? Pekka T. Männistö J. Arturo García-HorsmanFront Aging Neurosci. 2017 9: 27. Published online 2017 Feb 14. doi: 10.3389/fnagi.2017.00027PMCID: PMC5306367, und: BT-11 is effective for enhancing cognitive functions in the elderly humans. IN:https://www.ncbi.nlm.nih.gov/pubmed/19699261, sowie https://www.ncbi.nlm.nih.gov/pubmed/19429065

113 https://www.ncbi.nlm.nih.gov/pubmed/18684311

Studien getestet wurde[114]. Sicher ist dieses »Panaceum« eines der am besten untersuchten Arzneimittel der TCA und viele der positiven Effekte im Senium sind auch auf andere Eigenschaften (Blutzucker, Blutdruck, Wohlbefinden[115], usw).

Ren Shen tonisiert bekanntlich das Yuan-Qi und stimuliert das Immunsystem. Aber warum wirken auch immunmodulierende, also in beide Richtungen die Immunreaktion beeinflussende Arzneien wie *Huang Qi* hier oft so gut? Eine Untersuchung von 286 Demenz-Patienten ergab, dass 16% von ihnen Anti-NMDA-Antikörper aufwiesen, was wiederum eindeutig zeigt, das auch in der Demenz das Immunsystem als Ursache vorkommen kann. Diese Patienten würden nach der chinesischen Medizin also am ehesten eine Milz-Leere aufweisen.

Wenn wir das Immunsystem mit dem selenhaltigen *Huang Qi* stärken, Hitze durch Yin-Feuer aus dem Kopf nehmen und vielleicht noch oft nach dem Zähneputzen mit *Mo Yao* (Myrrhe)-Tinktur spülen, dann gelingt es auch dem *Porpyromonas gingivalis* nicht, den Alzheimer zu fördern. Denn dieser konnte in einer Studie aus dem Jahr 2019 bei Alzheimer-Patienten im Gehirn nachgewiesen werden. Das Bakterium wird daher als ein möglicher Auslöser der Alzheimer-Krankheit diskutiert.[116] Mundgeruch kann also auch auf Demenzgefahr hinweisen, was im Kapitel über Altersdemenz nochmals im Detail besprochen wird.

Aber alleine eine Umstellung der Ernährung, senkt das Risiko für Demenz: Eine Studie aus dem Jahr 2023 zeigte deutlich, dass mit einer Umstellung auf Mittelmeerdiät das Demenzrisiko der knapp 900 Teilnehmer abnahm[117]. Auch Frauen im Senium litten weniger unter den vasomotorischen Wechseljahresstörungen[118] bei der Mittelmeerdiät. Wenn also

114 Z.B. doppelt verblindet, aber an jüngeren Versuchspersonen: https://www.ncbi.nlm.nih.gov/pubmed/15982990

115 https://examine.com/supplements/panax-ginseng/

116 Stephen S. Dominy Casey Lynch u. a.: Porphyromonas gingivalis in Alzheimer's disease brains: Evidence for disease causation and treatment with small-molecule inhibitors. In: Science Advances. 5 2019 S. eaau3333 doi:10.1126/sciadv.aau3333. und Joachim Czichos: Bakterielle Infektion als eine Ursache der Alzheimer-Demenz. In: wissenschaft-aktuell.de. 24. Januar 2019 abgerufen am 26. Januar 2019., sowie L. Lin C. Li u. a.: Virulence genes of Porphyromonas gingivalis W83 in chronic periodontitis. In: Acta odontologica Scandinavica. Band 67 Nummer 5 2009 S. 258–264 doi:10.1080/00016350902841890 PMID 22443638.K. E. Nelson R. D. Fleischman

117 https://pubmed.ncbi.nlm.nih.gov/36678230/

118 https://pubmed.ncbi.nlm.nih.gov/37506751/

der Verzehr bestimmter Nahrungsmittel bereits deutliche Erfolge zeigen, wieviel mehr erst wirkt dann die Behandlung mit pflanzlichen Arzneien?

Klassische Ansätze

Im Daoismus gab es vor 2000 Jahren zwei Ansätze, das Alter und seine Erkrankungen zu besiegen, nämlich die Herstellung eines Elixiers durch die Mischung äußerer Substanzen (Wai Dan) und die Herstellung eines Elixiers durch innere Einflüsse (Nei Dan) wie Meditationen und Bewegungsabläufe, wie Qi-Gong oder Dao Yin-Übungen.
Die heutige Verwendung von Pflanzen, Mineralien und tierischen Substanzen in der Chinesischen Medizin hat durch berühmte Ärzte, wie z. B. *Sun Si-Miao* oder *Tao Hong-Jing* viel Wissenszuwachs erhalten, da diese beiden, wie viele ihrer Zeitgenossen sowohl Ärzte als auch Daoisten waren und sich mit Nei-Dan und Wai-Dan bestens auskannten. Die Erkenntnisse der Experimente mit Wai Dan haben viel zur Entwicklung der Behandlung mit chinesischen Arzneiabkochungen und anderen Darreichungsformen beigetragen und sollen hier zuerst vorgestellt werden.

Während bereits im *Shan Hai Jing* (4.Jh. vor Zeitrechnung) Pflanzen zur Stärkung des Gedächtnisses im Alter vorgestellt wurden, erfolgte eine systematische Einordnung der Erkrankung erst in der Qing-Dynastie 1624 durch *Zhang Jing Yue* in seinem Buch *Jing Yue Quan Shu*, welcher eine Leere des Nieren Jing annahm, und wurde danach von *Chen Shi-Duo* 1687 mit erweiterter Differenzierung und Therapie ausgeführt. Chen führt die Ursache auf ein »Holz-attackiert-Feuer-Syndrom« zurück, bei dem »ein Qi-Stau der Leber die Milz« hindert, den (nicht substanziellen) Schleim umzuwandeln, so dass dieser die klaren Sinne trübt.«[119] Seine fünf Formeln enthalten alle *Shi Chang Pu* (Acorus) und *Ren Shen* (Ginseng) und unterscheiden sich wie folgt:

119 Im Buch Neue Pharmacopoeia (Bencao xinbian 1687) Chen Shi-Duo erörterte in seinem neu herausgegebenen Arzneibuch die Wirkung von Shí chāng pú und wendet es in seinen sorgfältig zusammengestellten Rezepten an, die unbedingt von Ginseng begleitet werden müssen, um die »Herzöffnungen« (xin qiao) wieder zu aktivieren und damit gegen (dai) »Vergesslichkeit« zu wirken. Chen Shi-Duo plädiert konsequent für das doppelte Zusammenspiel des Herzens als mentales und emotionales Zentrum in der Brustregion und dem Nieren-Jing, das mit den sexuellen Funktionen und dem Urogenitalsystem zusammenhängt.

Rezepturname	Symptome (Differenzierung)	Arzneien
Ren Shen Xi Xin Tang (Herz reinigendes Dekokt mit Ginseng)	Patient spricht, trinkt und isst nicht, aber lacht und singt unvermittelt, ist manchmal traurig oder weint, zeigt weder Freude über gutes Essen noch Abneigung über schlechtes und kleidet sich nachlässig, freut sich stattdessen über (Dinge wie) Baumblätter und Gräser.	*Ren Shen, Fu Shen, Ban Xia, Chen Pi, Shen Qu, Gan Cao, Fu Zi, Shi Chang Pu, Suan Zao Ren* (Sinne von Schleim klären, Stagnation bewegen)
Yuan Shen Zhi Sheng Tang (Wundersames Dekokt zum Zurückbringen des Shen)	Gleiche Indikation wie obige Ren Shen Xi Xin Tang, aber mehr Mitte und Leber Qi bewegend und etwas wärmer.	*Ren Shen, Bai Zhu, Fu Shen, Suan Zao Ren, Mu Xiang, Tian Nan Xing, Jing Jie, Gan Cao, Gao Liang Jiang, Fu Zi, Zhi Ke, Shi Chang Pu* (Sinne klären, Qi bewegen)
Zhuan Dai Dan (Die Demenz drehendes Elixier)	Bei starker Demenz mit Symptomen wie Koprophagie (Kot essen) und völliger Verwirrung.	*Ren Shen, Bai Shao, Dang Gui, Ban Xia, Chai Hu, Fu Zi, Suan Zao Ren, Shi Chang Ou, Shen Qu, Fu Shen, Tian Hua Fen, Bai Zi Ren*
Su Xin Tang (Herz aufweckendes Dekokt)	Bei großer Erschöpfung mit Demenz und Schleim, der die 12 Leitbahnen verstopft	*Bai Shao, Dang Gui, Ren Shen, Fu Ling, Ban Xia, Zhi Zi, Chai Hu, Fu Zi, Suan Zao Ren, Wu Zhu Yu, Huang Lian* (bei Qi- und Blut-Leere von Herz und Leber)
Qi Xin Jiu Wei Tang (Herz klärendes Magen rettendes Dekokt)	Keine echte durch Leber-Stagnation bedingte Apathie und Schläfrigkeit mit Verwirrung, welche sich sehr schnell entwickelt hat, im Gegensatz zur allmählich aufgetretenen Demenz. Kann sowohl bei Hitze als auch Kälte verwendet werden.	*Ren Shen, Fu Ling, Bai Jie Zi, Shi Chang Pu, Shen Qu, Ban Xia, Tian Nan Xing, Huang Lian, Gan Cao* (Magen-Feuer mit Schleim unter Pericard)

Zhangs Idee, die Niere bei Altersschwäche zu tonisieren, wurde durch Chens Ansatz, die Milz zu tonisieren und Leber-Qi-Stagnation mit Sinnestrübung durch Schleim zu attackieren, kombiniert die zwei Grundprinzipien der Therapie, nämlich das Füllen einer Leere (Tonisierung) und das Leeren eine Fülle (Attackierung). Seither gilt TCM-Ansatz zur »Tonisierung des Nieren-Jing« als das Grundprinzip der Demenzbehandlung.

Nach der chinesischen Medizin liegen also die Ursachen in den Organsystemen Niere, Milz und Leber.
Das Gehirn ist mit der Niere verbunden, deren Leere des Yuan-Qi dazu führen kann, dass der Geist, (Shen) im Herz und Kopf nicht mit Energie versorgt wird. So schrieb auch *Wang Qing-Ren*[120] 1831:

> »Das Gehirn ist die Heimat des Shen, Einfallsreichtum und Gedächtnis liegen im Kopf, aber nicht im Herzen.«

Auch eine Leere des Organsystems Milz kann zu Fülle, nämlich zu vermehrtem Schleim führen, welcher die Sinne trübt, und schließlich können auch andere Fülle-Ursachen wie Qi-Stagnation der Leber und Blutstase im Kopf die Ursachen für Demenz bilden.

Da die Blutstase in Asien die häufigste Ursache für Demenz darstellt, haben sich dort die blutbelebenden Arzneien als besonders effektiv erwiesen. *Chuan Xiong* ist daher eine der wichtigsten Arzneien für diese Ursache der Demenz. Es wird hierbei meist mit Schleim umwandelnden oder die Nieren stärkenden Arzneien kombiniert.

In der Chinesischen Medizin[121] unterscheidet man noch drei verschiedene Ansätze, die verschiedenen Demenzen zu behandeln:

120 Vollständige Übersetzung seines Buches im Anhang meines Buches „Das Blutstase Syndrom" 2. Auflage, Dacopa, Schiedlberg 2022

121 Wang Yong-yan: Lichuan Zhongyi Neikexue (Klinische innere Medizin der CM), Beijing 1993

Syndrom	Jing Zusammenbruch von Niere und Leber	Schleim und Nässe trüben die Sinne	Blutstase durch Qi-Leere/Stagnation
Symptomatik	Hochbetagt, Vergesslichkeit, nachlassendes Sprachverständnis, stumm oder vor sich hin lallend, stumpfsinnig starrend oder fehlendes Verständnis, Stimmungsschwankungen (lachen/weinen)	Nachgelassene schwache Geisteskraft, Müdigkeit, Selbstgespräche oder murmeln, depressive Stimmung, Völlegefühl im Bauchraum, vermehrter Speichelfluss	Oft nach Verletzung auftretend (Apoplex, Schädeltrauma, Infekt, Vergiftung) als Folge Aphasie, grauer Teint, Zyanotische Lippen, Druck im Brustraum, Seufzen, stechender Kopfschmerz
Zungendiagnose	Zunge blaß, wenig Belag	Dicker weißer Belag	Violett mit Staseflecken
Pulsdiagnose	Saitenförmig (xian) oder fein (xi)	Tief (chen), schlüpfrig (hua)	Tief (chen) saitenförmig (xian) oder tief rau (se)
Therapieprinzip	Niere und Leber tonisieren, gegbenenfalls Wind zerstreuen	Milz stärken und Nässe umwandeln, Sinne von Schleim klären	Qi und Blut regulieren und Shen beruhigen
Beispielrezeptur	*Zhen Zhu Mu Wan* (Perlen-Bolus)	*Zhi Mi Tang* (Verwirrung regulierendes Dekokt)	*Xue Fu Zhu Yu Tang* oder *Bu Yang Huan Wu Tang*[122]

Würde man die Demenz unter dem Sechs-Schichten-Modell einordnen, so wäre sie eine typische Shaoyin Erkrankung, die ja feine, schwache Pulse (xi, ruo mai) und die Neigung zu Müdigkeit, *mei* (寐) aufweist. Im berühmten Wörterbuch von Kangxi wird *mei* auch als

122 Beide auch in „Das Blutstase-Syndrom", s.o.

»verloren sein, nicht hell sein« erklärt. Ein dementer Mensch ist ebenfalls »verloren und im Dunkeln«. Demnach könnte man Demenz auch aus dieser Perspektive behandeln, wie es *Dr. Liu Lihong* vorschlägt.[123]

In einer aktuellen Data-Mining-Studie aus China[124] wurden 147 Formeln für senile Demenz analysiert und die Ergebnisse stellten fest, dass diese hauptsächlich aus Kombinationen von drei Arten von Kräutern waren, nämlich tonisierende, durchblutungsaktivierende und Sinne klärende, wie oben gezeigt. Darunter waren mit 28 % das Rhizom von *Ligusticum Chuanxiong* und die Wurzel von *Acorus calamus* (*Shi Chang Pu*), welche bereits seit drei Jahrhunderten gegen Demenz behandelt wurde.

Ein Beispiel dafür: Das Fertigarzneimittel *Yi Zhi Ling* wurde bei 51 Fällen von *Dementia senilis* im Shanghaier TCM-Universitätskrankenhaus angewendet. Eine komplette Rekonvaleszenz trat bei 18 Patienten ein, eine deutliche Besserung bei 13, eine Besserung bei 16 und keine Besserung bei 4 Patienten. Die Gesamttherapieeffizienz betrug daher 92%. *Yi Zhi Ling* beruht auf dem Therapieprinzip »Niere stärken, Blut beleben, Stase und Schleim beseitigen«.

Während das aus der chinesischen Medizin stammende *Gingko biloba-Extrakt* (*Yin Xing Ye*)[125] bei uns oft verschrieben wird, kommen im heutigen China weit bessere Arzneien in Frage,[126] wie die neueste pharmakologische Forschung zeigt.[127]
Hier nur ein Ausschnitt der untersuchten Arzneien gegen Demenz:

123 Liu Lihong: Classical Chinese Medicine, Kapitel 9 - Shaoyin Disease, Chinese University Press, Hong Kong 2019

124 https://www.sciencedirect.com/science/article/abs/pii/S0074774217300120

125 https://www.pharmazeutische-zeitung.de/ausgabe-412007/ist-gegen-demenz-ein-kraut-gewachsen/

126 https://www.tandfonline.com/doi/full/10.2147/ciia.S12159901 und https://www.amazon.de/Neurobiology-Chinese-Medicine-International-Review/dp/0128117796

127 Zhihong Lin et al.: Traditional Chinese Medicine for Senile Dementia Hindawi Publishing Corporation Evidence-Based Complementary and Alternative Medicine Volume 2012 Article ID 692621 13 pages doi:10.1155/2012/692621

Nieren und Qi tonisierende Arzneien:

Arzneiname	Wirkung (TCM)	Pharmakologische Wirkungen
Ren Shen	Tonisiert Yuan-Qi	Neuroprotektiv, erhöht Lernvermögen, durchblutungsfördernd
Zhi Mu	Nährt Yin, kühlt Leere- und Fülle Feuer	Erhöht BDNF (Brain-derived neurotrophic factor), antioxidativ, verbessert Sensibilität und Geschwindigkeit von Acetylcholin und deren Rezeptoren
Yin Yang Huo	Tonisiert Nieren-Yang, wärmt und senkt Yin-Feuer, bewegt Leber-Qi	Fördert Lernen und Gedächtnis, antioxidant, schützt Gehirn vor Schäden durch mangelnde Durchblutung
Wu Zhu Yu	wärmt Mitte und senkt Yin-Feuer	Hemmt die Bildung von fädigen Alzheimer-Neurofibrillen[128]
Tian Ma	Tonisiert Yin und zerstreut Leber-Wind	Verbessert Gedächtnisleistung, schützt Nerven vor Schäden durch Tau-Proteine, erhöht Nervenneubildung im Hippocampus[129]

Milz stärkende und Nässe umwandelnde, die Sinne von Schleim klärende Arzneien

Arzneiname	Wirkung (TCM)	Pharmakologische Wirkungen
Shi Chang Pu	Öffnet die Sinne, klärt Sinne von Schleim und Nässe, bewegt Qi und Blut	Hemmt Oxidation und AChE (Acetyl-cholinesterase), Gedächtnisfördernd
Yuan Zhi	Verbindet Herz und Niere, beruhigt Shen, klärt Sinne von Schleim	Neuroprotektiv, kognitive Funktionen in Senioren verbessernd
Ge Gen	Hebt Milz-Yang und kühlt Hitze	Senkt Blutdruck, erweitert Herz- und Gehirnarterie, verbessert Lernvermögen

128 Hemmt die Hyperphosphorylierung des Tau-Proteins welches als fädige Struktur die typischen Alzheimer -Neurofibrillen bildet.

129 Klaus Heese, Graduate School of Biomedical Science and Engineering Hanyang University, Republic of Korea, in: Evidence-Based Complementary and Alternative Medicine Volume 2020 Article ID 8870148 7 pages https://doi.org/10.1155/2020/8870148

Arzneiname	Wirkung (TCM)	Pharmakologische Wirkungen
Hou Po	Trocknet Nässe, wandelt Schleim, bewegt kontravektives Qi und Verdauungsbrei nach unten	Neuroprotektiv bei Astrozyten, angstlösend (via GABA), antioxidant, Gedächtnis fördernd

Qi und Blut regulierende und Arzneien

Arzneiname	Wirkung (TCM)	Pharmakologische Wirkungen
Chuan Xiong	Bewegt Blut und Qi, zerstreut Wind	Stimuliert ZNS, fördert die Gehirndurchblutung
Dan Shen	Bewegt und kühlt Blut, nährt Blut, zerstreut Blutstase, beruhigt Shen	Gedächtnisfördernd, nervenstärkend, neuroprotektiv bei O2-Mangel
Shen Jin Cao/aka: *Qian Ceng Ta*[130]	Belebt Blut, trocknet Nässe, zerstreut Wind	Neurotransmitter, hemmt Oxidation und Acetyl-Cholinesterase[131]
Hong Jing Tian	Bewegt Blut, tonisiert Milz-Qi, nährt Lungen-Yin	Gedächtnisfördernd, nervenstärkend, neuroprotektiv bei O_2-Mangel
Sheng Di Huang	Belebt Blut, kühlt Herz-Feuer, nährt Yin	verbessert das Gedächtnis, möglicherweise positive Auswirkungen auf das cholinerge System, antioxidative, entzündungshemmende, neurotrophe und anti-apoptotische (anti-selbstzerstörende) Wirkungen
Hong Hua	Bewegt Blut, öffnet Leitbahnen, bricht Blutstase	Antidepressiv, angstlösend, antiapoptotisch (anti-selbstzerstörende), neuroprotektiv und antioxidativ, verbessert das Gedächtnis, entzündungshemmend in Mikroglia[132]

130 https://www.sciencedirect.com/science/article/abs/pii/S0378874107002784

131 Als Acetylcholinesterasehemmer bezeichnet man Substanzen die im synaptischen Spalt die Wirkung des Enzyms Acetylcholinesterase (AChE) hemmen.

132 Mikroglia sind Zellen des Immunsystems im Gehirn und Nervensystem, die für die Aufrechtwerhaltung des Gehirns sorgen und Abfälle und Infekterreger abtransportieren: https://de.wikipedia.org/wiki/Mikroglia#Alterung

Andere Therapieansätze für Angehörige und Patienten

Bei allen Möglichkeiten, die klassischen Ideen mit moderner Forschung zu verbinden, wird sich ein Familienabgehöriger oder Betroffener fragen:

Was können wir selbst tun, um einen Beginn oder ein Fortschreiten der Demenz zu verhindern?

Oft bleibt eine der besten Arzneien für das Senium meist unerwähnt, eine »Arznei« welche die Blutviskosität des alternden Gehirns wie keine andere verbessert, hierdurch den Sauerstofftransport und Ausscheidungsabtransport erhöht wie keine andere. Sie ist überall rezeptfrei erhältlich und kostet kaum etwas (und daher sicher auch so wenig Werbung dafür):

1. Wasser (bzw. Trinken)

Da das Gehirn ab ca. dem 40. Lebensjahr immer weniger vor Unterversorgung mit Flüssigkeit warnt, haben fast alle älteren Patienten kein Durstgefühl mehr[133], und trinken nur noch wegen dem Geschmack Genussmittel wie Kaffee und Tee oder Alkohol. Hier tut Aufklärung Not. Egal ob Früchtetees, Mineralwasser, Wasser, sogar Bier oder Weinschorle, es muss ja nicht schlecht schmecken, solange es genug ist. Es gibt unter den vielen Arzneistudien auch eine, welche die Wirkung von einfachem grünen Tee erforscht hat:

Neue Forschungsergebnisse wiesen nämlich darauf hin, dass die antioxidativen Eigenschaften von Polyphenolen, den in grünem Tee angereicherten aktiven Bestandteilen, dazu beitragen können, das Risiko von Herz-Kreislauf-Erkrankungen, Krebs und Demenz zu verringern.[134] Trinken – auch wenn ohne Durst – ist also eine der wichtigsten Maßnahmen für Senioren!

133 Offenbar lässt mit zunehmendem Lebensalter die Funktion des Subfornikalorgans nach: https://de.wikipedia.org/wiki/Organum_subfornicale und in Englisch: https://www.ncbi.nlm.nih.gov/pmc/articles/PMC4860410/

134 Yan und Wu 2001: Studies on the early prevention of teapolyphenol on senile dementia, Zhejiang J Integ Trad Chin West Med1153840 und Li et al. 2006: Effects of green tea polyphenols on learning behavior and AChE activity of mice with Alzheimer's disease, J Beihua Univ (Nat Sci) 74750

2. Schlaf

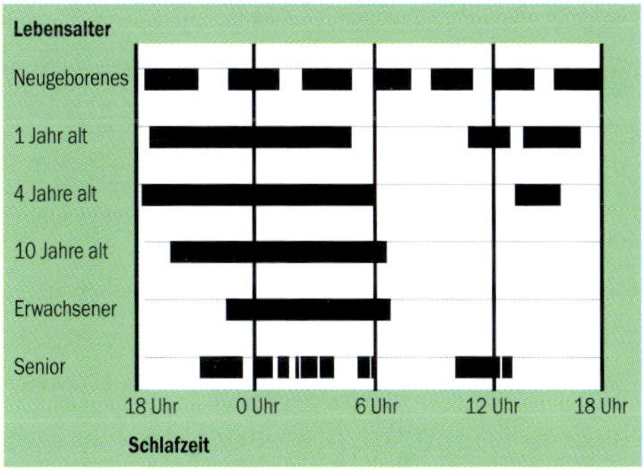

Vor der Geburt befindet sich der Embryo vorwiegend im Traumzustand der REM-Phase und auch noch postnatal beträgt diese über 50% des meist 16-18-stündigen Schlafes. Mit etwa 14 Jahren beträgt der Traum-(REM) Schlaf nur noch 20%. Im weiteren Laufe des Lebens nimmt vor allem der Tiefschlaf an Länge und Tiefe ab. Ferner wird im hohen Alter der Schlaf nicht nur seichter, sondern durch häufiges Erwachen auch immer fragmentierter.

Auch die Frequenz der Schlafspindeln[135] nimmt im Alter ab. Viele Ärzte glaubten früher einfach, dass der Mensch im Alter weniger Schlaf brauche oder dass Schlafstörungen keine ernstzunehmenden Erkrankungen sind.

Das Abnehmen verschiedener Zellen des SCN (suprachiasmatisches Retikulum= Innere Uhr) wie es im Alter stattfindet, ist bei Patienten mit Alzheimer-Dementia weitaus mehr ausgeprägt und führt hier zu extremer Fragmentation des Schlafs und Störungen des Schlaf-Wach-Zyklus. Dieser Schlaf-Wach-Zyklus wird durch das SCN durch eine Melatoninsekretion der Zirbeldrüse reguliert. Dieser Zyklus ändert sich jedoch im Laufe des Lebens und verliert die Synchronisation mit anderen Zyklen. Die Melatoninproduktion der Zirbeldrüse nimmt etwa ab 35 Jahre stetig ab, und reduziert sich im Alter auf sehr niedrige Werte. Gestörte Synchronisation wie zum Beispiel zwischen Körpertemperatur und Schlaf-Wach-Zyklus führen meist zu Schlafstörungen.

135 Die Schlafspindel ist ein graphisches Element des Elektroenzephalogramms (EEG), das im Leicht- und Tiefschlaf beobachtet werden kann. Veränderungen der Spindelaktivität wurden für verschiedene psychiatrische Erkrankungen beschrieben. Schlafspindeln zeigen aufgrund ihrer konstanten Eigenschaften als Biomarker in der psychiatrischen Diagnostik verwendet.

Der Verlust von nur 1 % des Tiefschlafs pro Jahr ist mit einem Anstieg des Demenzrisikos um 27 % verbunden, wie die Ergebnisse einer retrospektiven Kohortenstudie zeigen[136]. Die Forscher vermuten, dass die Priorisierung des Tiefschlafs – auch bekannt als Slow-Wave-Schlaf (SWS) – in diesem Alter das Demenzrisiko senken kann.

Ist nun demnach Alterung eine Folge von schlechtem Schlaf oder ist schlechter Schlaf die Ursache für die beschleunigte Alterung?
Hier sind Schokoladenhuhn und Osterei zusammen im »Osternest«, denn es kommt nicht nur auf die Dauer oder Menge des Schlafes an, sondern auch auf die Tiefe, die sogenannte Schlafqualität.
Abgesehen von Arzneien aus der chinesischen und Schulmedizin gibt es hier tatsächlich eine Möglichkeit, Qualität und Quantität des Schlafes zu verbessern, die einigen Senioren vielleicht als exotisch oder esoterisch vorkommt, nämlich Entspannungstechniken wie zum Beispiel Achtsamkeitsübungen, Meditation, Yoga, Qi-Gong oder solche einfach erlernbaren Techniken, wie die progressive Muskelentspannung nach Jacobson (Progressive Muskelrelaxation), aber dennoch lohnt es sich, solche Methoden zu erlernen:

3. Meditation und Entspannung[137]

»Wir kommen zu dem Schluss, dass Meditationsinterventionen für ältere Erwachsene machbar sind, und vorläufige Beweise deuten darauf hin, dass Meditation den altersbedingten kognitiven Rückgang ausgleichen kann.« [138]

In der obigen Analyse wurden über zwölf Studien zu Meditation und Demenz untersucht, und man kam zu dem Schluss, dass chronischer Stress und im Alter häufiger auftretende Depressionen durch einen Anstieg des Stresshormons Cortison die Kognition erheblich beeinträchtigen, indem sie die Teile des Gehirns und seine Funktionen verändern.

136 Himali JJ, Baril A, Cavuoto MG, et al. Association Between Slow-Wave Sleep Loss and Incident Dementia. JAMA Neurol. 2023;80(12):1326–1333. doi:10.1001/jamaneurol.2023.3889

137 https://en.wikipedia.org/wiki/Effects_of_meditation#cite_ref-pmid30894878_82-0

138 Tim Gard et al.: The potential effects of meditation on age-related cognitive decline: a systematic review, in: Ann N Y Acad Sci. 2014 January; 1307: 89–103. doi:10.1111/nyas.12348.

Meditation oder Achtsamkeitsübungen reduzieren zuverlässig Stress[139] und verbessern depressive und Angstsymptome[140].
Eine andere Studie, welche Meditierende über sieben Jahre lang beobachtete, schrieb:

> »Die vorliegende Studie ist die erste, welche beweist, dass eine intensive und kontinuierliche Meditationspraxis mit dauerhaften Verbesserungen der anhaltenden Aufmerksamkeit verbunden ist und Reaktionshemmung, mit dem Potenzial, den Langzeitverlauf kognitiver Veränderungen über die Lebensspanne hinweg zu verändern.«

Doch wie genau verbessert und erhält nun eine Entspannungstechnik die Gedächtnisleistung beim älteren Menschen?
Die Antwort liefern Untersuchungen, welche die Verbesserung der Schlafqualität durch Meditationstechniken feststellten.[141] Ich kann dazu auch meine eigene Erfahrung beisteuern: Wenn man in Meditations-Retreats täglich 8-12 Stunden meditiert, benötigt man tatsächlich nur noch 3-4 Stunden Schlaf und auch bei nur einer Stunde Meditation täglich, reduziert bei mir ebenfalls die benötigte Schlafmenge um einige Stunden.

4. Qi-Gong, Taijiquan, Yi Jin Jing, Ba Gua Zhang und andere Bewegungsübungen

Ruhe für den Geist ist also von Nutzen, aber wie steht es mit dem Körper? Mein daoistischer Meister in Taiwan betonte immer, dass sich der Geist in Ruhe befinden soll, wenn sich der Körper bewegt und sich der Geist bewegen soll, wenn der Körper ruht.

Tatsächlich gehen der moderne Qi-Gong und auch das Taijiquan auf diese zwei grundlegenden Arten von Meditation im Daoismus zurück:

139 Chiesa A, Serretti A. Mindfulness-based stress reduction for stress management in healthy people: a review and meta-analysis. J. Altern. Complement Med. 2009; 15:593–600. [PubMed: 19432513]

140 Hofmann SG, et al. The effect of mindfulness-based therapy on anxiety and depression: a meta- analytic review. J. Consult. Clin. Psychol. 2010; 78:169–183. [PubMed: 20350028].

141 https://www.ncbi.nlm.nih.gov/pmc/articles/PMC6557693/ und https://pubmed.ncbi.nlm.nih.gov/27663102/

Die konzentrative Meditation durch bewusstes Fokussieren auf Atem und Körper wie in den über 2000 Jahre alten Daoyin-Übungen wie das Spiel fünf Tiere (Wu Qin Xi), die acht Brokate (Ba Duan Jin) und andere, welche die Vorläufer der heutigen Qi-Gong-Formen waren.
Der Übergang zum inneren Kampfsport (Nei Jia) wie bei Ba Gua Zhang, Xing Yi Quan und im weiteren Sinne auch Taijiquan kam erst in den letzten Jahrhunderten hinzu.
Die körperlich stille, nach Innen gerichtete Meditation wie sie in der daoistischen Alchemie (Nei Dan, Nei Gong), bei welchen entweder aktive bewusste Visualisierungen (z. B. inneres Lächeln) oder passives aufmerksames Beobachten (Nei Guan) von Körperfunktionen wie Atem oder geistigen Objekten wie z. B. Gedanken geübt wurden. Letzteres ähnelt den Achtsamkeitsübungen, wie sie im Theravada-Buddhismus als Vipassana ausgeübt werden. Aber auch die einfache Meditation des leeren Geistes ohne Konzentration auf etwas, von den Daoisten Fastenkur des Geistes (Zuo Wang[142]) genannt, hat laut moderner Forschung viele positive Effekte auf das Gehirn[143].

Während konzentrierte oder stille Meditationen ein Ziel haben wie Langlebigkeit, Erleuchtung oder anderes, würden die Kombination von Geist und Körper wie unter Punkt eins beschrieben bereits genügen, um einem altersbedingten Nachlassen der Gedächtnisfähigkeiten vorzubeugen. Superager nennt man solche Menschen, welche im hohen Alter noch die gleichen Gedächtnisleistungen erbringen, wie 30 Jahre Jüngere. Was macht die sogenannten Superager so besonders?
Eine Langzeitstudie mit knapp 120 Männern und Frauen aus Spanien zwischen 80 und 90 Jahren, ergab folgende Besonderheiten der Superager:

- Sie bewegen sich schneller und haben eine kürzere Reaktionszeit
- Sie leiden weniger als die anderen über Schlafprobleme
- Sie üben als Laie oder professionell Musik aus (Instrument, Gesang)

142 https://en.wikipedia.org/wiki/Zuowang
143 https://de.wikipedia.org/wiki/Wirkungen_der_Meditation

- Sie haben gute Beziehungen (Familie, Freunde)
- Sie haben meist eine gute Bildung oder Ausbildung
- Sie bewegen sich moderat (Übungen, Sport) aber nicht übermäßig[144] und schlafen daher besser.

Dabei scheinen Marathonläufe oder Extremsport eher zu schaden als Qi-Gong, Taijiquan, Yoga oder leichte Bewegungsübungen:

Eine im November 2023 veröffentlichte Studie[145] aus Norwegen zeigt nämlich, dass erhöhte körperliche Aktivität mit einem höheren Demenz-Risiko im Alter einhergeht. Dr. Kirsten Nabe-Nielsen, sagte dazu:

> »Der Leitfaden der WHO zur Prävention von Demenz und Krankheiten im Allgemeinen erwähnt körperliche Aktivität als einen wichtigen Faktor. Unsere Studie legt jedoch nahe, dass es eine »gute« Form der körperlichen Aktivität sein muss, was harte körperliche Arbeit nicht ist.«

Aber selbst, wenn das Gehirn bereits nachlässt, sollte man sich mehr bewegen: Eine Gruppe von knapp 100 älteren Patienten mit vaskulärer Demenz konnte in einer Studie der Uni Tianjin zeigen[146], wie sich nach drei Monaten täglicher Qi-Gong Atemübungen ihre allgemeine kognitive Funktion ebenso besserte wie Gedächtnis, exekutive Funktion und die Fähigkeit zur täglichen Problemlösung.
Auch eine Meta-Analyse von 9 Studien über Taijiquan[147] kam zu dem Ergebnis, dass diese Art von Bewegung, wie sie jeden Morgen in China im Freien von Millionen älteren Menschen ausgeübt wird, zur Erhaltung der kognitiven Fähigkeiten beiträgt.

Auch eine Untersuchung aus dem November 2023 von über 10 000 Menschen von durchschnittlich 53 Lebensjahren kam zu dem Schluss, dass die mit dem Kernspintomographen untersuchten Gehirne tat-

144 Feifei Wang & Szilvia Boros (2021) The effect of physical activity on sleep quality: a systematic review, European Journal of Physiotherapy, 23:1, 11-18, DOI: 10.1080/21679169.2019.1623314, Link: https://www.tandfonline.com/doi/full/10.1080/21679169.2019.1623314

145 https://www.sciencedirect.com/science/article/pii/S2666776223001400?via%3Dihub

146 https://pubmed.ncbi.nlm.nih.gov/30982783/

147 Gu Renjun, et al: Effect of Tai Chi on Cognitive Function among Older Adults withCognitive Impairment: A Systematic Review and Meta-Analysis, in: Evidence-Based Complementary and Alternative Medicine, Volume 2021, Article ID 6679153, 9 pages, https://doi.org/10.1155/2021/6679153

sächlich an grauer und weißer Masse zunahmen, wenn die Probanden 3-4mal wöchentlich körperliche Übungen machten. Bei den meisten Demenzerkrankungen nimmt die Masse des Gehirns ab, so dass die hier Untersuchten einen gegenteiligen Effekt zeigen konnten.[148]

Auch Bluthochdruck und Diabetes kamen bei diesen Menschen im Vergleich zur normalen Bevölkerung seltener vor. Beide Krankheiten stellen bekannterweise ein erhöhtes Risiko für die Entstehung von Demenz dar.[149] Nun wird aber Diabetes auch durch gesättigte Fettsäuren gefördert,[150] was uns also direkt zum nächsten Punkt bei der Entstehung von Demenz bringt.

5. Ernährung

Eine Populations-Studie mit mehr als 20.000 Personen zeigte, dass Normalgewicht, nicht zu rauchen, begrenzter Alkoholkonsum und täglich mindestens fünf Portionen Obst und Gemüse die Lebenserwartung um 7 bis 14 Jahre verlängern kann, im Vergleich zu Menschen, die rauchen, zu viel Alkohol trinken und übergewichtig sind.

Das ist sicher keine Überraschung, aber auch nicht, dass die große Menge an tierischem Eiweiß, die wir heute zu uns nehmen zu den Zivilisationskrankheiten führt, wie sie seit Jahrzehnten im Westen, aber immer mehr auch bei der jungen Generation in China auftreten.
Aufgrund des weltweit größten epidemiologischen Projektes, der sogenannten *China-Cornell-Oxford Studie*, ergaben die Untersuchungen von *Dr. T.C. Campbell*[151] und anderen, dass unter den 6500 Teilnehmern aus China (1970-1990) nur etwa 1% der Nahrungsmittel aus tierischen Quellen stammten, die Menschen sich also hauptsächlich pflanzenbasiert ernährten.

148 https://content.iospress.com/articles/journal-of-alzheimers-disease/jad230740 und https://academic.oup.com/braincomms/article/7/1/fcae431/7933115?login=false

149 Pinnila FG. Brain foods: the effects of nutrients on brain function. Nat Rev Neurosci. 2008 Jul9(7):568–578.

150 Calder PC. Functional Roles of Fatty Acids and Their Effects on Human Health. JPEN J Parenter Enteral Nutr. 2015;20(10):1–15.

151 T. Colin Campbell, Thomas M. Campbell: Die »China Study« und ihre verblüffenden Konsequenzen für die Lebensführung. Verlag für Ganzheitliche Medizin, 2010, ISBN 978-3-927344-91-4., 1. Auflage, Vorwort von Dr. Gunter Neeb und https://de.wikipedia.org/wiki/The_China_Study

Nachdem ich das Original gelesen hatte, erschien auf mein Anraten die Übersetzung auch in Deutschland und wurde gewissermaßen ein Grundlagenwerk für Veganer.
Diese für Homo sapiens eher neue und ungewöhnliche Ernährungsform war aber nicht die Intention der Autoren, sondern die Grundidee war wohl, dass die Gesundheitsvorteile umso größer ausfallen, je geringer der Anteil tierischer Nahrungsmittel an der Ernährung ist.
Es wird demnach ein Verzehranteil tierischer Nahrungsproteine von höchstens 5 % der Gesamtnahrung empfohlen.
Auch eine Kalorienreduktion um etwa ein Drittel konnte in Tierstudien das Leben verlängern, solange die Ernährung ausgewogen war. Beim Menschen zeigte zeitlich begrenztes Fasten wie im moslemischen Ramadan (Nahrungsaufnahme nur während eines 8-Stundenfensters) oder Intervallfasten (2 x wöchentlich fasten), ein gesenktes Risiko für altersbedingte Erkrankungen bei Teilnehmenden im mittleren Alter[152].

Die Zeiten der Nahrungsaufnahme spielen also auch eine Rolle, da man den Zusammenhang zwischen Darmflora und dem Ablauf der »inneren Uhr« festgestellt hat[153].
Umgekehrt wird aber eine Störung der Darmflora auch eine Störung des Schlaf-Wach-Ablaufs bewirken, was letztlich den Stoffwechsel beeinträchtigt und sogar das Körpergewicht.
Eugene Chang, von der Universität Chicago sagt dazu:

> »Eine fettreiche typisch westliche Ernährung ändert die Signale der Mikroben auf eine Weise, was die Funktionen der inneren Uhr stört und so Übergewicht zu erzeugt.[154]»

Diese »innere Uhr« ist aber, wie schon oben beschrieben für den Schlaf-Wach-Rhythmus verantwortlich, so dass der im Alter häufig schlechte-

152 Henderson ST, Vogel JL, Barr LJ, Garvin F, Jones JJ, Costantini LC. Study of the ketogenic agent AC-1202 in mild to moderate Alzheimer's disease: a randomized, double-blind, placebo-controlled, multicenter trial. Nutr Metab (Lond). 2009 Aug 10;6:31.

153 V. Leone et al., "Effects of diurnal variation of gut microbes and high-fat feeding on host circadian clock function and metabolism," Cell Host & Microbe, doi:10.1016/j.chom.2015.03.006, 2015.

154 Interview mit Anna Azvolinsky, in: »Gut Microbes Influence Circadian Clock Metabolites produced by gut microbes in mice can affect the animals circadian rhythm and metabolism« in: The Scientist April 2015 und https://pubmed.ncbi.nlm.nih.gov/32322067/

re Schlaf, welcher die Demenz fördert, sowohl auf das »wie« als auch auf das »was« der Ernährung zurückzuführen sein könnte.

Nun gibt es sicher kaum mehr widersprüchliche Theorien zur Gesundheit als über »gesundes Essen«, aber an dieser Stelle ist es in erster Linie wichtig, ob es Nahrungsmittel gibt, die mit der Demenzentstehung[155] zusammenhängen.
Wissenschaftlich gesichert mit überwältigenden Daten ist Auf jeden Fall, dass der regelmäßige Verzehr von fetthaltigem[156] gebratenem Fleisch, Würstchen, Hamburgern, Steaks, Chips und zuckerhaltigen[157] Snacks und süßen[158] Getränken anstelle von frischem Gemüse, Obst und Fisch zu einer Abnahme eines Teils des Gehirns (dem Hippocampus[159]) führen, im Vergleich zu Menschen, die sich gesund ernähren.[160]

Unerlässliche Grundlagen der Ernährung sind Eiweiße, Fette und Kohlenhydrate. Doch welche davon sind gut fürs Gehirn?[161]

Fette

In einer Studie, in der die Cholinaufnahme[162] bei 2.497 Probanden über einen Zeitraum von 22 Jahren überwacht wurde, kam man zu dem Schluss, dass Patienten mit einer höheren Cholinaufnahme ein geringeres Vorkommen von Demenz und kognitiven Erkrankungen

155 https://healthcare-in-europe.com/de/news/22-juli-ist-1-welttag-des-gehirns.html

156 A high-fat refined sugar diet reduces hippocampal brain-derived neurotrophic factor neuronal plasticity and learning: https://pubmed.ncbi.nlm.nih.gov/12088740/

157 https://www.acs.org/pressroom/newsreleases/2023/august/sugars-affect-brain-plasticity-helping-with-learning-memory-recovery.html und https://www.sciencedirect.com/science/article/pii/S1550413123000517?via%3Dihub

158 Eine Meta-Analyse von 77 Studien ergab, dass für eine optimale kognitive Funktion ein streng regulierter Blutzuckerspiegel erforderlich ist: https://pubmed.ncbi.nlm.nih.gov/38201905/

159 Der Hippocampus ist eine Hirnstruktur, die zum limbischen System gehört. Sie ist vor allem an der Gedächtnisbildung beteiligt. Hier werden wahrscheinlich Informationen aus dem Kurzzeitgedächtnis (primäres Gedächtnis) in das Langzeitgedächtnis übertragen. Bei Demenz ist diese Funktion fast immer gestört. Man könnte also provokativ fragen: Macht Fast Food doof?

160 Jacka FN Cherbuin N Anstey KJ Sachdev P Butterworth P. Western diet is associated with a smaller hippocampus: a longitudinal investigation. BMC Med. 201513:215.

161 https://link.springer.com/article/10.1007/s12603-021-1614-6

162 Cholin ist eine vitaminähnliche Substanz, früher als Vitamin B4 bezeichnet, welche bei Mangel zu Krankheiten wie Fettleber führt.

aufwiesen.[163] In einer anderen Beobachtungsstudie über acht Jahre spielten vier wichtige Aminosäuren[164] eine Rolle bei der Aufrechterhaltung der kognitiven Funktion[165]. In einer riesigen Kohortenstudie von 407531 Teilnehmern mit 24 Jahren Nachuntersuchung und fast 190 000 Todesfällen war eine größere Pflanzenfettaufnahme mit einer geringeren Gesamt- und Herz-Kreislauf-Erkrankungssterblichkeit verbunden, insbesondere durch Fett aus Getreide und Pflanzenölen, unabhängig von anderen wichtigen Mortalitätsrisikofaktoren. Zu ähnlichen Ergebnissen kommt auch *Prof. Dr. Stefan Lorkowski*, (Lehrstuhls für Biochemie und Physiologie der Ernährung, Universität Jena).

Allerdings betont Lorkowski, dass nicht stumpf tierisches durch pflanzliches Fett ersetzt werden sollte. »Zu den tierischen Fetten zählt auch Kaltwasserfisch, der wichtige langkettige Omega-3-Fettsäuren liefert. Und Palm- und Kokosfett sind zwar pflanzlich, enthalten aber ungesunde langkettige gesättigte Fettsäuren. Und auch bei den Pflanzenölen macht es einen Unterschied, ob man an Omega-6-Fettsäuren reiches Maiskeim- oder Sonnenblumenöl oder an Omega-3-Fettsäuren reiches Lein- oder Rapsöl verwendet.

Neuerdings gibt es Autoren, welche daher unterscheiden, ob die Fette aus Pflanzensamen stammen oder aus Früchten. Tatsächlich hat die frühe Menschheit vor mehr als 12000 Jahren bevor der Ackerbau das Auspressen von Körnern ermöglichte, ausschließlich Fette von (unerhitzten) Früchten wie Avocados, Oliven, Palm- und Kokosöl usw. zu sich genommen. Während letztere ihre Öle und Fette gewollt zur Verfügung stellen, damit die Samen durch Säugetiere weiterverbreitet werden, liegt es nicht im »Interesse« der Pflanze, dass die gentragenden Samen durch das Auspressen zerstört werden. Entwicklungsgeschichtlich muss der Mensch

163 Ylilauri MP Voutilainen S Lönnroos E Virtanen HE Tuomainen T Salonen JT et al. Associations of dietary choline intake with risk of incident dementia and with cognitive performance: the Kuopio Ischaemic Heart Disease Risk Factor Study. Am J Clin Nutr. 20190:1–8.

164 Leucin, Phenylalanin, Lysin und Threonin

165 Kinoshita K, Otsuka R, Takada M, Tsukamoto-Yasui M, Nishita Y, Tange C, Tomida M, Shimokata H, Kuzuya M, Imaizumi A, Arai H. The Association between Dietary Amino Acid Intake and Cognitive Decline 8 Years Later in Japanese Community-Dwelling Older Adults. J Nutr Health Aging. 2021; 25:165–171.

also eher an die Fruchtöle, im Gegensatz zu den Getreideölen gewohnt gewesen sein.

Andererseits sind zwar Palm- und Kokosfett sind auch pflanzlich, enthalten aber ungesunde langkettige gesättigte Fettsäuren. Offenbar macht es bei den Pflanzenölen auch einen Unterschied, ob man an Omega-6-Fettsäuren reiches Maiskeim- oder Sonnenblumenöl oder an Omega-3-Fettsäuren reiches Lein- oder Rapsöl verwendet. Denn Omega-6-Fettsäuren erzeugen oxidativen Stress, oxidiertes LDL, chronische Entzündungen und Atherosklerose, insbesondere wenn sie in Form von erhitzten Industriesamenölen konsumiert wird, die gemeinhin als Speiseöl bezeichnet werden.

Was tierische Fette angeht so ist zumindest sicher, dass eine höhere Aufnahme von tierischem Fett sowohl mit einem höheren Gesamtmortalitätsrisiko (+16%) als auch mit einem höheren kardiovaskulären Mortalitätsrisiko (+14%) assoziiert. Dies galt insbesondere für Fett aus Milchprodukten und Eiern.
Beim Fett aus Fisch war ein Trend hin zu einem reduzierten Gesamt- und kardiovaskulären Mortalitätsrisiko zu beobachten. Und zwischen der Erkrankung von Herz und der von Gehirn gibt es deutliche Zusammenhänge:

> »Was gut fürs Herz ist, ist auch gut fürs Gehirn. Das heißt, niedrigeres Apolipoprotein B, weniger Entzündung und weniger oxidativer Stress.«

schreibt der Stanford-Wissenschaftler *Dr. Peter Attia* in seinem Buch »Outlive – Wie wir länger und besser leben können, als wir denken.«

Kohlenhydrate

Unter den Kohlenhydraten ist die – vergleichsweise süßer schmeckende Fruktose von Früchten ohne Zweifel besser als die erst spät in der menschlichen Ernährung gewonnene Saccharose. Letztere wurde erst vor etwa 2000 Jahren gewonnen und Zuckerrüben- und Maissirup erst im letzten Jahrhundert, während Früchte und stärkehaltige Knollen von vielen Säugetieren und vor allem auch den Vorfahren des Menschen gegessen wurden: Der paleolithische Speiseplan der Jäger und Sammler enthielt mit 100g pro Tag noch eine Vielfalt aus Pflanzenstoffen, bestehend aus einer großen Zahl von Früchten, Gemüse, Wurzeln, Knollen und Nüssen. Im Vergleich: Im Durchschnitt nimmt ein amerikanischer Bürger heute nur noch zwischen 10g und 20g pro Tag von Pflanzenfasern (Ballaststoffe) zu sich.

Proteine

Bei der Ernährung des Menschen und seiner Vorfahren stand am Anfang die Pflanze und für das zusätzliche Eiweiß kamen wohl Insekten und Larven (urgh?) dazu, auch wenn sie heute nicht mehr ganz so en vogue sind, wie vor über 2 Millionen Jahren[166].

Danach kam dann Fleisch dazu, was wohl zusammen mit der durch Feuer aufgeschlossenen Nahrung zur Weiterentwicklung des Gehirns beitrug[167].

Danach, so etwa vor mehr als einer Million Jahren kamen von den Pflanzen wieder mehr Knollen und stärkehaltige Wurzeln wie Kartoffeln hinzu. Bis dahin nahm also die Vielfalt der Nahrungsmittel kontinuierlich zu. Das Mikrobiom des menschlichen Darms hielt damit Schritt, und wurde vielfältiger und effektiver. Die moderne Diät bei uns hingegen lässt die Darmflora verarmen und immer einseitiger werden.[168]

Und hier schließt sich der Kreis zur Demenz[169] wieder: Eine Untersuchung in der Alzheimer-Forschung kam zu dem Schluss:

166 Dr. Deans auf dem Jahrestreffen der American Psychiatric Association (APA) 2015 Annual Meeting: Ramsey D Deans E.: »Food and the Brain« Program and abstracts of the American Psychiatric Association 168th Annual Meeting May 16-20 2015 Toronto Ontario Canada. Workshop. (Quelle: Medscape News)

167 Original: »Catching Fire – how Cooking made us Human« Random Basic Books, New York 2009; in Deutsch »Feuer fangen: Wie uns das Kochen zum Menschen machte – eine neue Theorie der menschlichen Evolution«, Deutsche Verlags-Anstalt, 2009

168 Moeller AH Lic YY Ngole EM et al: »Rapid changes in the gut microbiome during human evolution« in: PNAS Oct 2014 schreibt: The consequences of this reduction of bacterial diversity in the human gut microbiome remain unexplored however low levels of bacterial diversity in the microbiome have been associated with gastrointestinal disorders obesity and autoimmune disease. in: www.pnas.org/cgi/doi/10.1073/pnas.1419136111 sowie Sharon Greenblum. »Are We Less ›Gutsy‹ Than we Used to Be?« New Clues about the Evolution of the Human Microbiome from Research in Apes

169 Elevated fecal calprotectin in patients with Alzheimer's dementia indicates leaky gut., Leblhuber F Geisler S Steiner K Fuchs D Schütz B., J Neural Transm. 2015 Feb 14. PMID: 25680441

»...dass eine Modulation des Darmmikrobioms eine vielversprechende Strategie sein könnte, um das Fortschreiten der Alzheimer-Krankheit zu verlangsamen.[170]«

Dies ist nur eine Auswahl von wissenschaftlichen Untersuchungen, die zeigen soll, dass Demenz und Ernährung eng zusammenhängen. Doch was empfiehlt die chinesische Ernährungsheilkunde?
Dazu muss man wissen, dass in China die Grenze zwischen Arzneimitteln und Nahrungsmitteln oft sehr fließend war, denn während im Westen das 2500 Jahre alte Motto von Hippokrates[171] vergessen wurde, blieben in China Beeren und Nüsse, Wurzeln und Getreide in beiden Kategorien. Man denke nur zum Beispiel an Goji-Beeren, Maulbeerfrüchte, Walnüsse und Mandeln, Yamswurzeln und Taro, Hiobstränen und Gerstenkörner. (*Gou Qi Zi* und *Sang Shen*, *He Tao* und *Xing Ren*, *Shan Yao* und *Yu Tou*, *Yi Yi Ren* und *Da Mai*.)
Diese und viele andere wurden sowohl in der Arzneimittelsammlung des berühmten Arztes *Li Shi-zhen*, dem *Ben Cao Gan Mu* gelistet, als auch regelmäßig als Lebensmittel in ganz China verwendet.

Daher nun von der Wissenschaft wieder zurück zur Volksheilkunde: Vom daoistischen »Methusalem« *Li Qing-Yun*[172] (ca. 1678-1933) wurden viele Rezepturen bekannt, denen seine Langlebigkeit zugeschrieben werden könnte. Er war von jung an ein Kräutersammler und kannte die gesunden Wirkungen der Geschenke der Natur. Er empfahl unter anderem, täglich etwa eine Handvoll Goji-Beeren zu essen und war, wie man heute sagen würde, Flexotarier[173]. Mehr über ihn und seine Lebensweise im Teil 2 dieses Buches.

Jedenfalls waren Beeren wie *Gou Qi Zi* und chinesische Datteln (*Da Zao*) seine größte Kohlenhydratquelle, plus stärkehaltige Arzneiwurzeln wie Salomonssiegel (*He Shou Wu*[174]), Yamswurzel (*Shan Yao*) und Polygala

170 Seo, Do., Holtzman, D.M. Current understanding of the Alzheimer's disease-associated microbiome and therapeutic strategies. Exp Mol Med 56, 86–94 (2024). https://doi.org/10.1038/s12276-023-01146-2

171 »Eure Nahrungsmittel sollen eure Heilmittel, und eure Heilmittel sollen eure Nahrungsmittel sein.«

172 https://de.wikipedia.org/wiki/Li_Ching-Yuen

173 S.A. Olson: Li Qingyun: Longevity Methods of a 250-Year-Old Taoist Immortal, Valley Spirit Arts 2015, Ss. 45ff.

174 https://www.terraelements.de/blog/Fo-Ti-die-Wurzel-des-Mannes-mit-den-schwarzen-Haaren/

(*Huang Jing*) und natürlich Reis; die Eiweiße kamen aus Pilzen und kleine Mengen Fleisch als würzende Beilage. Vermutlich ergänzten die Nüsse und Sesam- (*Zhi Ma*) und Hanfkörner (*Hu Ma*) den Bedarf an Fett. Man darf nicht vergessen, dass viele Kräuter auch als Gewürze verwendet werden und von der Mischung, die wir als indisches Curry kennen, ist sogar bekannt, dass sie das Risiko für Demenz durch Regeneration der Nervenzellen vermindert,[175] was wohl durch die Gelbwurz (*Jiang Huang*) bedingt ist, die ebenfalls in der chinesichen Medizin verwendet wird.

Ein Kompendium zur Ernährung für Daoisten der Lingbao-Tradition stammt aus dem vierten Jahrhundert der Zeitrechnung und wurde immer wieder zitiert, unter anderem von den daoistischen Ärzten *Ge Hong* (284-344 n.Z.). Es war fast allen Daoisten und Einsiedlern bekannt, so es dass auch *Li Qing-Yun* (siehe Teil Zwei dieses Buches) bekannt gewesen sein dürfte, da er viele der dort verwendeten Pflanzen ebenfalls zu sich nahm.

Zwei der Rezepturen des *Tai Shang Ling Bao Wu Fu Xu*[176] zum Nachbauen wollen wir daher hier zum Abschluss einmal vorstellen[177]:

San Tian Ling Bao Fang
(Rezept der drei Himmel des heiligen Schatzes)

> *Bestandteile:* Fünf Anteile Sesamkörner, vier Anteile Pinienharz, ein Anteil Sichuanpfeffer, drei Anteile getrockneter Ingwer und drei Anteile Acoruswurzel, von der wir am Anfang viel über die Demenzbehandlung gehört haben.[178]

Diese Zutaten sollten fein pulverisiert werden und mit hellem Honig oder Zucker gemischt und wieder (in einem Ritual) gemörsert werden und zuletzt zu etwa 7 mm großen Pillen geformt werden. Bei Sonnenaufgang sollten dann je drei Stück für ein Jahr eingenommen werden.

175 Hucklenbroich K, Klein R, Neumaier B, et al. Aromatic-turmerone induces neural stem cell proliferation in vitro and in vivo. Stem Cell Res Ther. 2014 Sep 26;5(4):100. doi: 10.1186/scrt500

176 太上灵宝五符序, siehe: https://ctext.org/wiki.pl?if=gb&res=993764&remap=gb

177 Aus: Shawn Arthur: Early Daoist Dietary Practices: Examining Ways to Health and Longevity, Lexington Books, 2013

178 Demnach also *Zhi Ma*, *Song Zhi*, *Chuan Jiao*, *Gan Jiang* und *Shi Chang Pu*, eine scharfe Mischung

Das zweite Rezept ist unkomplizierter, und es heißt, seine Bestandteile können auch einzeln eingenommen werden:

Ling Bao Wu Ling Dan
(Rezept des heiligen Schatzes der fünf Wunderpflanzen)

Bestandteile: Birkenporling, Hanfkörner, Sichuanpfeffer, getrockneter Ingwer und wieder die Acoruswurzel[179], die immer wieder gegen Demenz eingesetzt wurde.

Zur Behandlung von Krankheiten des Nervensystems und Gehirns mit chinesischen Arzneimitteln hier wieder ein paar Fälle aus der Praxis.

Erster Fall von Zheng Qin-An: *Verwirrtheit*

»Was das Syndrom Verwirrtheit (wörtlich »wirre Rede«) angeht, so gibt es auch hier den Unterschied zwischen Yin und Yang, dies muss man wissen. Die Verwirrtheit von bei Fülle-Syndrom (Yang-Zheng) resultiert aus einer exogenen pathogenen Hitze, die noch im Körper verbleibt und das Herz befällt, so dass dieses Feuer das klare Shen aufstört und das klare Shen seinen Ort verlässt.«

Der Patient hat daher eine laute, wirre Sprache, hat die Augen weit geöffnet und schläft kaum, sein Mund riecht unangenehm und sein Atem ist rau. Er fühlt sich leicht und ist hitzeempfindlich, sein Geist arbeitet unermüdlich. In leichten Fällen kann man *Dao Chi San* (Das Rote leitende Dekokt) benutzen, in schweren Fällen *Da Cheng Qi Tang* (Großes Qi steuerndes Dekokt) oder *San Huang Shi Gao Tang* (Drei Gelbe Gypsum Dekokt).
Die Verwirrtheit von bei Leere-Syndrom (Yin-Zheng) resultiert aus dem Zusammenbruch des korrekten Qi und dem Aufsteigen der Yin-Pathogene die das Shen verstopfen und so auch das Denken eintrüben. Diese Patienten schließen eher die Augen bei ihrer wirren Rede, haben Schwäche in den Extremitäten, fürchten Kälte und schlafen zusammengekrümmt. Sie fühlen sich schwer und schwitzen leicht, manche trinken sogar ein, zwei Schlucke kalte Flüssigkeit, sind aber abgeschla-

179 *Fu Ling, Hu Ma, Chuan Jiao, Gan Jiang* und *Shi Chang Pu.*

gen und müde. Auf jeden Fall muss hier das Yang zurückgebracht werden, auch wenn sie kaltes Wasser zu trinken vermögen. Denn wenn man hier fälschlich kalte Arzneien verwendet, so richtet das großen Schaden an.
Man muss nämlich wissen, dass das Yin-Pathogen im Inneren etwas Hitze zu erzeugen vermag, sobald man das Yin-Pathogen aber behandelt, verschwindet auch die Hitze wieder. Wer dies versteht, hat die höchsten Weihen bestanden.

Ich habe schon viele solcher Fälle behandelt – egal ob sie schwitzen, wirr reden oder Kaltes trinken, sobald man erkennt, dass diese Patienten abgeschlagen oder erschöpft sind, muss eine hohe Dosis das Yang zurückbringender Rezepturen verwendet werden, dann gewinnt man jede Herausforderung.

Zweiter Fall von Zheng Qin-An: *Vergesslichkeit (Demenz)*

Vergesslichkeit, diese Erkrankung kann man in Yang-Leere oder Yin-Leere unterteilen, aber man muss das nicht, denn beide haben gemeinsam dass es an geistiger Klarheit fehlt. Das Leben entsteht aus den beiden Qi (Energien). Die beiden Energien sind ursprünglich die Essenz (Jing) des Yang und die Essenz (Jing) des Yin. Diese beiden Essenzen (Jing) vereinigen sich zu einem Qi. Der Geist (Shen) schließlich, weilt zwischen den beiden Qi, so wie es in den alten Schriften heißt:

Jing → Qi → Shen
Wenn die Energien (Qi) den ganzen Körper füllen können, dann ist auch die Essenz (Jing) genügend und der Geist (Shen) ist voller Klarheit, und man weiß alles, ohne es zu vergessen.
Wenn aber Jing und Qi leer sind, dann wird der Geist (Shen) unklar, und mal weiß man es noch und mal auch nicht. Es ist wie eine kurz vor dem Verlöschen flackernde Öllampenflamme, die hell scheinen möchte, aber nichts mehr beleuchten kann.
Diese Erkrankung kommt bei vielen alten Menschen vor, aber nur in wenig jungen. Wenn junge Menschen diese Erkrankung haben, dann sind sie ebenso geschwächt wie die Älteren.

Zur Behandlung dieser Erkrankung ist es wichtig, Yin und Yang wieder zu verbinden und zusätzlich sollte man die »Embryonales Atmen«-Qi-Gong Übung machen, um das Herz in einem geschützten Raum zu bewahren. Wenn man dieses für längere Zeit tut, dann gewinnt der Geist die Klarheit wieder, als ob der Docht wieder Öl erhalten hat.
Als Rezepturen kommen in Frage die über längere Zeit währende Verabreichung von *Bai Tong Tang* oder *Gui Zhi Long Gu Mu Li San*, *San Chai Feng Sui Dan*, *Qian Yang Tang* usw., die man alle für etwa fünfzig Verabreichungen verschreiben muss. Danach wird es wieder wie vorher.
Auf keinen Fall aber darf man ausschließlich Standardformeln wie *Tian Wang Bu Xin Dan* oder *Ning Shen Ding Zhi Tang* und ähnliches verwenden und immerzu nur an *Ren Shen*, *Da Zao*, *Fu Shen*, *Yuan Zhi*, *Zhu Sha* und ähnliche (beruhigende) Arten von Arzneien denken.

Morbus Parkinson – Tradition und Forschung

Was haben Demenz, Depression und Parkinson gemeinsam?
Bei allen dreien erhöht sich das Erkrankungsrisiko durch häufiges Fernsehen und bei allen dreien senkt sich das Risiko durch tägliche, nicht berufliche Computerbenutzung[180].
Demnach ist die (inter-)aktive Benutzung des Gehirns für seine Gesundheit förderlich, während eine passive Berieselung eher schadet. Das fand eine britische Studie mit über 473.000 Teilnehmern heraus.

Wenngleich auch eine spezielle Parkinson-Demenz existiert, welche 30-40% der Erkrankten betrifft, so soll es in diesem Abschnitt aber hauptsächlich um die physische (motorische) Symptomatik gehen.

Als unheilbare neurodegenerative Erkrankung zählt die Parkinson-Krankheit (PD) zu den degenerativen Erkrankungen des extrapyramidal-motorischen Systems. Sie ist damit (nach der Alzheimer-Krankheit) die zweithäufigste neurodegenerative Erkrankung der Welt.

180 https://www.medscape.com/viewarticle/excessive-tv-watching-tied-elevated-risk-dementia-parkinsons-2023a1000tw2

Von den über 80-Jährigen erkranken etwa 1,5–2,0 Prozent an einem Parkinson-Syndrom. In Deutschland wird derzeit von 300.000 bis 400.000 erkrankten Menschen ausgegangen.
Die charakteristischen Symptome sind Bewegungsarmut, Muskelstarre und (nicht immer vorhanden) ein Ruhetremor (daher der alte Name: Schüttellähmung).

Zu den motorischen Symptomen gehören hauptsächlich Muskelsteifheit, Zittern und Gleichgewichtsstörungen. Zu den nichtmotorischen Symptomen zählen hauptsächlich die kognitiven Beeinträchtigungen, Depressionen, Verstopfung und Schlafstörungen.

Wissenschaftler des Max-Planck-Instituts für Neurobiologie in Martinsried zeigten zusammen mit Kollegen vom Helmholtz-Zentrum München und dem Zentrum für Molekulare Neurobiologie Hamburg erstmals, dass im Tiermodell drei Bedingungen zusammenkommen mussten, um einen Nervenzellverlust ähnlich wie bei Parkinson-Patienten hervorzurufen: Ein defektes Gen (im untersuchten Fall das Gen DJ-1), eine Unterversorgung mit dem Wachstumsfaktor GDNF und das Älterwerden der Tiere.

Die frühen Symptome können den motorischen Manifestationen um Jahre vorausgehen: hierzu gehören Störung des Geruchssinns, Stimmungsschwankungen (leichte Reizbarkeit) mit leichten Depressionen, Verstopfung, Störung des Traumschlafs durch starke Bewegungen.

Danach folgen im Hauptstadium die Folgen des niedrigen Dopaminspiegels: Muskelzittern (Tremor) in Ruhe, vor allem der Extremitäten, die Schrift wird oft etwas kleiner, manchmal »unrunde« Bewegungen beim längeren Laufen, manchmal Muskelstarre im Gesicht, verlangsamte Bewegungen, bis hin zu Bewegungslosigkeit (Akinese).

Mit fortschreitender Krankheit können Patienten aufgrund von Bewegungsstörungen (»Dyskinesie« =Bewegungsstörung mit krampfartigen Bewegungen), Stürzen, Sprachbarrieren, oft nicht mehr für sich selbst sorgen und ihre Lebensqualität wird stark eingeschränkt.

Zu den westlichen Arzneimitteln, die klinisch zur Behandlung der Parkinson-Krankheit eingesetzt werden, gehören zusammengesetzte Levodopa-Präparate, Dopamin-rezeptoragonisten, das Anticholinergikum Amantadin (siehe unter Punkt 4).

Mit der Verlängerung der Medikationsdauer nehmen die Nebenwirkungen allmählich zu. Beispielsweise ist Levodopa das Medikament der ersten Wahl für die klinische Behandlung der Parkinson-Krankheit. Nach längerer Anwendung aber entwickeln die meisten Patienten eine Dyskinesie. Diese Nebenwirkung kann das tägliche Leben von Patienten mit Parkinson-Krankheit ernsthaft beeinträchtigen.

Der Zweck der traditionellen chinesischen Medizin bei der Behandlung der Parkinson-Krankheit besteht daher darin, die durch die langfristige Einnahme dopaminerger Medikamente verursachten Nebenwirkungen zu kontrollieren, die Dosierung von Medikamenten zu reduzieren und die mit der Parkinson-Krankheit verbundenen Symptome zu verbessern.

Die chinesische Medizin zeichnet sich durch Individualisierung, lange Heilwirkung und wenige Nebenwirkungen aus. Sie hat somit offensichtliche Vorteile gegenüber der alleinigen Behandlung der Parkinson-Krankheit mit westlicher Medizin.

Das Verständnis der Chinesischen Medizin zur Pathogenese der Parkinson-Krankheit

Die Parkinson-Krankheit gehört in der Chinesischen Medizin zur Kategorie des (Zheng-)Tremor-Syndroms. Bereits im »*Huangdi Neijing*« gibt es eine Beschreibung der Pathogenese der Parkinson-Krankheit durch die Chinesische Medizin. Das Neijing weist darauf hin, dass

> »alle durch Wind (Feng 風) verursachten Schwindelgefühle auf die Leber zurückzuführen sind«,

und es wird angenommen, dass die Ursache der Parkinson-Krankheit im System der Leber lokalisiert ist und mit Leber-Wind-Erkrankungen in Verbindung steht.

Dr. Cao Bo-Rens »Abhandlung über Fallakten« weist darauf hin, dass

> »Zittern auf einen Mangel in Leber und Nieren und auf Schleimfeuer (heißer Schleim) zurückzuführen ist.«

Der Yin-Mangel in Leber und Nieren verbraucht sowohl Essenz (Jing) als auch Blut und der innere Wind stört den Bewegungsablauf des Körpers.

Weitere Studien[181] haben herausgefunden, dass aufgrund einer längeren Behandlung der Parkinson-Krankheit (vielleicht durch die Nebenwirkungen der Medikation) die Funktion der Systeme Leber und Nieren abnimmt, was schließlich zu einem Mangel an Qi und Blut führt, worauf Essenz (Jing) und das Blut (Xue) das Markmeer (Sui Hai) nicht mehr füllen können und die Muskeln und Adern nicht mehr mit Feuchtigkeit versorgen.

Die Krankheit wird schließlich schwerwiegender und führt zu einer systemischen Steifheit (Rigor).
Hierzu heißt es in der *»Abhandlung über die Ursachen von Krankheiten«*, dass

> »Leere und Überlastung das Blut und Knochenmark schädigen, die die Sehnen nicht mehr ernähren können, was zu einem extrem schwachen Sehnen-Qi führt, so dass einer Leere an Qi und Blut und daher zum Auftreten von Zittern führt.«[182]

Auch Wang Ken Tangs Kapitel *»Leitlinien für Syndrom und Behandlung: Zittern«*, geschrieben in der Qing-Dynastie, weisen darauf hin, dass

> »diese Krankheit in der Blüte des Lebens selten ist, aber nach dem mittleren Alter auftritt, insbesondere bei älteren Menschen. Bei älteren Menschen ist das Yin-Blut unzureichend und das Wasser (=Yin) kann das Nierenfeuer nicht mehr kontrollieren, daher ist es äußerst schwierig, es zu behandeln. Der Mangel an Qi und Blut führt zu einem Mangel an Nährstoffen in den Muskeln und Sehnen und zu Zittersymptomen.«

181 徐良州, 王康平, 唐晓亮. 帕金森病临床中医证型及证治初探[J]. 河北中医, 2011, 33(5): 689-690.
182 https://www.zhangqiaokeyan.com/academic-degree-domestic_mphd_thesis/020313122477.html

Zhang Jing-Yues »*Jing-Yue Quanshu*« weist darauf hin, dass

> »Blutkrankheiten bedeuten, dass es keine Möglichkeit gibt, die Muskeln zu ernähren, während Muskelkrankheiten selbst Schwindel und Steifheit verursachen.«

Wang Ji aus der Ming-Dynastie schrieb in »*Grundsätze der Medizin*«, dass die Ursache der Parkinson-Krankheit darin liegt, da

> »Schleim und Feuer die Leitbahnen blockieren, wodurch Qi und Blut nicht mehr geleitet werden können und Blut und Körperflüssigkeiten die Muskeln und die Adern nicht mehr nähren können, was daher zu Körperzittern führt«.

Zusammenfassend geht die traditionelle chinesische Medizin davon aus, dass die Pathogenese der Parkinson-Krankheit hauptsächlich auf

- Yin-Leere in Leber und Nieren, oder
- Qi- und Blut-Leere, oder
- innerer Bewegung des Leberwinds (Gan Feng) und innerer Blockade durch Schleim beruht.

Daher liegt der Schlüssel zur Behandlung der Parkinson-Krankheit mit traditioneller chinesischer Medizin darin, die Nieren und die Leber zu nähren, Qi und Blut wieder aufzufüllen, die Leber zu beruhigen und Depressionen zu lindern, Schleim und Blutstase zu entfernen, die Muskeln zu entspannen und den Tremor zu stabilisieren.

Chinesische Arzneimittelstudien zur Wirkung auf die Parkinson-Krankheit[183]

Qian Ceng Ta, der chinesische Bärlapp (*Lycopodium serratum*[184]) wurde vor allem zur Behandlung von Alzheimer-Demenz[185], aber auch gegen *Morbus Parkinson* getestet[186], allerdings hierbei die Auszüge seines Inhaltsstoffes Huperzin A.

183 Unter Punkt 5 in: https://www.hanspub.org/journal/paperinformation?paperid=32427

184 https://evidencelive.org/huperzine-a-benefits/

185 https://pubmed.ncbi.nlm.nih.gov/21766442/

186 https://www.drugs.com/npp/huperzine-a.html und Chen LW, Wang YQ, Wei LC, Shi M, Chan YS. Chinese herbs and herbal extracts for neuroprotection of dopaminergic neurons and potential therapeutic treatment of Parkinson's disease. CNS Neurol Disord Drug Targets. 2007;6(4):273-281.17691984

Gou Teng (*Uncus uncaria*) ist der hakentragende (= Gou) Stammzweig der *Rubiaceae*-Pflanze, deren Haken offizinal ist. Studien haben gezeigt, dass *Uncaria* die Symptome von Parkinson-Patienten verbessern kann. Möglicherweise spielt es eine Rolle beim Abfangen freier Radikale und bei der Verbesserung der antioxidativen Kapazität des Körpers.

Xing Ren (Ginkgo): Die Hauptwirkstoffe des Ginkgoblattextrakts (*Xing Ren Su*) sind Terpene und Flavonoide, die eine gute neuroprotektive Wirkung haben. Sie hemmen Tyrosinhydroxylase-positive Zellen und den striatalen Dopamintransport von Mäusen mit MPTP-induzierter Parkinson-Krankheit verbessern und daher dem oxidativen Stress zu widerstehen.

Zhi Zi (*Gardenia*) kann neuroprotektive Wirkungen haben, indem es die Apoptose reduziert und die Signalübertragung von Wachstumsfaktoren dopaminerger Neuronen verstärkt.

Im Tierversuch konnte der Extrakt von ***He Shou Wu*** (*Rz. Polygonum multiflorum*) die aktive motorische Funktion von Mäusen fördern und deren Dopamingehalt im Striatum von erhöhen.

Das im ***Ren Shen*** (*Rx. Panax Ginseng*) vorkommende Ginsenosid Rg1 hat eine offensichtliche Schutzwirkung auf dopaminerge Neuronen in der Substantia nigra im Gehirn. Auch das extrahierte Ginsenosid Re kann eine neuronale Schutzwirkung ausüben, indem es die Expressionsniveaus von GABAergen Neuronen verändert, und PPmRNA kann den Schutz der polyaminergen Neuronen vor abnormaler Aggregation von α-Synuclein im Striatum verringern.

Weitere Studien haben gezeigt, dass das in *Huang Qin* (Rx. Scutellaria baicalensis) vorkommende Baicalin den Glutathiongehalt im Gehirn von Mäusen mit Parkinson-Krankheit deutlich erhöht, sowie den Dopamingehalt im Striatum verbessert und den Verlust dopaminerger Nervenzellen in der Substantia nigra verhindern kann.

Das in ***Chuan Xin Lian*** (*Andrographis paniculata*) vorkommende Andrographolid kann oxidativen Stress hemmen, mitochondriale Schäden schützen, die mitochondriale Morphologie aufrechterhalten und die MPTP-Leitung deutlich verbessern.

Schließlich hat ***Hong Jing Tian*** (*Rhodiola rosea*) nicht nur eine antioxidative und Anti-Aging-Wirkung, sondern der Hauptmonomer-Bestandteil *Salidrosid* konnte im Tierversuch der Degeneration und dem Verlust von Dopamin-Neuronen in der Substantia nigra entgegenwirken und hat außerdem eine neuroprotektive Wirkung. Es erhöht auch die Sekretion von endogenem GDNF (von Gliazellen abgeleiteter neurotropher Faktor)[187], um die Dopamin-Neuronen durch Regulierung des MEF2D-ND6-Signalwegs zu schützen[188].

Am besten untersucht durch Studien aus aller Welt ist wohl der Safran (chin. *Zang Hong Hua*, Crocus sativus), welcher bereits in den Kapiteln über Arteriosklerose und Demenz erwähnt wurde. Dieser teure Tausendsassa ist – wenn aus guter Qualität – sein Geld auf jedenfalls auch bei Parkinson wert[189].

Nebenwirkungen westlicher Arzneien für den Patienten

1. L-Dopa: Häufige Nebenwirkungen von Levodopa sind Übelkeit, Schwindel, Kreislaufprobleme, Schlafstörungen, Unruhe, Tagesmüdigkeit und psychische Störungen wie Verwirrung und Sinnestäuschungen.

Nach der Chinesischen Medizin trübt sich also durch die Nebenwirkungen der Geist durch Hitze oder Schleim. Hierbei darf nicht vergessen werden, dass viele Erhebungen von Arzneimittelwirkungen die Symptome der Krankheit nicht von denen des Arzneimittels unterscheiden können. Je nach Stadium der Erkrankung und Differenzie-

187 张宇红，陈生弟，李江林，等. 红景天甙促进帕金森病模型小鼠表达内源性胶质细胞源性神经营养因子蛋白保护多巴胺能神经元. 中华神经科杂志, 2006, 39(8): 540-543. (Salidroside promotes the expression of GDNF in the MPTP model of Parkinson's disease)

188 张伟. 红景天苷通过调节 MEF2D-ND6 通路保护多巴胺神经元: [博士学位论文]. 西安: 第四军医大学, 2016 und https://pubmed.ncbi.nlm.nih.gov/31520529/ : Salidroside protects dopaminergic neurons by regulating the mitochondrial MEF2D-ND6 pathway in the MPTP/MPp*-induced model of Parkinson's disease

189 https://www.ncbi.nlm.nih.gov/pmc/articles/PMC4599112/ und https://qoffood.com/de/wie-man-echten-safran-von-gefaelschtem-safran-unterscheidet-8-tests/ sowie https://libellius.de/safran-woher-kommt-er-und-wie-erkennt-man-faelschungen/

rung zwischen Fülle und Leere müssen also Hitze gekühlt und Schleim umgewandelt werden, oder eine Leere-Hitze durch Yin-Leere genährt werden.

2. Das fast immer mit Levodopa kombinierte Carbidopa, hemmt ebenso wie Benserazid den Abbau von L-Dopa durch das Enzym Decarboxylase und wird daher mit Levodopa kombiniert. Es fördert die oben genannten REM-Schlafstörungen und die Übelkeit (bis zum Erbrechen).

3. Opicapon: Ein COMT-Inhibitor[190], wird oft in Kombination mit obigen Arzneien gegeben. Häufige Nebenwirkungen weisen alle auf beschleunigte Abnahme des Nieren-Yin hin, nämlich Verstopfung, Mundtrockenheit, trockene Augen, Ein- oder Durchschlafstörungen, Muskelkrämpfe, Kopfschmerzen, Schläfrigkeit, Sinnestäuschungen. Auch Blutdruckabfall beim Lagewechsel zum Stehen und daher Schwindelgefühl und Benommenheit kommen vor, was alles eher in Richtung Blut-Leere interpretiert werden könnte. Auch Nässe oder Schleimsymptome wie Übelkeit, Sinnestäuschungen (Halluzinationen) kommen hierbei vor.

4. Pramipexol: Dieser Dopaminantagonist erzeugt häufig (>10%) Übelkeit, Schwindel Bewegungsstörungen und Schläfrigkeit mit Schlaf attacken. Manchmal treten auch Impulskontrollstörungen (z. B. Spielsucht, Kaufsucht) auf, durch die Wirkung auf die Dopaminrezeptoren. Hier ist nach der Chinesischen Medizin wohl die hemmende Wirkung auf das Shen am ausgeprägtesten.

5. MAO-Hemmer: Monoaminooxidase hemmende Medikamente, wie sie auch in der Chinesischen Medizin vorkommen (z. B. in *Huang Qin* und *Dang Gui*[191]), wirken stimmungsaufhellend bei Depressionen, auch bei solchen, die im Zusammenhang mit Parkinson auftreten. Ihre Wirkung stellt für den Gehirnstoffwechsel vermehrt Neurotransmitter bereit, was sich bei bestimmten Depressionsformen positiv auswirkt.

190 COMT=Catechol-O-Methyltransferase-Inhibitor

191 https://www.sciencedirect.com/science/article/abs/pii/S0141813016321092

Das komplette Zusammenspiel von Transmittern und psychischen Symptomen ist jedoch nicht vollständig geklärt. Bei Parkinson werden meist MAO-B-Hemmer wie z. B. Moclobemid oder Rasagilin verwendet, deren Nebenwirkungen wie Mundtrockenheit, Schlafstörungen, Schwindel, Halluzinationen und Herzrhythmusstörungen, denen der anderen Arzneien sehr ähnlich sind. Hier wird wohl hauptsächlich das Yin vermindert und der Geist Shen 神 durch Schleim oder Nässe getrübt.

6. Memantin und Amantadin haben eine schwach antagonistische Wirkung am NMDA-Rezeptor: Auch der Wirkmechanismus dieser Arzneien beim Parkinson-Syndrom ist noch nicht vollständig geklärt. Ihre häufigen Nebenwirkungen sind im zentrales Nervensystem Symptome wie Schwindel, Unruhe, Nervosität, Schlafstörungen, Konzentrationsstörungen und Halluzinationen.

Im Herz-Kreislauf-System kommen häufig als Nebenwirkungen vor: Schwindel beim Aufstehen, Verlängerung der QT-Zeit (EKG) und im Gastrointestinaltrakt Übelkeit und Mundtrockenheit, sowie Harnretention bei Prostatahypertrophie.

Obwohl hier wohl ein anderer Wirkmechanismus vorliegt, scheinen die Nebenwirkungen ziemlich mit den obigen übereinzustimmen, so dass man sich schon fragen muss, ob die im mittleren und Spätstadium vorkommenden Symptome durch die Wirkung der Arzneien hervorgerufen werden oder durch die Krankheit selbst, auf deren Symptome diese Arzneien nicht genug wirken.

Chinesische Therapiestrategien zur Behandlung der Parkinson-Krankheit

Abgeschlossene Studien

Nähren von Nieren und Leber-Leere

a. In einer Studie über 12 Wochen von Gao Min[192] et al. wurden Parkinson-Patienten nach dem Zufallsprinzip in zwei Gruppen eingeteilt, und der Behandlungsgruppe wurde Madopar- und GuiLu-Dihuang-Tang (Gui/Lu-Jiao-Rehmannia Dekokt) verabreicht.

Arzneien:
Gui Ban Jiao 12g, *Lu Jiao Jiao* 12g, *Di Long* 9g, *Sheng Di Huang* 15g, *Shan Yao* 12g, *Shan Zhu Yu* 12g, *Chuan Niu Xi* 9g, *Gou Teng* 9g, *Tian Ma* 9g, *Bai Jiang Can* 9g, *Chuan Xiong* 9g, *Tu Si Zi* 12g, *E Zhu* 9g.

Die Kontrollgruppe erhielt die gleiche Dosis Madopar und Placebos.

Der Leber- und Nieren-Yin-Mangel-Syndrom-Score also eine bestimmte Punktzahl wurden verwendet, ebenso der Hauptsymptom-Score der traditionellen chinesischen Medizin und der umfassende Parkinson-Score der Biomedizin, um den Behandlungsstatus der beiden Patientengruppen zu vergleichen.
Die Ergebnisse zeigten, dass *Guilu Dihuang-Dekokt* eindeutig den Zustand von Patienten mit Parkinson-Krankheit verbessern kann und keine offensichtlichen Nebenwirkungen aufweist. *Guilu Dihuang Tang* hat die Wirkung, die Leber und die Nieren zu nähren, das Blut zu beleben und zu aktivieren, Blockaden zu lösen, Blähungen zu lösen und Krämpfe zu lindern.

Gegenwärtig haben die meisten Patienten gegen Levodopa, das wirksamste Medikament zur Behandlung der Parkinson-Krankheit auf dem Markt eine Toleranz entwickelt. Bei solchen, die das Medikament länger als 5 Jahre eingenommen haben, kommt es zu motorischen Komplikationen, dem End-of-Dose-Phänomen mit on-off-Symptomatik,

192 https://www.doc88.com/p-4095257170621.html, und https://www.cacm.org.cn/wp-content/uploads/2023/06/帕金森病运动并发症中西医结合诊疗指南.pdf

einer Beeinträchtigung der motorischen Funktion des Patienten und sogar zu einer Behinderung (siehe Patientenfälle weiter unten).

b. *Dr. Wei Jianglei* et al. verwendeten eine modifizierte *Tian Qi Ping Chan Fang* Verschreibung zur Behandlung von Patienten mit **durch Levodopa verursachter Dyskinesie.**
Nach der Behandlung waren die objektiven Werte der Patienten in der Behandlungsgruppe deutlich niedriger als die in der Kontrollgruppe.
Tian Qi Ping Chan Fang kann die durch Levodopa verursachten Nebenwirkungen, insbesondere im Gesicht und an den oberen Gliedmaßen, verbessern[193]. Es besteht aus *Huang Qi*, *Shou Di Huang* (*Rehmannia glutinosa* präp.), *Bai Shao* (*Paeonia lactiflora*), *Dang Gui* (*Angelica sinensis)*, *Gou Teng* (*Uncaria rhynchophylla*), *Tian Ma* (*Gastrodia*) und *Bai Jiang Can* (*Bombyx batryticatus*).

c. In einer Studie durch *Dr. Chen Songsheng* et al.[194] teilte man Patienten mit Parkinson-Krankheit nach dem Zufallsprinzip in zwei Gruppen ein. Eine Gruppe erhielt *Yu Jin*, *Sheng Di Huang* und *Bai Shao*, die Kontrollgruppe nur Madopar.
Die klinische Diagnoseskala für die Parkinson-Krankheit wurde zur Bewertung der Patienten in beiden Gruppen verwendet und das Auftreten nichtmotorischer Symptome wie Schlaflosigkeit, Verstopfung, kognitive Beeinträchtigung und psychische Störungen wurde beobachtet. Nach der Behandlung war der Score-Unterschied zwischen vor und nach der Medikation in der Behandlungsgruppe größer als in der Kontrollgruppe, und die Inzidenzraten von Schlaflosigkeit und Verstopfung unterschieden sich deutlich von denen in der Kontrollgruppe.

d. *Dr. Cui Xiaoyu* fasste die klinischen Erfahrungen des bekannten Professors *Li Ru-Kui* bei der Behandlung der Parkinson-Krankheit zusammen, und fand heraus, dass Professor Li zur Behandlung der

193 In: Shanghai University Magazine, 2014(3): 23-25: 魏江磊, 陈伟, 干静, 等. 天芪平颤方治疗帕金森病异动症的临床研究 und https://www.sciencedirect.com/science/article/pii/S2225411024000543

194 https://jpxb.bjmu.edu.cn/EN/Y2016/V47/I4/442

Parkinson-Krankheit hauptsächlich die Methode der Tonisierung von Qi und der Nährung des Blutes (Bu Qi – Yang Xue) sowie der Tonisierung von Leber und Nieren (Bu Gan Shen) anwendete.
Unter Berücksichtigung der individuellen Unterschiede der Patienten kann ein flexibler Medikamenteneinsatz die Wirksamkeit der Behandlung bei den meisten Parkinson-Patienten erheblich verbessern[195].

e. *Dr. Tang Jin* erprobte die Formel *Da Ding Feng Zhu* (Große Wind Absenkende Perle, Arzneien siehe unten)
Diese Formel wurde in einer Studie mit 56 Fällen von Parkinson-Krankheit erprobt[196]. Tang beobachtete die Veränderungen der nicht-motorischen Symptome der Patienten vor und nach der Anwendung. Nach der Behandlung hatten sich die Symptome des autonomen Nervensystems, der Schlafzustand und der Angstzustand der Parkinson-Patienten im Vergleich zur Kontrollgruppe deutlich verbessert.

Hier die verwendeten Rezepturen nach Syndromen geordnet

1. Rezeptur bei Leber- und Nieren-Leere Syndrom

Behandlungsprinzipien: Nähren von Leber und Nieren, beruhigen von Leber und Wind. Empfohlenes Rezept: *Da Ding Feng Zhu* (Große Wind Absenkende Perle), Studie siehe oben, unter »e«

Arzneien:

Bai Shao 18g, *E Jiao* 10g, *Sheng Di Huang* 24g, *Huo Ma Ren* 9g,
Wu Wei Zi 6g, *Sheng Mu Li* 18g, *Mai Men Dong* 18g,
Ji Zi Huang (Hühner-Eidotter, 2 Stück), *Bie Jia* 12g, *Gui Ban* 12g,
Zhi Gan Cao 12g.

2. Qi- und Blut-Leere Syndrom

Behandlungsprinzipien: Qi auffüllen und Blut nähren, Leber beruhigen und Wind beruhigen. Empfohlene Rezepte: *Ba Zhen-Tang* (Acht Schätze Dekokt)

195 崔笑玉，李文涛．李如奎教授止颤汤治疗帕金森病经验总结及研究. Hebei Journal für TCM, 2015(4): 490-491+500.

196 唐瑾. 大定风珠对肝肾阴虚型帕金森病非运动症状的影响[J]. 中国中医药现代远程教育, 2017, 15(22): 95-97.

Arzneien:

Je gleiche Anteile (z. B. 10g) *Dang Gui, Chuan Xiong, Bai Shao, Sheng Di Huang, Ren Shen,* (Chao) *Bai Zhu, Fu Ling* und *Gan Cao.* Plus kombiniert mit *Tian Ma Gou Teng Yin* (*Gastrodia Uncariae*-Kaltdekokt)

Arzneien:

Tian Ma 12g, *Gou Teng* 24g, *Zhi Zi* 9g, *Chuan Niu Xi* 12g, *Du Zhong* 12g, *Yi Mu Cao* 12g, *Fu Shen* 24g, *Huang Qin* 6g, *Shi Jue Ming* 24g (*Concha Haliotides*), *YE Jiao Teng* 30g, *Sang Ji Sheng* 24g, *Gan Cao* 12g

3. Leber glätten und Xue-Yu[197] (Qi und Blut-Stau) beseitigen

Eine depressive Störung ist die häufigste Komplikation einer Bewegungsstörung bei Patienten mit Parkinson-Krankheit, die die Lebensqualität des Patienten erheblich beeinträchtigt.

Pingchan Jieyu Fang (Zittern beruhigendes antidepressives Dekokt) mit *Shou Di Huang, Sheng Di Huang, Bai Shao, Gou Teng, Chai Hu, He Shou Wu* und *Chuan Xiong*[198].

Dieses wird verwendet, um Depressionen zu lindern, die Nieren zu nähren und die Leber zu nähren.

Unter der Prämisse einer rationalen Anwendung westlicher Medizin hat die *Pingchan Jieyu-Rezeptur* erhebliche Auswirkungen auf Patienten mit Parkinson-Krankheit in verschiedenen Stadien und kann die motorischen und nichtmotorischen Symptome der Patienten erheblich verbessern[199].

4. Schleim umwandeln und Blutstase beseitigen

Professor Li Jun kam aus klinischer Erfahrung zu dem Schluss, dass die Wirksamkeit einer einseitigen Behandlung der Parkinson-Krank-

197 Siehe: Neeb, Das Blutstasesyndrom, Ss. 354, und 379

198 Lat.: Rehmannia glutinosa Präp., Rehmannia recens, Päonia alba, Uncus Uncaria, Herba Bupleurum, Radix Polygonum Multiflorum, Rz. Ligusticum chuanxiong

199 游佳华, 娄艳芳, 姚建景, 等. 舒筋定颤汤治疗帕金森病非运动症状的临床疗效观察, in: Journal für CM Sichuan, 2016 (10): 132-133. Und https://pdf.hanspub.org/HJMCe20190400000_77529702.pdf

heit gegen Schleim nicht ausreichend ist, und schlug die Methode zur Entfernung von »Schleim in Kombination mit Blutstase« vor, welche bei der Parkinson-Krankheit nicht nur die Durchblutung aktiviert und Blutstase beseitigt, sondern auch Schleim und Nässe.

Er verwendete *Er Chen-Tang* (Dekokt der zwei Alten) in Kombination mit *Taohua-Siwu-Tang*, also ein Rundschlag aus fast allen Blutstase brechenden und bewegenden Arzneien, kombiniert mit fast allen Schleim umwandelnden und Nässe trocknenden Arzneien[200].

Arzneien:

Chen Pi, Sheng Jiang, Fu Ling, Sheng Gan Cao, Tao Ren, Hong Hua, Chuan Xiong, Qiu Yin, Dang Gui, Sheng Di Huang, Gou Teng, Tian Nan Xing, Gui Jian Yu, Tu Bie Chong, Shi Chang Pu, Chan Tui, Yuan Hu, Shan Zha, Bai Zhi, Jiang Huang

Klassische Rezepturen

Schleim-Hitze mit aufsteigendem Wind (bei akuten oder beginnenden Symptomen)

Behandlungsprinzipien: Hitze kühlen und Schleim auflösen, besänftigt die Leber und beruhigt Wind.

Rezepturen:

Huang Lian Wendan Tang (Galle wärmendes Dekokt mit Coptis)

Huang Lian 6g, *Zhu Ru* 12g, *Zhi Shi* 6g, *Ban Xia* 6g, *Chen Pi* 6g, *Gan Cao* 3g, *Sheng Jiang* 9g, *Fu Ling* 15g

kombiniert mit

Ling Jiao Gou Teng Tang (Uncaria Dekokt)

Ling Yang Jiao 6g (*Cornu antelopi*, als Ersatz *Shan Yang Jiao, Cornu Naemorhedis* 24g), *Gou Teng* 12g, *Sang Ye* 18g, *Chuan Bei Mu* 12g, *Sheng Di Huang* 18g, *Ju Hua* 12g, *Bai Shao* 24g, *Zhi Gan Cao* 12g.

200 孙明涛. 李军教授运用涤痰化瘀法治疗帕金森病临床经验in: Hebei Journal für CM, 2018, 40(1): 8-10.

Blutstase und Wind-Syndrom (bei chronischem Verlauf)
Behandlungsprinzipien: Fördert die Durchblutung und macht die Kollateralen durchgängig, besänftigt die Leber und beruhigt Wind.

Empfohlenes Rezept: Xue Fu Zhu Yu Tang
(Antistasisches Brustraumdekokt)

Dang Gui 10g, *Sheng Di Huang* 15g, *Tao Ren* 10g, *Hong Hua* 10g, *Zhi Ke* 10g, *Chi Shao* 10g, *Chai Hu* 10g, *Gan Cao* 6g, *Jie Geng* 6g, *Chuan Xiong* 15g, *Chuan Niu Xi* 15g.

Akupunktur:

Auch mit Akupunktur lässt sich der Verlauf der Erkrankung beeinflussen: Die Akupunkturbehandlung konzentriert sich hauptsächlich auf den Du-Mai (Gouverneursgefäß), den Dickdarmleitbahn und den Gallenblasenleitbahn.
Als Hauptpunkte verwenden wir *Tai Chong, Bai Hui, He Gu* und *Feng Chi.*
Akupunkturpunkte auf den Kopfhautzonen können anhand der Syndromdifferenzierung ausgewählt werden, z. B. *Feng Long, Qi Hai, SanYin Jiao, Yin Ling Quan* und *Zu San Li,* und außerdem kann dies auch mit Elektroakupunktur und wärmender Akupunktur (heiße Nadel, Moxa) kombiniert werden.

Fazit
Die traditionelle chinesische Medizin hat ihre einzigartigen Vorteile gerade bei der Behandlung der Parkinson-Krankheit. Sie schützt Dopamin-Neuronen in der *Substantia nigra* des Mittelhirns, reduziert den zellulären oxidativen Stress und lindert motorische Symptome wie Ruhetremor, Myotonie sowie nichtmotorische Symptome wie Depressionen und Stuhlverstopfung und verbessert somit auch die Lebensqualität der Patienten.

Patientenfälle

Während allgemein bekannt ist, dass sich akute Erkrankungen wie fieberhafte Infekte, Herz-Kreislauferkrankungen oder Operationen verschlechternd auf das Krankheitsbild auswirken können, wird gerade im Senium viel zu wenig auf einen weiteren verschlechternden Faktor geachtet: die geringe Flüssigkeitszufuhr.
Während dies allgemein im höheren Lebensalter ein Problem ist, die Blutviskosität durch genügend Flüssigkeit zu senken, wirkt sich ein ausgeprägter Flüssigkeitsmangel hier noch mehr aus.
Hinzu kommt, dass einige der Medikamente wie COMT-Hemmer, aber auch Levodopa und Carbidopa bei manchen Patienten Nykturie, auch insgesamt vermehrten Harndrang und Durchfälle auslösen können. Diese führen genau über den Mangel an zur Verfügung stehender Körperflüssigkeit zu einer Verschlimmerung der Symptome, die zu dem Teufelskreis von Dosiserhöhung und weiterem Flüssigkeitsverlust führt.

Der vielleicht extremste Fall dieser Art in meiner Praxis war eine über 70 Jahre alte Patientin, welche nachts etwa 12 bis 18-mal zum Urinieren aufstehen musste und täglich ca. fünf Stuhlentleerungen wäßrigen Stuhls hatte.
Die Beschwerden bei der zuständigen Neurologin führten zu nichts, das »müsse man halt in Kauf nehmen als Nebenwirkung«.
Als die ca. 1,70m große Patientin zu mir kam, war sie bereits kachektisch und von vorher ca. 60 kg bis auf 38 kg abgemagert mit völlig ausgetrockneten Schleimhäuten.
Ich rettete schnellstens die Yin-Flüssigkeiten mit *Xi Yang Shen* und anderen Arzneien und überwies sie erst einmal an einen befreundeten Neurologen, mit der Bitte um Neueinstellung des Morbus Parkinson mit einem anderen Arzneimittel. Zum Glück ließ nach der neuen Medikation der Durchfall nach und sie konnte dann mittels meiner Yin- und Qi-Tonsierung wieder mehr als 15kg Gewicht zurückgewinnen. Hier waren die Nebenwirkungen tatsächlich schlimmer als die Erkrankung.

Doch zum Glück kommen Patienten vorwiegend wegen der Erkrankung anstatt wegen der Nebenwirkungen.

Aktueller Fall aus eigener Praxis:

Herr A., männlich, 53 Jahre, seit 6 Jahren Symptommanifestation Bradyhypokinesie (Rechts) mit Restless-Legs-Syndrom, REM-Schlafstörungen mit Durchschlafstörungen.
Ferner Kribbeln in der Haut, Stuhlverstopfung, Schwindel, Schmerzen in Kopf, Rücken und Hüfte (durch Impingement), Erschöpfung, Blockaden beim Gehen (Freezing).
Ferner Schmerzen in Hüfte wegen (laut Chirurgie) nicht operablen ischiofemoralem Impingement am Knie (Meniskus), sowie durch vermutlich durch Spannungen verursacht in rechtem Arm (Tennisarm) und Rücken.
Stimmung manchmal ängstlich, manchmal apathisch, oft depressiv, Konzentrations- und Gedächtnisstörungen. Holo-Transcobalamin 2021: 72,8 und 2024: 217, demnach kein B12-Mangel.
Medikation: L-Dopa und Carbidopa, Levodopa mit Benserazid, Pramipexol und Sertralin (ein selektiver Serotonin Wiederaufnahmehemmer gegen Depressionen).

Erstbesuch August 2024:
Zunge: rot, besonders Seiten. Zungenform beim Herausstrecken spitz, Belag dünn, weiß, Unterzunge unauffällig.

Pulse: shuo (beschleunigt), links stärker als rechts (L+/R-)
Links, gesamt: duan, you li (kurz, kraftvoll)
Vorne: xuan, you li (saitenförmig, kraftvoll)
Mitte: xuan, you li (saitenförmig, kraftvoll)
Hinten: xu, > xi (leer, Tendenz fein)
Rechts, gesamt: hua (schlüpfrig), alle Ebenen eher kraftvoll
Vorne: xi, you li (fein, kraftvoll)
Mitte: hua (ji) (extrem schlüpfrig)
Hinten: xi, you li (fein, kraftvoll)

Anamnese durch zusätzliche Befragung:
Tagesmüdigkeit am Nachmittag stärker, L&R Ohrgeräusche (hohes Piepsen), Hitzeabneigung, gelegentlich Blut im Stuhl, kein Geruchsverlust, keine wesentlichen Schriftveränderungen.
Schmerzen sind eher dumpf und bessern sich auf Druck (Massage), Patient schwitzt tagsüber und mit Nachtschweiß. Nächtliches Erwachen mit Harndrang etwa 2-3 Mal.

Diagnose:
Nieren-Yin Leere mit Leere-Hitze, Leber-Wind mit Schleim (eventuell als NW)

Rezeptur: RP für 40 Tage, 2x8g Granulat[201], morgens nach Frühstuck und abends vor dem Schlafen einzunehmen.

Morgens:
Für das Shen: *Hong Jing Tian* 60g
Gegen Hitze: *Huang Qin* 30g
Für Yin-Leere: *Mai Men Dong* 18g, *Bai Shao* 18g (vor allem wegen der Leber), *Xi Yang Shen* 18g, *Huo Ma Ren* 18g
Für Blut und Leber: *Dang Gui* 12g, *He Shou Wu* 18g, *Gou Teng* 18g
Für Yang und Qi: *Zhi Fu Zi* 15g *Zhi Gan Cao* 15g

Abends:
Für Nieren-Yin: *Bai Jiang Can* 18g, *Tian Ma* 12g
Für Shen senken und Blut Stau (=Qi und Blut) bewegen:
Suan Zao Ren 30g, *Yuan Hu* 15g
Für Blut und Leber-Hitze kühlen: *Bai Shao* 18g, *Sheng Di Huang* 30g
Für Yang und Qi: *Zhi Fu Zi* 3g, *Sheng Gan Cao* 12g
Diese Rezeptur berücksichtigt auch die aktuelle Medikation.
Langfristig wird das erste zusätzliche Ziel sein, die Medikation des *Ser-*

201 Achtung. Angegeben sind hier wie immer die Menge an Rohdrogen, deren Verhältnis zueinander zum Granulat umgerechnet werden muss, also z.B. morgens 240g Rohdroge zu 8g Granulat, daher muss man diese durch 30 teilen, um auf die Einzelmenge an Granulat zu kommen. Also 30g Rohdroge ergeben 1g Granulat, usw. Diesen Umrechnungsfaktor berechnet immer der Apotheker, so dass ich entweder die relative Rohdroge angebe, oder – in manchen Fällen – auch die direkte Granulatmenge, indem ich in der Rezeptur angebe »Granulatmenge 1 zu 1«

tralin loszuwerden, da seine Nebenwirkungen sowohl Tremor als auch Rigor fördern, aber auch Schlaflosigkeit (und Müdigkeit), Mundtrockenheit, Verwirrtheit und Übelkeit beinhalten. Vermutlich ist es zum großen Teil für das Schwitzen bei Tag und Nacht verantwortlich und trägt somit insgesamt zur Verschlechterung der Lebensqualität bei. Es wurde nur wegen der Verstimmung verschrieben.
Zur Aufhellung der Stimmung ist das *Hong Jing Tian* in der Rezeptur und die MAO hemmende Wirkung von *Huang Qin* soll nicht nur gegen Hitze, sondern auch gegen die depressive Verstimmung wirken. Das *Dang Gui* wirkt ebenfalls MAO hemmend und macht den Stuhlgang weich wie das *Huo Ma Ren*.

2. Besuch: Mehr Bewegungsdrang und Unruhe, Stuhlgang zu fest, weniger Tremor, REM-Schlaf noch unruhig (noch Schreien und Treten), Taubheitsgefühl in Füße. Meine Überlegung ist hier, die durch die Parkinson-Medikation hervorgerufenen Symptome als Teil der Krankheit zu betrachten und somit in die Diagnose einzubeziehen.
Die Zunge war von rot auf blassrot gewechselt, was auf weniger Hitze schließen lässt, aber die Seiten waren immer noch rot, so dass die Leber offenbar noch Hitze hatte. Der Puls zeigte sich noch etwas shuo (beschleunigt), aber die Nieren-Yin Pulsstelle links hinten (chi Position) war von leer (xu) zu wu (abwesend) verschlechtert, so dass hier vorallem zuerst das Yin gerettet werden musste. Aber auch rechts war das Nieren-Yang noch schwach.

Ich änderte die *Rezeptur* folgendermaßen:

Morgens (nach dem Essen):

Shou Di Huang 24g, *Sheng Di Huang* 18g, *Bai Shao* 24g,
alle für Nieren-Yin und Leber-Blut tonisierend

Gou Teng 18g, *Chai Hu* 12g,
um Leber-Wind zu bewegen

Yin Yang Huo 36g, *Xian Mao* 18g
Zum Nieren-Yang tonisieren und aszendierendes Yin-Feuer zu senken
Chuan Xiong 15g, *Shi Chang Pu* 12g, *Da Zao* 15g

Gegen Blutstase, Schleim (der Sinne) und beruhigen des Shen

Abends (vor dem Schlafen):

Bai Shao 24g, *Sheng Di Huang* 24g, *Mai Men Dong* 18g,
Huo Ma Ren 9g,
alle für Nieren-Yin und Leber-Blut

Tian Ma 12g, *Bie Jia* 12g, *Sheng Mu Li* 18g,
um Leber-Wind und Yin-Feuer zu senken

Suan Zao Ren 30g, *Yuan Hu* 30g
Zur Beruhigung der Hun-Seele der Leber und gegen Blutstase, beide beruhigend

Wu Wei Zi 6g,
Zum Senken des Qi und Shen

Zhi Gan Cao 18g
Zur Tonisierung der Mitte und als Ausgleich zu den bewegenden Arzneien, sowie zum Beruhigen akuter Zustände

Fall von Li Ke[202]: Morbus Parkinson

Patient Yang, männl. 74 J., Rentner aus Xiaoyao hatte vor 3 Jahren und sieben Monaten zu zittern begonnen mit keinerlei Erfolg bei der Medikation. Im Jahre 1983 im November war er in der neurologischen Abteilung des Shanxier Krankenhauses als »Parkinson-Syndrom« diagnostiziert worden. Früher hatte er als Arbeiter in einer Gipsfabrik gearbeitet. Die innere Medizin in meinem eigenen Krankenhaus hielt es eher für eine altersbedingte Degeneration des Gehirns und Rückenmarks. Seine Symptome waren ein andauerndes unruhiges Wackeln, wie beim Autofahren, mit Wackeln des Kopfes und zucken der Hände zugleich. Die Hände konnten nichts festhalten und die Beine waren ebenfalls schwach, so dass er mehrmals am Tag hierdurch hinstürzte. Seine Schritte waren sehr wackelig und nach vorne stürzend. Seine subjektive

202 Dr. Li Ke war ein Vertreter der Feuerschule und Chefarzt eines TCM-Krankenhauses, der sich hervorragend mit dem Einsatz sehr starker oder giftiger Arzneien auskannte. Er behandelte oft hoffnungslose oder schwere Fälle mit großem Erfolg.

Empfindung war es, dass der Kopf schwer sei und die Beine zu leicht. Der Boden fühle sich beim Laufen wie gespannte Tücher an.
Ferner hatte er Schwindel, Tinnitus, Schlafstörungen und erwachte täglich mitten in der Nacht mit ausgetrocknetem Mund und einer so trockenen Zunge, dass er sie kaum bewegen konnte.
Die Zunge war tiefrot und trocken, der Puls groß, aber darunter leer (da, xu).

Therapieprinzip:
Durch das Alter und die harte Arbeit in der Fabrik vor der Rente ist das Yuan-Qi verausgabt, und auch Nieren-Yin fehlt ebenso, so dass Du-Mai und Ren-Mai beide leer sind. Da das klare Qi nicht aufsteigen kann und das Yin es daher nicht begleitet, entstehen Schwindel, Ohrensausen, trockener Mund und Zunge, besonders zur Yin-Zeit in der Nacht. Da das Yin leer ist und das Yang nicht nährt, wird dieses auch leer und steigt aus der Niere nach oben, wo es mit dem aufsteigenden Leber-Yang zu Wind führt, der das Zucken und Zittern verursacht.

Da das leere Yang auch bis ins kaiserliche Feuer steigt, macht es Schlafstörungen, weil die Kommunikation zwischen Nieren und Herz fehlt.
Im *Nei Jing* heißt es »oben angesammelt und unten leer«, was hier auch die Entwicklung der Erkrankung darstellt. Daher eignet sich als Therapie eine Nährung und Tonisierung mit salzigen, also von Tieren stammenden Arzneien, um auch den Du-Mai zu stärken, sowie für die Zweige Wind senkende und Donner-Feuer senkende Arzneien.

Therapie:
Die *Da Ding Feng Zhu* (Große Wind-beruhigende Perle) aus dem Buch von *Wu Ju-Tong Wen Bing Tiao Bian*, minus *Lian Zi Xin*, *Huo Ma Ren* und anstatt nochmals *He Shou Wu*, die Arznei *Sheng Di Huang* hinzufügen.

Außerdem die *Huang Lian E Jiao Ji Zi Tang* ohne *Huang Qin*[203] zum Senken des Yang, ferner *Shen Si Wei* (die vier Nieren Arzneien, siehe

203 Im Grunde genommen also die *Zhu Que Tang* mit Eidotter, aber ohne *Huang Qin (Scutellaria)*.

unten) zum Stärken des Nieren-Yang, plus *Chong-Yao* (Insekten-Arzneien) gegen Leber-Wind.

Rezeptur:

Da Ding Feng Zhu: *Gui Ban* 10g, *Bie Jia* 10g, *Sheng Mu Li* 30g, *Bai Shao* 30g, *Mai Men Dong* 18g, *Wu Wei Zi* 10g, *He Shou Wu* 30g, *Zhi Gan Cao* 15g

Shen Si Wei: *Yin Yang Huo* 15g, *Tu Si Zi* 15g, *Gou Qi Zi* 15g, *Bu Gu Zhi* 15g, plus *Yuan Zhi* 12g

Ding Feng Dan: *Bai Ji Li* 30g mit dem *He Shou Wu* oben, plus die *Chong-Yao* jeweils pulverisiert: *Quan Xie* 12 Stk., *Wu Gong* 2 Stk.

Huang Lian E Jiao Tang: *E Jiao* 18g, *Huang Lian* 6g, mit dem bereits oben verwendeten *Bai Shao*, plus (You[204]) *Rou Gui* 6g und *Ge Gen* 60g

Im Dekokt das Dotter eines Hühnereis (aus *Huang Lian E Jiao Tang*) verrühren. Das Dekokt ergibt etwa 350-400g Arzneien.

Besuch am 26. November: Nach fünf Einnahmen obiger Rezeptur war der Tremor der Hände und das Zittern des Körpers komplett verschwunden, der Schwindel etwa zu 80 bis 90 % reduziert, sodass der Patient wieder selbst mit Stäbchen essen konnte. Der Puls war deutlich besser, die Zunge noch rot, aber feucht und ohne die Durstattacken in der Nacht. Bei Erschöpfung wie nach Arbeit auf dem Felde oder bei Erregung kamen noch kleine Rückfälle vor.

Daher verschrieb ich die ursprüngliche Formel plus 10g *Zi He Che* (*Placenta hominis*) und zum Herunterspülen mit dem Dekokt 3g pulverisiertes *Lu Rong* (*Cornu Cervi*), beide zur Stärkung. Danach nahm der Patient diese Rezeptur nochmals für fünf Verabreichungen ein und berichtete über volle Rekonvaleszenz.

204 You = ölig, also meist vietnamesische Zimtrinde, welche einen besonders hohen Gehalt an aromatischen Ölen enthält.

Weiterer Fall aus eigener Praxis: Parkinosonismusartige halbseitige neurologische Störung

C.B. Anstreicher aus S., 45 Jahre alt, selbstständig, oftmals mit Farben, Mineralien und Lösungsmitteln in Berührung gekommen. Im Frühling 2007 idiopathische halbseitige Lähmungen (Arme, Beine, aber nicht Kopf) die sich weder mit MRT noch mit jeglichen anderen Diagnosemethoden erklären ließen. Durch Dopamin-Antagonisten (Ropinirol) wurde jedoch eine Verbesserung erreicht, die die Lähmungen nur zu Muskelermüdungen veränderte, und nach der Einnahme vorübergehend ein fast normales Belasten der Muskeln für 2-3 Std. möglich machte. Danach wieder volle obige Symptomatik. Im Dezember 2008 Beginn der Behandlung bei mir.

Diagnose:
Mitte-Qi-Leere, Yang-Leere, Yin-Feuer, Toxine in den Muskeln und Sinnesorganen (durch die giftigen Lösungsmitteldämpfe und Lackfarben, Verputzgifte usw.)

Rezeptur 1: 2 x 8 g pro Tag für 21 Tage als Granulat:

Bu Gu Zhi 18g, *Hong Shen* 12g, *Chuan Xiong* 12g, *Shi Chang Pu* 9g, *Fu Zi* 60g, *Gan Jiang* 25g, *Gan Cao* 15g, *Gui Ban* 9g, *Huang Bai* 30g, *Sha Ren* 45g, *Tu Fu Ling* 90g, *Gui Zhi* 18g

Besuch: Leichte Besserung, danach zusätzlich umwandeln von Schleim und Nässe:

Rezeptur 4: 2 x 8 g pro Tag für 40 Tage:

Ban Xia 15g, *Chai Hu* 12g, *Dan Tian Xing* 12g, *Di Long* 15g, *Cang Zhu* 12g, *Huang Bai* 12g, *Dang Shen* 120g, *Chen Pi* 12g, *Qing Hao* 30g, *Fu Ling* 18g, *Gui Zhi* 30g, *Bai Shao* 15g, *Sheng Jiang* 15g, *Gan Cao* 9g, *Yi Yi Ren* 18g

Besuch: Belastet sich wieder sehr und gibt sich kaum Ruhe, viel Stress, weitere Besserung der Muskelaktivität, eine Erkältung mit Husten im Winter, Pulse zeigen Qi-Leere und Yin-Leere an.

Rezeptur 6: (nach einem Jahr im Dezember 2009)
2 x 8 g pro Tag für 40 Tage:

He Shou Wu 60g, *Chuan Xiong* 18g, *Ci Wu Jia* 30g, *Chai Hu* 9g, *Bai Jiang Can* 30g, *Dang Shen* 150g, *Huang Qi* 150g, *Mai Men Dong* 30g, *Gui Zhi* 120g, *Fu Ling* 18g, *Bai Shao* 18g, *Gan Cao* 12g, *Hong Jing Tian* 30g, *Zhi Fu Zi* 60g

Besuch: Kann wieder voll arbeiten und stundenlang Decken streichen, die seine Angestellten nicht so lange überkopf mit Farbrolle abrollen können. Effekt von Ropinirol hält jetzt den ganzen Tag an, aber nach 40 min. (!) knien beim Streichen von Heizkörpern noch etwas weiche Knie nach dem Aufstehen.
Nächstes Ziel: Allmähliche Reduzierung der Dopamin-Antagonisten.

Insomnia und Schlafstörungen

Ein Mensch, dem es nicht vergönnt ist, sich ordentlich auszuruhen, wird krank; seine Augen bekommen dunkle Schatten, und alle möglichen Krankheitssymptome treten auf. Der Zustand eines kranken Menschen wird zunehmend schlimmer, wenn er nicht richtig schläft; doch nach einem gesunden Schlaf erwacht er wieder voller Begierde auf ein neues Leben. (...)
(Der Schlaf) heilt aber nicht nur eine einzige Krankheit, sondern gleich Hunderte und ist daher ein Heilmittel, das Tausenden von Menschen das Leben erhält.

Aus: Xianqing Ouji, von Li Li-weng (1611–1679)

Neue Forschungsergebnisse

Im Jahre 1997 stellte ich – angeregt durch Zyklentheorien der TCM – die Hypothese auf, dass eine Abnahme der Schlafqualität, d. h. Schlaflänge und Schlaftiefe zu einer beschleunigten Alterung führt, und im höheren Lebensalter keine »normale« Alterungserscheinung ist, sondern durch Rückkopplung des endokrinen und Immunsystems mit den chronobiologischen Zyklen zu einer beschleunigten Alterung führt.

Diese Hypothese wurde in der Zeitschrift für TCM[205] 1998 in der ersten Ausgabe veröffentlicht und im Sommer 1999 durch eine klinische Testreihe mit verkürzter Schlaflänge in den USA bestätigt.
Die spätere amerikanische Studie bewies nicht nur, dass bereits eine über wenige Tage verkürzte Schlafzeit im Körper Stoffwechselprozesse auslöst, die vorwiegend im Alter vorkommen, sondern zeigte auch eine Störung des Glycogenstoffwechsels, wie im Frühstadium der Diabetes.
Die Auswirkung eines Diabetes mellitus auf viele Organe und Gewebe beschreibt man häufig als beschleunigte Alterung, da mehrere Sekundärerkrankungen wie Arteriosklerose, grauer Star und Versteifen der Gelenke, sowie der Gerinnungs- und Durchblutungsstörungen mit altersbedingten Veränderungen des Gesunden identisch sind.
Bei Diabetikern wurde eine starke erhöhte Blutviskosität (HVS) festgestellt. Diese Eigenschaften des Hyperviskositätssyndroms zeigen sich in Symptomen, die nach der TCM eindeutig in das Blutstase-Syndrom eingeordnet werden müssen.
Zur Therapie des Diabetes mit chinesischer Arzneimitteltherapie siehe Band 3 dieser Reihe »Hormonerkrankungen, Männerheilkunde und die Sexualmedizin in der TCM« aus dem Jahr 2024.

Die Blutstase nimmt nach der Theorie TCM mit höherem Lebensalter zu und ist demnach auch eine Folge des Alterns.
Die Plaquebildung und Sklerotisierung der Gefäße, sowie viele andere Alterungsprozesse entstehen durch vermehrte Bildung von Endprodukten fortgeschrittener Glykolisation (Advanced Glycolysation Endproducts = AGEs), die bei hohem Blutzucker durch vernetzende Reaktion von Glucose mit Proteinen vermehrt stattfindet. Diese, den Alterungsprozess beschleunigenden Protein-Quervernetzungen können durch Abbau der AGEs durch die Phagozytose bei intaktem Immunsystem verringert werden. Ein qualitativ abnehmender Schlaf führt zur Abnahme der Immunleistung und wirkt sich daher möglicherweise ebenfalls über

205 »Zeitschrift für TCM«, VGM Kötzting 1999, heute: »Qi-Zeitschrift für TCM«, VGM, Bad Kötzting, Studie 1999: https://www.thelancet.com/journals/lancet/article/PIIS0140-6736(99)01376-8/abstract und https://www.med.upenn.edu/csi/the-impact-of-sleep-on-learning-and-memory.html

die Zunahme von AGEs auf eine Beschleunigung des Alterns aus. Die obige Studie stellt also via Glucosestoffwechsel noch einen weiteren Zusammenhang zwischen Schlaf und Alterung her.

Aber auch umgekehrt könnten enge Zusammenhänge zwischen Glucosestoffwechsel und Schlaf bestehen, da die enzymatische Verdauungsaktivität beim Umbau von Lactose in der Muttermilch offenbar prägend für den Aufbau eines normalen Schlaf-Wach-Rhythmus ist, der sich etwa nach 12 Wochen langsam stabilisierend aus dem chaotischen Schlaf-Wach-Rhythmus des Neugeborenen entwickelt. Hier gibt es noch viele Rätsel zu klären, zumal das höhere organische Leben der Erde auf Zuckerstoffwechsel basiert, dessen Verarbeitung wohl im Zusammenhang mit den Aktivitäts-Ruhe-Zyklen steht.

Hypothese zur Notwendigkeit des Tagtraums

Höhere Säugetiere, besonders bekannt sind hierbei die Schlafgewohnheiten der Hasen, zeigen drei Formen des Schlafzustandes: Den Tiefschlaf, der beim Menschen mit Delta-Wellen korreliert, den leichteren Traumschlaf, der mit Delta und Alpha-Wellen korreliert und einen dritten Zustand, bei dem die Tiere mit offenen Augen vor sich hinstarren, die Reflexe aber weniger eingeschränkt sind als bei Tief- und Traumschlaf

Auch beim Menschen kann außer den im Wachsein auftretenden Beta-Wellen und den im Tief- und Traumschlaf vorkommenden Delta- und Theta-Wellen feststellen, sowie weitere Wellenformen, die besonders bei Meditation und Visualisierung oder im Dämmerzustand zwischen Wachen und Schlafen vorkommen.

Im Alter nehmen die Schlafstörungen vermehrt zu und wenn der unter Schlafstörungen leidende Patient nicht wegen Geringfügigkeit abgewiesen wird, bekommt er meist Beruhigungsmittel verschrieben, die auf Dauer aber nicht nur Abhängigkeit erzeugen, sondern oft auch keinerlei Wirkung hinsichtlich der Effektivität, d.h. der Verbesserung der Schlafqualität zeigen. Der Patient fühlt sich dann tagsüber müde, und muss Kaffee oder Aufputschmittel zu sich nehmen, was sich immer weiter aufschaukelt.

Glücklicherweise kann hier die TCM eine wahre Erlösung für den Patienten sein. Nicht nur dass ihre Arzneimittel kaum unerwünschte Nebenwirkungen zeigen, sondern sie können durch die Behandlung der Ursache der oft weiteren Folgeerkrankungen vorbeugen.

Historische Entwicklung der Insomnia-Syndromdifferenzierung

Auf die **Physiologie des Schlafes** wird im 18. Kapitel des *Nei Jing Ling Shu* auf die 50 täglichen Umläufe von Ying und Wei (Bau- und Abwehrenergie) eingegangen und gesagt, dass beide sich 25-mal durch die Yin-Zeit und 25-mal durch die Yang-Zeit bewegen, somit also Tag und Nacht zirkulieren. In der Mitte der Nacht treffen sich Ying und Wei zur »Vereinigung im Yin« (Yin Hui), also ist die Zeit, in der alles schläft. Zhang Jing-Yue erklärt dazu im *Lei Jing*:

> Die große Vereinigung ist das Treffen von Ying und Wei, von Yin und Yang: Ying und Wei bewegen sich in unterschiedlichen Tiefen an der Oberfläche und dem Körperinneren, so dass sie nicht zusammenkommen. In der Nachtmitte zur letzen Doppelstunde ›Zi‹, wenn das Qi des Yin bereits seinen Höhepunkt erreicht hat, und das Qi des Yang gerade erst beginnt, dann ist das Ying-Qi im Yin (Nacht-Zeit) und das Yang-Qi ist auch im Yin. Deshalb legen die Menschen zu dieser Zeit alle hin und schlafen, das ist die Vereinigung im Yin.

Anschließend Abschnitt, in dem der Gelbe Kaiser seinen medizinischen Ratgeber Qi Bo fragt:

> »Was für ein Qi ist dann, das alte Menschen in der Nacht nicht schlafen lässt? Und was für ein Qi lässt kräftige und junge Menschen bei Tag nicht schlafen?«
> Zhang erklärt dazu, dass der gelbe Kaiser dies absichtlich erwähnt, da doch Qi Bo zuvor erklärt hatte, dass in der Nachtmitte normalerweise alle schlafen.
> Qi Bo antwortet darauf: »**Bei den Kräftigen (sic!)** ist das Qi in großer Fülle; ihre Muskeln und Fleisch sind glatt, die Kanäle des Qi durchgängig, und der Umlauf von Ying und das Wei ist ungestört. Deshalb sind sie am Tage munter, und schlafen in der Nacht.
> Bei den Alten aber, ist das Qi und Blut geschwächt, ihre Muskeln und Fleisch sind trocken und die Qi-Kanäle rauh. Das Qi der fünf Zang-Organe ist in Disharmonie, das Ying-Qi ist geschwächt und vermindert, das Wei-Qi irrt im Inneren herum, so dass am Tage die Frische und in der Nacht der Schlaf fehlt.«

Qi Bo beschreibt hier nun den **pathologischen Zustand des Schlafes**, der auch nicht bei allen Älteren auftritt, sondern auch jenen – wie er hervorhebt – die **nicht kräftig** sind, also unter Qi-Leere leiden. Als weitere Ursachen für Schlafstörungen wird kontravektives Qi, welches die Atmung wie bei Asthma behindert (Su Wen, Kap. 34), Unruhiges Schlafen durch Schädigung der Zang-Organe (Su Wen, Kap. 46), sowie pathogenes Qi, welches das Wei-Qi nachts am Fließen im Inneren behindert und so zu Fülle von Yang Energie im Äußeren und Leere von Yin im Inneren führt (Ling Shu, Kap.71 und Kapitel 80). Das *Nei Jing* führt also Insomnien vorwiegend auf *Ying-Wei-Dysharmonien* zurück.

Später in der Ming-Dynastie differenziert *Li Zong-Zi* in seinem *Yi Zong Bi Du* dies in großartiger Präzision in fünf Kategorien, nämlich Qi- Leere, Yin-Leere, Schleim, Wasser-Retension und Magen-Disharmonie und fügt noch eine sechste hinzu:

> Obwohl im Gesamten diese fünf egal ob bei Leere, Fülle, Kälte und Hitze jede einen einzelnen Grund darstellt, so führen sie doch alle zur Störung des klaren Shen (im Herzen).

In der danach folgenden Qing-Dynastie fügt *Chen Shi-Duo* in seinem *Bian Zheng Lu* noch eine Leere des Gallen-Qi als Ursache hinzu: Er beginnt mit dem heute häufigen Syndrom »Disharmonie zwischen Herz und Niere« um es dann mit Gallen-Qi Schlafstörung zu vergleichen:

> Wenn jemand bei Tag und Nacht keinen Schlaf findet, und extrem gereizt, und irritierbar ist, dann ist das so, weil (Funktionskreis) Herz und Niere nicht im Einklang sind. Jene die tagsüber nicht schlafen können, deren Niere arbeitet nicht mit dem Herzen zusammen, jene die nachts nicht schlafen können, deren Herz arbeitet nicht mit der Niere zusammen. Wenn nun jemand bei Tag und Nacht nicht schlafen kann, dann sind Herz und Niere beide gegenseitig nicht im Einklang. Dieses nicht-im-Einklang sein, bedeutet, dass das Herz unter Hitze leidet und die Niere unter Kälte.
> Das Herz gehört zur (Wandlungsphase) Feuer, bei übermäßiger Hitze schlägt das Feuer jedoch nach oben und geht nicht mehr nach unten, um die Niere zu wärmen. Die Niere gehört zur Wandlungsphase Wasser. Wenn das Wasser (hier: Yin-Flüssigkeiten) zu kalt wird (durch pathogene Kälte oder weil nicht mehr vom physiologischen Herz-Feuer gewärmt), dann sinkt es nach unten

> und kann nicht mehr mit dem Herzen kommunizieren (und es befeuchten).
> Daraus folgt als Therapieprinzip: Wenn das Herz nicht mehr zu heiß ist und die Niere nicht mehr zu kalt, dann werden beide wieder von selbst miteinander kommunizieren.

Danach vergleicht er dieses Syndrom mit der Gallen-Qi-Leere:

> Wenn jemand nachts nicht schlafen kann, sich vor Geistern und Unholden fürchtet, sich zum Schlafen hinlegt und ständig umdreht, sich ruhelos umherwälzt und gelegentlich, kaum dass er ein wenig Schlaf fand, hochschreckt, und annimmt, dies seie deshalb, weil Herz und Niere nicht im Einklang sind.
> Wer kommt dann schon auf die Idee, dass furchtsames Gallen-Qi die Ursache ist? Doch die Galle gehört zum Shao Yang, also einem halb zum Inneren halb zum Äußeren gehörenden Doppelleitbahn, die den Treffpunkt für Herz und Niere bildet. Das Herz-Qi fließt durch den Shao Yang zur Niere hin, und auch das Nieren -Qi geht hindurch zum Herzen. Wenn jetzt das Gallen-Qi zu schwach ist und so nicht die beiden Qi von Herz und Niere verbinden kann, dann steigert sich die Aggressivität von Herz und Leber noch, weil die Galle die »Tore verschlossen hat« und das Qi nicht weiterleitet. Dieses attackieren schwächt jedoch das Gallen-Qi noch weiter, so dass leicht eine Schreckhaftigkeit und Ängstlichkeit entsteht, die das Aufkommen des Schlafes verhindert.

Ein halbes Jahrhundert später fügt auch noch *Wang Qing-Ren* in seinem Buch *Yi Lin Gai Cuo*[206] die Blutstase als Ursache für Insomnia hinzu: Seine Rezeptur *Xue Fu Zhu Yu Tang* (Antistasisches Brustraumdekokt) ist für folgende Schlafstörungen indiziert:

> Traumreicher Schlaf: Leichter nächtlicher Schlaf mit vielen Träumen. Dies ist blutstasenbedingt. Wenige Gaben der Rezeptur beheben den Zustand. Es gibt ansonsten kein besseres Rezept hierfür (..).
> Schlaflosigkeit: Nächtliche Schlaflosigkeit bei Patienten, bei welchen beruhigende oder blutnährende Arzneien erfolglos waren: Dieses Mittel wirkt wie ein Wunder. (..)
>
> Nächtliche Unruhe: Patienten, die unter nächtlicher Unruhe leiden, das heißt, kaum liegen sie im Bett, stehen sie wieder auf und kaum sind sie aufgestanden und sitzen, werden sie auch schon wieder müde. Solcherart verbringen sie keine ruhige Viertelstunde pro Nacht, in schweren Fällen ist das Bett verwüs-

206 Vollständige Übersetzung von Wangs Yi Lin Gai Cuo im Anhang des Buches Neeb: Das Blutstase-Syndrom, Bacopa 2023

tet. Dies ist bedingt durch *Yu Xue* (Blutstase) im Brustraum. Mit etwas mehr als zehn Verschreibungen dieses Rezeptes kann man die Krankheit mit der Wurzel ausrotten. (..)
Hitzegefühl am Abend: Jeden Abend fühlt sich der Patient innerlich zu heiß, gleichzeitig ist auch die Haut für eine Weile heiß (..)

Ende des 19. Jahrhunderts fügte *Tang Rong-Chuan* in seinem *Xue Zheng Lun* noch als letzte Indikation die Blut-Leere als Ursache für Insomnia auf. Dort heißt es im Kapitel Insomnia:

Patienten mit Blutverlust haben häufig diese (Krankheit).

Auch in unserm Jahrhundert finden sich noch Beiträge zur Insomnia von berühmten chinesischen Ärzten.
Gun Zhu-Wang beschreibt seine Erfahrungen in seinen Aufzeichnungen *Gan Zhu-Wang Yi Hua:*

1. In der ersten Nachthälfte überwiegen die Fülle- Syndrome der Schlaflosigkeit, Leere- Syndrome kann man an einer Hand abzählen;
2. In der zweiten Nachthälfte auftretende Schlaflosigkeit ist meist durch Leere bedingt.
3. Schlafprobleme die ganze Nacht über, oder das Gefühl trotz des Schlafes nicht erfrischt zu sein, so als ob man nicht geschlafen hätte, sind immer Leere-Syndrome und
4. Kurz nach dem Einschlafen viele Träume ist immer ein Herz-Niere-Problem, egal ob durch Leere oder Fülle. Es kann beides sein, besonders wenn man sich nach dem Erwachen aus dem Traum gut an ihn erinnert. Hat man dagegen nur eine vage Erinnerung an chaotische Traumfetzen, dann ist meist wieder Leere im Spiel.

Ätiologie der Insomnia nach der TCM

Nachdem die Vielfalt der Ursachen aus den Klassikern beschrieben wurde, schauen wir uns nochmals die betroffenen Organsysteme an:
Direkt für Insomnia verantwortlich sind in der TCM nur der Funktionskreis Herz und Leber, da das Herz den Geist (Shen) und die Leber die ätherische Seele (Hun) beherbergt, die beide für einen normalen Schlaf ungestört sein müssen.

Indirekt können aber noch Niere, Milz und Galle beteiligt sein: Das Yin der **Niere** nährt das Yin der Leber, sodass eine Yin-Leere der Niere und als Folge auch der Leber zu einer Dysbalance des Yin-Yang-Gleichgewichtes und somit zum Emporlodern (Aszendieren) des Leber-Yangs führt.

Die **Milz** ist für die Produktion von Blut aus der Nahrung verantwortlich, sie kann bei Störungen zu Blut-Leere führen, die auch das Blut des Herzens affiziert, oder kann – wenn ihre Transportfunktion durch schwaches Milz-Yang gestört ist – zur Schleimbildung beitragen. Schleim wiederum, sei es durch ungenügenden Transport von Körpersäften oder durch pathogene Nässe, kann den Geist (Shen) beeinträchtigen, was u.a. auch zu schlechtem Schlaf führt. Ein gestörter Transport im mittleren Erwärmer führt auch zu Nahrungsstagnation, was aber auch durch Hitze des Magens bedingt sein kann.

Ein angeborenes schwaches **Gallen**-Qi lässt den Betroffenen leicht erschrecken und aus dem Schlaf hochfahren. Gallenblase und Leber sind in den fünf Wandlungsphasen wiederum als Holz für das Produzieren des Feuers (Herz) verantwortlich, so dass auch das Herz beeinträchtigt wird. Emotionale Exzesse, meist unterdrückter Ärger, oder auch offener Zorn können zum Stau des **Leber**-Qi führen, was sich ebenso auf den Schlaf auswirkt wie eine daraus entstehende Blutstase (wenn das Qi stagniert, staut sich auch das Blut) im Brustraum, da diese wieder auf das Blut des Herzens zurückwirkt.

Blutverlust durch Geburt, Unfall oder auch mangelnde Blutbildung durch die Milz führen alle zu Blut-Leere des Herzens.

Dagegen führen Krankheiten mit Flüssigkeitsverlust (Diarrhö, Erbrechen, Schweiß), sowie körperliche Verausgabung (Überanstrengung, sexuelle Verausgabung) zu Mangel an Yin-Flüssigkeiten wie Jing-Essenz, Körperflüssigkeiten (Jin-Ye) wie Schweiß usw., was zunächst das Nieren-Yin schädigt, später aber auch zu Yin-Leere des Herzens oder der Leber (s.o.) führen kann.

Schließlich kann noch pathogene Hitze bei fiebrigen Infektionskrankheiten das Ying des Herzens schädigen, was zu Herz-Feuer führen kann.

Zusammenfassend kommen als direkte oder indirekte Ursachen für Insomnia also in Frage: Herz-Yin-Leere, Herz-Blut-Leere, Gallen-Qi-Leere, Milz-Yang-Leere als Leere- Zustände und andererseits Hitze des Magens, Feuer des Herzens, überaktives Leber-Feuer oder Leber-Yang durch Leber-Yin-Leere, Schleim durch pathogene Nässe oder schwaches Milz- Yang, Qi-Stau der Leber und als dessen Folge aufsteigendes Leber-Feuer oder Blutstase im Brustraum.

Diese Fülle von Ursachen aus den verschiedenen Funktionskreisen erscheint zunächst etwas kompliziert. Doch schauen wir uns die Wirkungsweise der chinesischen Arzneimittel aus moderner Sicht an, so lässt sich zumindest ein Teil der ätiologischen Strukturierung klären.

Laut neuesten Forschungsberichten aus den letzten Jahren ergaben Untersuchungen der pharmakologischen Wirkung chinesischer Arzneimittel folgende Ergebnisse:

Chinesische Arzneimittel mit beruhigender Wirkung[207]

Beruhigende und entspannende Arzneimittel (12):

Lung Chi, Lung Gu, Zhu Sha, Yuan Zhi, Ling Zhi, Fu Shen, Suan Zao Ren, He Huan Hua, Hu Po, Bai Zi Ren, Ci Shi, Wu Wei Zi, Pi Jiu Hua (Hopfen)

Tonisierende Arzneimittel (11):

Dong Chong Xia Cao, Gui Ban, Dang Shen, Du Zhong, Bai He, Bai Shao, Xian Mao, Ci Wu Jia, Huang Qi, Jiao Gu Lan, (Gao Shan), Hong Jing Tian (Tibetisches Rhodiola)

Oberfläche befreiende Arzneimittel (11):

Fang Feng, Xi Xin, Gui Zhi, Zi Su Ye, Gao Ben, Sheng Jiang, Chan Tui, Mu Zei, Zhi Zi, Sheng Ma, Chai Hu

Auf Blut wirksame Arzneimittel (8):

Yuan Hu, Chi Shao, Hong Hua, San Qi, Ru Xiang, Bi Hu, Xiao Ji, Ai Ye

Leber beruhigende Arzneimittel (7):

Tian Ma, Di Long, Ling Yang Jiao, Jiang Can, Gou Teng, Luo Bu Ma (Hb. Apocyni ventium), Qing Cai (Apium graveolens)

207 In China weniger oft verwendete Arzneien nicht im Kursivdruck

Schleimumwandelnde und hustenstillende Arzneimittel (6):

*Tian Nan Xing, Sang Bai Pi, (*Xiao Ye*)* Pi Pa[208], Yu Bai Fu, Ai Di Cha, Bai Song Ta

Hitze kühlende Arzneimittel (4):

Bai Tou Weng, Xiong Dan, Zi Cao, Huang Qin

Andere:

Qin Pi, Shi Di, Gan Song, Shi Chang Pu, Niu Huang, Yu Mi Xu, Hu Jiao

Wenn wir diese pharmakologischen Ergebnisse mit den klassischen Indikationen vergleichen, wird offensichtlich, wie genau man früher schon die Wirkung der Arzneimittel erkannte.
Die größte Gruppe wird von den beruhigenden oder entspannenden Arzneimitteln eingenommen, dicht gefolgt von der Gruppe der tonisierenden und Oberfläche befreienden Arzneien, da ja auch Leere-Zustände den größten Teil der Ursachen für Insomnia bilden.

Warum aber finden sich so viele Arzneimittel mit beruhigender Wirkung unter den Oberfläche befreienden Arzneimitteln, sowie Hitze kühlende, die ja vorwiegend zur Behandlung von akuten Fülle-Zuständen eingesetzt werden?
Laut neuen Untersuchungen haben der Schlaf und das Immunsystem einen bidirektionalen Einfluss aufeinander, was nicht nur die alte Volksweisheit »Schlaf Dich gesund« bestätigt, sondern auch zeigt, wie erstaunlich präzise chinesische Arzneimittel schon im Altertum beurteilt und eingesetzt wurden. Viele der Oberfläche befreienden und Hitze kühlenden Arzneimittel wirken also nicht nur direkt gegen den Krankheitskeim, sondern auch indirekt via Schlafsteuerung auf das Immunsystem.

Interessant ist, dass auch unter den Arzneimitteln, die Stresstoleranz steigern und Erschöpfung und Müdigkeit entgegenwirken, fast ausschließlich solche, die aus der Gruppe der tonisierenden Arzneimittel stammen, zu finden sind.

208 https://en.wikipedia.org/wiki/Bronze_loquat Eine lokale Variation z.B. in Taiwan vorkommend

Diese können also verwendet werden, um den Folgen der Insomnia entgegenzuwirken, und den Schlafdruck (der Drang zu Schlafen) am Tage niedrig zu halten, was zur Erhöhung des Schlafdruckes während der physiologischen Einschlafzeit führt.

Kommen wir aber wieder zurück zur traditionellen Denkweise der Chinesischen Medizin: Insomnien werden in vielen modernen Büchern Chinas nach der traditionellen Struktur dargestellt. Ich schlage jedoch eine leichte Veränderung der Struktur vor, die mir noch etwas logischer und einfacher vorkommt:

FÜLLE durch Stagnationszustände von Qi, Blut, Yin- Flüssigkeiten (Jin-Ye) oder Verdauungsbrei	**LEERE** durch Mangel von Blut, Yin-Flüssigkeiten oder Qi
Stau des Leber Qi durch emotionale Ursachen	Durch Leber-Yin-Leere entstandene falsche Hitze hochloderndes Leber Yang /Feuer
Chronisch gestautes Leber-Qi führt zu Blutstase im Brustraum	Krankheit mit Flüssigkeitsverlust Fülle) als Ursache für Yin-Leere von Niere und Herz
Pathogene Nässe als Ursache für den Stau an Körperflüssigkeiten (Jin-Ye) mit Schleimbildung als Folge	Körperliche Exzesse verbrauchen Jing der Niere und führen so zu Nieren-Yin-Leere und Herz-Yin-Leere (Niere-Herz-Achse gestört)
Ernährungsfehler führen zur geschwächten Transportfunktion der Milz und durch Stau der Körperflüssigkeiten zu Schleimbildung	Geistige Exzesse (Grübeln etc.) hindern die Blutbildungsfunktion der Milz und führen zu Milz-Blut-Leere und Herz-Blut-Leere
Ernährungsfehler führen zum Stau des Verdauungsbreis im Magen und zu Magen-Hitze	Konstitutionell schwaches Gallen-Qi (Leere)
Pathogene Hitze (Fülle) als Ursache für verbrauchtes Ying-QI des Herzens (Leere)	Blutverlust durch Unfall oder Geburtsfolgen führt zu Blut-Leere von Herz und Leber

Wie wir hier sehen, werden die durch Stauung (gestörten Transport) verursachten Füllezustände hier in die eine Rubrik und die sich durch Mangel auszeichnenden Leere-Zustände in die andere Rubrik eingeteilt.

Deren jeweilige Ursachen sind nach wie vor mannigfaltig; sie können durch exogene Einwirkungen wie Hitze, Nässe, Unfall mit Blutverlust ebenso verursacht werden wie durch innere Ursachen wie Kindgeburt, Ernährung, Emotionen und Verausgabung. Außerdem finden sich noch konstitutionelle Ursachen und Blutstase als Ursache für Insomnia.

Auf diese Weise wird deutlich, welche Therapieprinzipien zur Behandlung in Frage kommen: Sind Leerezustände vorhanden, so werden tonisierende Arzneimittel eingesetzt, bei Füllezuständen werden je nach Stauung Qi-bewegende, blutbelebende, schleimumwandelnde oder verdauungsfördernde Arzneimittel eingesetzt.
Bei Kombinationen wie z. B. durch exogene Hitze verursachte Yin-Leere werden natürlich auch die Arzneimittel entsprechend kombiniert. Zusätzlich zu allen werden noch entsprechende entspannende oder beruhigende Arzneimittel hinzugegeben, um Wurzel und Zweige der Krankheit gleichermaßen zu behandeln.
Doch die klassische Einordnung unterschied nicht nur quantitativ, sondern auch qualitativ, nämlich zwischen beruhigenden kalkhaltigen und mineralischen Substanzen und den entspannenden das Herz tonisierenden Arzneien, die aufgrund ihrer tonisierenden Wirkung auch längerfristig eingenommen werden können, während mineralische Substanzen sich schwächend auf die Milz auswirken können.

Die diagnostische Fragestellung und die Syndromdifferenzierung bestimmen das Therapieprinzip. Dabei ist in erster Linie festzustellen, ob Fülle oder Leere oder deren Kombination vorliegt.
Dann – ob bei Fülle Hitze oder Schleim, Qi- oder Verdauungsstagnation, Blutstase oder Nässe ursächlich beteiligt sind, oder ob (bei Leere) eine Blut- oder Qi-, Yin- oder Körpersäfteleere (Jing Ye) vorliegt. Dazu werden die klassischen Diagnoseverfahren eingesetzt, besonders aber Inspektion, einschl. Zungendiagnose, Interrogation und Pulsdiagnose. Aufgrund der Ergebnisse dieser Diagnose lassen sich nun folgende Therapieprinzipien und praktische Anwendungen für die Therapie ableiten:

Füllezustände					
Syndrom	Herz-Feuer z. T. mit Yin-Leere	Hochschlagen des Leber-Feuer/Yang	Magen-Hitze/ Verdauungsstau	Schleim-Hitze stört den Geist	Blutstase
Symptome	abends heiße Hände u. Füße, Nachtschweiß, häufiges Erwachen, trockener Mund mit Ulzerationen o. Aphten, Durst, bitterer Geschmack, Herzklopfen	Unruhiger Schlaf, Alpträume, gerötete trock. Augen, tagsüber gereizt, Durst, Schwindel, Feuer: Stuhltrockenheit, Urin dunkel / bei Yang: Kopfschmerz, Schwindel, RR	Völlegefühl, unruhiger Schlaf, M: Hitzegefühl, Durstgefühl (kühle Getränke), Appetit, Zahnfleischbluten/V: Blähungen, saures Aufstoßen, Übelkeit, Erbrechen	Brustenge, oft bei beleibten Patienten mit Schnarchen u. Schleimsyndrom, unruhiger Schlaf, viele Träume, geringe Schlaftiefe, Übelkeit bei Tag	Einschlafstörungen, Umherwälzen u. viele Träume, Hitzegefühl in Brust, viele Arzneien wirkungslos, nervös, gereizt
Zungenbefund	wenig evtl. gelber Belag, rote Zunge mit Ulzerationen	trockengelber Belag bei roter Zunge, besonders seitlich gerötet	quarkartiger, dicker, gelber Belag, tiefrote Zunge	gelber tofuartiger Belag mit rotem Zungenkörper	Z.-körper dunkel o. violett, mit Staseflecken (Zungengrund)
Pulsbefund	fein, beschleunigt, z. T. groß	saitenförmig, beschleunigt	schlüpfrig, beschleunigt	schlüpfrig, beschleunigt	rauh, saitenfömig, fein
Therapieprinzip	Herz kühlen, Geist beruhigen, bei Yin-Leere: & Yin nähren	Feuer / Yang senken, Yin nähren, Geist / Hun-Seele beruhigen	Stagnation bewegen, Magen harmonisieren, Geist beruhigen	Schleim umwandeln, Herz kühlen Geist beruhigen	Blut beleben & nähren, Qi bewegen, Geist entlasten
Grundrezeptur (individuell zu modifizieren)	*Xie Xin Tang* (Herz entlastendes Dek.) Leere: *Tian Wang Bu Xin Dan* (Herztonis, Pille des Himmelskaisers)	Yang: *Zhen Zhu Wan*, (Perlen-Pillen)/Feuer: *Long Dan Xie Gan Tang*, (Gentiana Leber-Entlastungs-Dekokt)	*Bao He Wan/Ye Ju Wan* (Harmoniepille/ Einschnürung beseitigende Pille) kombiniert eingenommen	*Wen Dan Tang*-Modifikationen (Galle wärmendes Dekokt mit 10 Zusätzen o. *Huang Lian Wen Dan Tang*)	*Xue Fu Zhu Yu Tang* (Antistasisches Brustraum Dekokt)
Akupunktur: sedieren tonisieren	H 7, 8, KG 15, KK 9, BL 15, 44, MZ 6, NI 3↓	LE 2, 3, GB 20, F↓ GB 44, 12, BL 47,18; Y↓ BL 18,19, H 7	KG 12, MG 36, 40, BL 21, MG 45, MZ 1, 4, P 6 alle↓	MA 40, 8, BL 20, DI 11, MZ 1, 6, 9, GB 12, H 7 alle↓	HE 7, P 6, KG 14, 17, BL 14, 15, 44, MZ 6, ↓BL 17

Leerzustände

Syndrom	Herz-Blut-Leere	Herz-Yin-Leere	Leber-Yin-Leere	Zang Zao-Leere	Galle-Qi-Leere
Symptome	langes Grübeln u. Wachliegen vor Einschlafen, Vergeßlichkeit, Blässe, Inappetenz, Schwäche, Schwindel, sehr müde, Herzklopfen	häufiges Erwachen, traumreicher Schlaf, Hitzegefühl der Hände und Füße, Nachtschweiß, tagsüber Gereiztheit, Tinnitus, Schwindel	Schlaf unruhig, Reden od. Schlafwandeln, Hitzegefühl der Hände/Füße, Nachtschweiß, trockene Augen, Haut, Mund, Gereiztheit	ruheloser Schlaf m. Grübeln, od. Angst, Nachtschweiß, am Tag Verwirrtheit, oft Weinkrämpfe u. Gähnen, depressiv od. manisch	Frühmorgendliches Erwachen, Alpträume, Aufschrecken aus Schlaf, Tagesmüdigkeit, Herzjagen, Schreckhaftigkeit
Zungenbefund	Zunge blass, Belag dünn weiß	Zunge rot, trocken, wenig Belag	Zunge tiefrot, kein Belag	kaum Belag, Zunge rot, geschwollen	blasse Zunge, dünner Belag
Puls-befund	fein, schwach	leer, beschleunigt	fein, z.T. leer	fein, beschleunigt	fein, schwach
Therapieprinzip	Herz und Mitte stärken,beruhigen, Blut nähren	Herz und Niere stärken, beruhigen, Yin nähren	Leber- u. Nieren-Yin nähren,beruhigen	Milz/Leber-Qi u. Herz-Yin mehren, beruhigen	Qi mehren, Galle, Herz stärken, stärker sedieren
Grundrezeptur (individuell zu modifizieren)	*Gui Pi Tang* (Milz zurückbringendes Dekokt)	*Tian Wang Bu Xin Dan* (s.o.), *Jiao Tai Wan* (Große Kommunikationspille)	*Suan Zao Ren Tang* (Zyzyph. Sp. D.) u. *Yi Guan Jian* (Verbindungsdekokt)	*Gan Mai Da Zao Tang* u. *Suan Zao Ren (Zizyp. Spinosa)*	*An Shen Ding Zhi Wan* (Geist & Wille festigendes Dekokt)
Akupunktur: sedieren tonisieren	↑: BL 15, 20, HE7, KG12, MZ6, 14	↑: HE 7, P 7, GG 15, KG 4, NI 3, 6, MZ 6	↑: LE 8, MZ 6, P 7, BL 47, GG 24	↓ GG 20,24, DI 4, P 6, ↑ KG 14, 12	↑: HE 7, P 6, 7, BL 15,19, GB 40

Die oben genannten Syndrome haben folgende Synonyme:
Das in den Klassikern als Herz-Niere-Disharmonie bezeichnete Syndrom ist identisch mit Herz-Yin-Leere; das ängstliche Gallen-Qi die Gallen-Qi-Leere auch als Herz-Qi-Leere klassifiziert, Herz und Milz-Leere ist die Herz-Blut-Leere, Zang Zao-Leere (wörtlich: Organ-Überreiztheit) ist auch eine Herz- und Milz-Qi-Yin-Leere.
Die Syndrome Magen-Hitze und Verdauungsstagnation lassen sich noch feiner in zwei Syndrome differenzieren, ebenso emporloderndes Leber-Feuer und aszendierendes Leber-Yang.

Theoretisch ist, wie das *Nei Jing* lehrt, das Yin mit der Nacht und das Yang mit dem Tag verbunden, so dass – wie oben dargestellt – Yang- und Qi-Tonisierende Arzneien in jedem Falle gegen Tagesmüdigkeit wirken. Da die pharmakologische Prüfung aber auch gezeigt hat, das auch Yang tonisierende Arzneimittel beruhigen können, wäre es interessant zu untersuchen inwieweit Yang-Leere zu Insomnia führen kann.
Man könnte also auch versuchen, das schwache Yang zum Yin hinzuleiten, ähnlich wie es *Chen Shi-Duo* (in *Bian Zheng Lu*, »Aufzeichnungen der Syndromdifferenzierung«, 1726) mit seinem *Shang-Xia Liang Ji Dan* (Oben-Unten-Verbindende Pille) versucht. Er erklärt zu dieser Rezeptur folgendes:

Das *Huang Lian* (*Rhiz. Coptidis*, 3g) kühlt das Herz, hingegen *Rou Gui* (*Cort. Cinnamomi* 3g) wärmt die Niere; zusammen können die beiden Substanzen Herz und Niere verbinden.

Ferner verwendet er das Yang tonisierende *Shan Zhu Yu* (*Fruct. Corni*) 9g, Qi tonisierender Ginseng (*Rad. Ginseng*) 15g und *Bai Zhu* (*Rhiz. Atractylodes macrocephalus*)15g, sowie das Yin-tonisierende *Shou Di Huang* (*Rehmannia preparata*) 30g, die zusammen Yin und Yang stärken und verbinden sollen.

Ein solcher »neuer« Ansatz zeigt, dass die Chinesische Medizin nicht immer strikt nach klassischem Konzept angegangen werden muss, sondern genügende Kenntnis der Grundlagen und Syndromdifferenzierung vorausgesetzt durchaus auch flexibel interpretiert werden kann.

Zum Schluss ist noch anzumerken, dass ein traumreicher Schlaf mit schlechter Effizienz (Tagesmüdigkeit) laut Schlafforschung zweierlei Ursachen haben kann: Wenn der Patient von Anfang des Schlafes an (innerhalb 10-120 min.) über Träume klagt, so zeigt dies, dass eine zu geringe Schlaftiefe erreicht wird, wie es im Alter oft der Fall ist. Schläft er jedoch mehr als 5 Stunden oder bis in die frühen Morgenstunden hinein, dann ist das gehäufte Auftreten von Traumschlaf als normal anzusehen. Auf welche Art von traumreichem Schlaf nun die i. d. F. traditionell eingesetzten Arzneimittel wie *Hu Po*, *Ye Jiao Teng* usw. wirken, muss in der Praxis geklärt werden.
Der praktische Anwender der Chinesischen Medizin sieht sich auf diesem Gebiet noch vor vielen ungeöffneten Toren stehen, zu welchen er und vielleicht nur er die Schlüssel besitzt.

Insomnia in der Feuerschule

Zheng Qin-An über Schlafstörungen:

> Für Insomnia, dieses Syndrom gibt es Ursachen, die daraus resultieren, dass exogene Pathogene das Zheng-Qi stören, aber auch solche die durch Schäden im Inneren entstehen, wie fehlende Kommunikation zwischen Herz und Nieren, oder weil der Körper durch übermäßiges Erbrechen geschwächt wurde, oder durch starken Durchfall, und auch durch übermäßiges Grübeln oder Sorge.
>
> Wenn exogene Pathogene der Grund sind, so sind diese mal in der Haut oder Schleimhaut, mal in den Leitbahnen und Netzgefäßen, mal in den Adern, mal in Zang- oder Fu-Organen. Wenn dann das korrekte Qi Schaden genommen hat, ist der »Kaiserliche Palast«, das Herz in Unruhe und dieses erzeugt die Schlafstörung. Hier muss man natürlich das Pathogen behandeln, um die Ruhe wiederherzustellen und den Schlaf herbeizuführen.
>
> Der Arzt muss also wissen, wo sich das Pathogen befindet und es dann attackieren: Bei geschlossenen Poren durch Herausschwitzen, wo emetisch therapiert werden muss mit Erbrechen oder wo Purgieren nutzt mit Purgation, wo gewärmt werden muss mit warmen Arzneien, wo gekühlt werden muss dann mit kalten, alles entsprechend der notwendigen Tiefe, wie die Differenzierung sie von ganz allein ergibt.

Was innere Ursachen angeht, so kann es vom Schaden am Yang herrühren: Wenn das Nieren-Yang schwach ist, so dass es nicht mit dem Herz kommunizieren kann, so dass das Wasser nicht aufsteigen und dass das Herz-Qi nachts nicht hinabsteigen kann, dann kann dies Schlafstörungen verursachen.
Auch umgekehrt stört eine Leere des Herzens den Schlaf, wenn es nicht das kaiserliche Feuer nährt, damit dieses das Wasser der Niere heraufbefehlen kann. Diese Patienten sind geschwächt und ermüdet und oft auch gereizt. Hier muss man die Methode des Verbindens von Herz und Nieren verwenden, wie z. B. mit *Bai Tong Tang, Bu Kan Yi Li Tang* usw.

War zuvor ein starkes Erbrechen oder Durchfall der Grund, dann ist das Yang der Mitte geschädigt, und es mangelt an der Bewegung der Körpersäfte nach oben und unten. Hier muss man die Mitte wärmen, z. B. mit *Wu Zhu Yu Tang, Li Zhong Tang* und ähnlichen Formeln.
Wenn übermäßiges Grübeln oder Sorge zu Insomnia führt, dann steigt das Shen des Herzens in den Kopf und das Yuan Qi kann nicht absinken und sich mit dem Yin vereinigen. Dieses Problem kann oft keine Arznei behandeln, hier muss man lernen die Dinge eins nach dem anderen zu regulieren und den Geist zu entspannen, dann kommt der Schlaf ganz von allein. Will man versuchen, dies zu behandeln, so kommen Formeln wie *Gui Pi Tang, Ju Yu Wan* (Antidepressionspille) und ähnliche zur Anwendung.
Heute ist es leider Mode, dass man – sobald von Schlafstörungen die Rede ist – sogleich Hun und Po beruhigen will, ohne überhaupt zu unterscheiden, ob es sich um exogene oder endogene Ursachen handelt, denn beide können ja für Schlafstörungen verantwortlich sein.

Fall aus der Feuerschule von Zhu Wei-Ju

Insomnia – Behandlung mit Wärmen, Senken, Stärken (Tonisieren)
Herr Liu, 40 Jahre alt leidet unter chronischen Schlafstörungen, sowie Herzklopfen oder Herzrasen, Vergeßlichkeit und Konzentrationsstörungen, Tinnitus und Schwindel. Er ist von großer, magerer Gestalt und hat wenig Kraft in Armen und Beinen.

Hier hat die Krankheit viele Zweige, aber nur eine Wurzel: Da dies kein Fülle-Feuer ist, welches hier hochlodert, und Herz und Niere bei der Diagnose Leere ergaben, handelt es sich eindeutig um ein aufsteigendes *Yin-Feuer.*

Therapieprinzip:
Wärmendes Senken des Ming-Men Feuers bei gleichzeitigem Tonisieren der Niere.

Rezeptur:
Zhi Fu Zi 18g, *Ci Shi* 30g, *Long Gu* 30g, *Suan Zao Ren* 12g, *Fu Shen* 9g, *Shou Di Huang* 18g, *Lu Jiao Jiao* 12g, *Ba Ji Tian* 9g, *Yin Yang Huo* 9g, *Tu Si Zi* 9g, *Du Zhong* 9g, *Ban Xia* 9g, *Dan Shen* 12g, Chao (geröstete) *Mai Ya* 12g

Kommentar:
Wenn man nicht wie *Wu Pei-Heng* das Yin-Feuer durch große Mengen *Fu Zi* nach unten absenken will, so kann der »entlaufene Drache der Niere« ja auch mit salzigen Arzneien auch wieder hinabgelockt werden. Dr. Zhu hat eine dritte Methode erfunden: Er senkt das Yin Feuer mit schweren Arzneien wie *Ci Shi*, den er gerne mit *Suan Zao Ren* kombiniert, und *Long Gu*. Damit der schwer verdauliche *Ci Shi* (der sich beim Dekoktieren mit der Säure von *Suan Zao Ren* verbindet) besser absorbiert wird und trotz dem klebrigen *Shou Di Huang* die Mitte nicht zu sehr beansprucht, wird hier noch *Mai Ya* hinzugegeben.

Das *Shou Di* selbst ist für das Nieren-Yin als Gegenspieler der Yang-Tonika wie *Lu Jiao* usw., so dass man hier unweigerlich an die (*You Gui Yin*) Rechte-Niere Kombination von *Zhang Jing-yue* denken muss.
Ban Xia wandelt Schleim im Kopf um, der hier mit dem Schwindel in Verbindung steht, und *Dan Shen* als Arznei, die das Vier-Substanzen-Dekokt (*Si Wu Tang*) ersetzt und eine das Blut belebende Wirkung hat, sind hier eher die symptomatisch eingesetzten Arzneien.
Beim eigenen Patienten muss man also bei Insomnia durch Nieren-Yang-Leere mit Yin-Feuer eher an die ursprünglichen Arzneien wie *Zhi Fu Zi*, *Ci Shi*, *Long Gu*, *Suan Zao Ren*, *Fu Shen*, *Shou Di Huang* und *Yin Yang Huo* denken, vielleicht noch mit Chao (geröstete) *Mai Ya*, damit es besser vertragen wird.

Depression oder depressive Erschöpfung

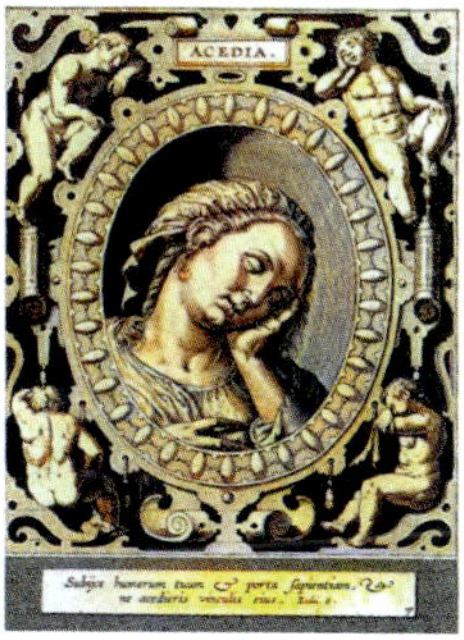

ACEDIA (von griech. A-Kedos = Ohne Sorge) ist ein Zustand der Lustlosigkeit oder von Sorge um die eigene Position oder den Zustand in der Welt. Dies kann dazu führen, dass man seine Pflichten im Leben nicht erfüllen kann.
Die sechs »Töchter der Acedia« sind nach Gregorius bei dem Kirchenlehrer Thomas von Aquin: Bosheit, Auflehnung/Groll, Kleinmütigkeit, Verzweiflung, stumpfe Gleichgültigkeit gegenüber den Geboten bzw. Vorschriften, Schweifung des Geistes in Richtung des Unerlaubten.

Einer von fünf Menschen bekommt im Leben zumindest einmal eine Depression und 7% aller Menschen sogar jährlich einmal.[209] Die WHO hielt in ihrem World Health Report 2002 die Depression für den mächtigsten Faktor, der Menschen weltweit behindert.

Eine Volksseuche oder ein Marketing-Feldzug von Big Pharma ?
Ich möchte hier nur kurz auf exogene Depressionen eingehen, obwohl ich es bemerkenswert finde, dass die *Definition* von Depression der US-Behörden sich zugunsten der Pharmaindustrie dahingehend gewandelt hat, dass z. B. ein Mensch, der seinen Partner oder Elternteil im neuesten DSM-5 bereits als depressiv gilt, wenn er mehr als 2 Monate trauert, was dem Trauernden im alten Manual noch für 6-12 Monate zugestanden wurde.

Durch die Möglichkeit jede Verhaltensauffälligkeit als »milde« Störung zu diagnostizieren befürchten Kritiker eine Inflation von Diagnosen, die den Betroffenen dann lebenslang anhängen können. Prominentester Kritiker ist der US-amerikanische Psychiater Dr. Allen Frances, dem ehemaligen Vorsitzenden der DSM-IV-Kommission.

209 https://www.medscape.com/viewarticle/881851

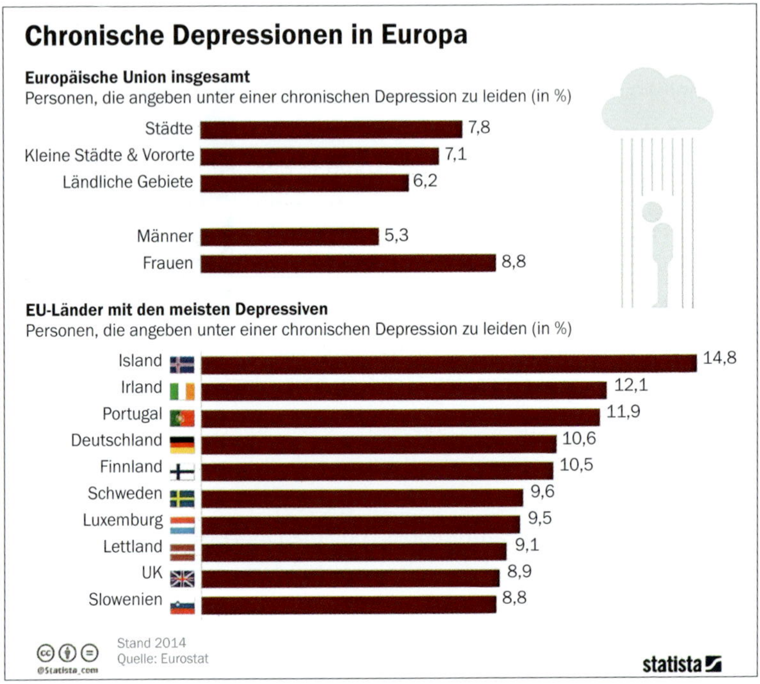

In seinem großartigen Buch »Normal« kritisiert Frances,[210] der die vorigen DSMs geleitet hat, dass das neue Diagnostic Manual Nummer fünf durch Industrie und andere Faktoren beeinflusst wurde, was sogar in Wikipedia im Abschnitt »Kritik« zu finden ist:

> Die Anzahl der im DSM aufgeführten Krankheiten und Störungen ist stetig von 106 (DSM-I) auf 374 (DSM-5) angestiegen. Dies könnte u.a. daran liegen, dass viele der ins DSM-5 neu aufgenommen Diagnosen möglicherweise wissenschaftlich nicht genug überprüft und die Schwellwerten für ältere Diagnosen gesenkt wurden.[211] Eine Studie der University of Massachusetts Boston fand heraus, dass 69 % der DSM-5-Mitarbeiter Verbindungen zur Pharmaindustrie hatten; bei der Arbeitsgruppe zu affektiven Störungen waren es 83 % und bei den für Schlafstörungen zuständigen Autoren waren es 100 %.

210 Allen Frances: »NORMAL - Gegen die Inflation psychiatrischer Diagnosen«, DuMont Buchverlag GmbH & Co. KG; Auflage: 2 (22. April 2013)

211 https://de.wikipedia.org/wiki/DSM-5#cite_note-8

Auch bei Depression wurde die alte Unterteilung in exogene und endogene Depression mittlerweile durch 15-20 verschiedene Formen ersetzt, so bleibt doch ein gemeinsamer Kern bestehen, bei dem noch immer in organische und psychologische Faktoren unterschieden wird. Warum aber, sind laut Techniker-Kasse die Verschreibungen von Arzneien gegen Depression um 50% gestiegen, allein zwischen 2007 und 2017?

Wir haben einerseits die Bereitschaft von Medizin und Pharma, auch schon geringe Störungen überbewertend mit Psychopharmaka zu behandeln, aber andererseits sehe auch ich unter meinen selbstzahlenden Patienten häufig einen Leidensdruck, den ich vor 20 Jahren nur unter den gestressten Vorständen und Managern, gemobbten Angestellten oder in der unter ihren Ehebedingungen leidenden Frauen finden konnte.
Oft kommen diese heute bereits nach erfolgter und erfolgloser psychopharmakologischer Behandlung zu mir, um die Abhängigkeit loszuwerden oder einem Wiederauftreten vorzubeugen.

Verwechslung Depression vs. Entzugserscheinung

Psychiater wie Joachim Bauer[212] sehen Arzneien nur als eine temporäre Übergangslösung an, nach welcher man mit anderen Therapien weiter machen sollte. Doch wenn die erwünschte Verschreibungszeit abgelaufen ist, werden die Arzneien den alten Patienten oft weiter verschrieben, während inzwischen neue Patienten hinzugekommen sind. Wie ist das möglich, wenn Psychiater wie Ulrich Hegerl erklären, Abhängigkeit gäbe es nur bei Schlaftabletten, aber nicht bei Antidepressiva? Ganz einfach: Wenn die Definition von Abhängigkeit auf einer Sucht nach mehr beruht, so sind nur wenige Arzneien suchterzeugend. Wenn aber körpereigene Stoffe wie Serotonin nach Erhöhung zu einer Veränderung der Rezeptoren führen, die nach Absetzen zu Reaktionen führen, so gilt es demnach nicht als Suchtfolge.[213]

212 https://de.wikipedia.org/wiki/Joachim_Bauer

213 Psychother Psychosom. 201584(2):72-81. Epub 2015 Feb 21.Withdrawal Symptoms after Selective Serotonin Reuptake Inhibitor Discontinuation: A Systematic Review.Fava GA et al.

Das Problem besteht nämlich darin, dass nicht nur die Trizyklischen und Tetrazyklischen Antidepressiva (TCA) Abhängigkeit erzeugen (siehe Beipackzettel), sondern auch die als harmloser geltenden Serotonin-Wiederaufnahme-Hemmer (SSRI und SSNRI) zu Absetzsyndromen führen, die Patient und Arzt oft glauben machen, dass die Depression wieder aufgetreten seie.
Denn die SSRIs und SSNRIs erhöhen zunächst die Serotonin-Konzentration im Liquor. Bei einer längerfristigen Therapie entsteht aufgrund des Botenstoff-Überschusses eine Toleranz. Wird das Mittel wieder abgesetzt, fehlt es an Serotonin und das Gehirn versucht das chemische Gleichgewicht wiederherzustellen.

Symptome Depression:	Symptome Absetzererscheinungen:
depressive, oder Antriebshemmung und Anhedonie (Freudlosigkeit). Bei Anhedonie ist die Empfindung von Freude, Lust oder Vergnügen eingeschränkt oder aufgehoben. Zu den weiteren Symptomen zählen auch: Veränderungen im Schlaf, wie Schlafstörungen und Appetitmangel (manchmal abwechselnd mit Essstörungen), Veränderungen im psychomotorischen Verhalten - entweder Erregung (Reizbarkeit) oder Verzögerung (Aufschub) - sowie Müdigkeit (Antrieblosigkeit), Gefühl der Wertlosigkeit (Selbstvorwürfe) oder übermäßige Schuldgefühle, Konzentrationsstörungen und oft auch Selbstmordgedanken.	Empfindungsstörungen, Stimmungsschwankungen, Schlaflosigkeit, Verdauungsprobleme, Unruhe, Kreislaufbeschwerden, Kopfschmerzen, grippeähnliche Symptome und starkes Schwitzen

Um Beschwerden beim Absetzten zu vermeiden, empfehlen die Leitlinien, das Medikament über vier Wochen auszuschleichen.
Doch es gibt Evidenz, dass die Symptome nicht nur bei plötzlichem Absetzen auftreten können: 56% der Probanden einer Metaanalyse

aus 2018[214] hatten schwere Probleme beim Absetzen untere andrem von SSRI (Selektive Serotonin Wiederaufnahme-Hemmer) und SSNRI (Selektive Serotonin + Noradrenalin Wiederaufnahme-Hemmer) unter anderem Citalopram Fluoxetin oder Venlafaxin, was zu einer Verwechslung zwischen Rückfall und Entzug führen kann.

Zwei meiner Patientinnen waren bereits »trocken« und hatten mittels Traditionellen chinesischen Arzneimitteln (TCA) ihre Antidepressiva für Wochen abgesetzt, aber eine darunter verwechselte die Symptome der gerade einsetzenden Menopause mit den vormaligen Depressionssymptomen und die andere fühlte sich in einer Stressphase mit den bereits ausgeschlichenen SSRIs »sicherer«, weil sie fürchtete, an einem Wochenende oder Urlaubszeit ohne Arzt nicht mit dem Stress fertig zu werden.
Beide hatten allerdings keinerlei Therapie – außer Arzneien – von ihrem verschreibenden Psychiater bekommen, um ihre Angststörungen oder Depressionen zu überwinden. Kaum 2% der Patienten in einer Studie erinnerten sich daran, über Absetzsymptome aufgeklärt worden zu sein. Der Psychiater Uwe Gonther erläuterte bei DocCheck-News[215], in welcher misslichen Lage sich solche Patienten befinden:
Treten Absetzsymptome auf, hatten die Betroffenen weder die nötige Begrifflichkeit noch die Aufklärung, um ihre Situation einzuordnen.
Berichten diese Patienten aber über ihre Probleme, erkläre man ihnen oftmals, dass sie den Schutz durch die Medikamente wohl doch bräuchten. »Eine Verdrehung der Tatsachen«, sagt Gonther. Schließlich kam es erst aufgrund der Medikamente zur Entzugssymptomatik.
Auf diese Weise nimmt die Zahl der Antidepressiva-Patienten natürlich nur weiter zu, aber kann nicht abnehmen.
Wie ich aber feststellen konnte, kann mittels chinesischer Arzneimittel ein wirksamer Ersatz angeboten werden, sofern man eine Aufklärung über den Entzug vornimmt und diesen behutsam und langsam durchführt.

214 https://www.sciencedirect.com/science/article/pii/S0306460318308347
215 https://www.doccheck.com/de/detail/articles/21846-antidepressiva-absetzen-und-abstuerzen?

Weitere Standardmedikationen sind die MAO-Hemmer (MAOI), Noradrenalin-Dopamin-Hemmer, die zu hohem Blutdruck führen können und die ebenso wie alle anderen oben genannten Antidepressiva problemlos mit chinesischer Arznei kombiniert werden können.

Arzneimittelinduzierte Depression

Die genauen Ursachen für die endogene Depression sind nicht bekannt. Nach neuen Forschungen schätzen Experten, dass Zytokine und andere Teile des Immunsystems bei einem Drittel aller depressiven Patienten involviert sind.[216]
Jeder Schmerzpatient mit chronischem Schmerz neigt jedoch statistisch stark zu Depressionen, ebenso wie Patientinnen mit hormonellen Störungen wie PMS oder PCO-Syndrom, aber auch späte Hashimoto-Thyreoiditis. Bei Schilddrüsenunterfunktion ist es vermutlich der Antriebsmangel, bei PCO und PMS die durch den Östrogenmangel verursachte Kurzdepression, die auch nach der Geburt als sogenannter »Baby-Blues« auftritt.

Arzneien als Ursache?

Doch gerade Hormonpräparate wie die Pille oder Corticoide und Schmerzmittel wie Ibuprofen oder Opiate können ebenso Depressionen auslösen. Ebenso gegen Heuschnupfen und andere Allergien eingesetzte Antihistaminika wie Cetericin, die meisten Antihypertensiva wie Clonidin, ACE-Hemmer und Betablocker sowie die in den 2000er Jahre meistverkauften Magensäureblocker, die PPI-Hemmer Omeprazol und Esopremazol.

Aber wer denkt schon daran, dass auch Antidepressiva depressiv machen können. Die New York Times hat dazu eine Liste mit 203 häufigen Medikamenten erstellt,[217] die sich wie das Who-is-Who der meistverkauften Medikamente liest.

216 https://www.grin.com/document/303133

217 https://int.nyt.com/data/documenthelper/34-medications-potential-depression/1daa5542d3a2dd905a94/optimized/full.pdf#page=1

Ein Skeptiker mag einwenden, dass die befragten Patienten vielleicht schon vor der Einnahme depressiv waren. Wenn dem so wäre, dann wären die Patientenbefragungen und -untersuchungen vor der Arzneimitteltestung erstens sehr schlampig gemacht und zweitens läge dann die Dunkelziffer der Depressiven vielleicht bei 50% der Bevölkerung. Das wollen wir also lieber ausschließen.

Man fragt sich aber dennoch, wie viele der Depressionen durch Medikamente verursacht werden und ist umso mehr froh, dass die Pflanzenheilkunde Alternativen zu den meisten Arzneien bieten kann.

Wohin die Reise geht, die Dr. Frances (s.o) beschrieben hat, zeigt ein Blick über das Wasser:

Die häufigsten Ko-Morbiditäten der Depression in den USA:

Bipolar: Manisch-Depressiv	90%
Allgemeine Angststörung	67%
Panikattacken	50%
Schizophrenie	50%
Alcohol-Abusus	40%+
Drogenmißbrauch	40%+
Posttraumatic Stress Disorder	37%
Borderline	30%+
Obsessiv-compulsive Störung	30%
ADHD	25%

Quelle. Strakowski SM, Adler CM, DelBello MP. Curr Psychiatry Rep. 2013;15:386-402.

Da Depressionen oft mit anderen Störungen verbunden sind, sieht die neue Direktive von 2017 in den USA vor, Depressionen nicht mehr mit Antidepressiva zu behandeln (wegen der Nebenwirkungen), sondern sofort die ungleich stärkeren Antipsychotika (!) zu verschreiben.[218] Ein Volk unter Drogen? So sieht die Zukunft aus, wenn diese Welle nach Europa überschwappt.

218 Open access Volume 22 Issue 2 (Theme: Mixed features in major depressive episodes) April 2017 pp. 203-219: Stephen M. Stahl, Debbi A. Morrissette: »Guidelines for the recognition and management of mixed depression« https://doi.org/10.1017/S1092852917000165 Published online: 28 February 2017

Laut einer großen JAMA-Studie[219], sollen bereits 27% der Medizinstudenten aus 47 Ländern während und nach Abschluss des Studiums unter Depressionen leiden. Unter Suizidgedanken leiden 11% der jungen Ärzte. Kritische Stimmen vermuten auch, dass der bei Kindern und Jugendlichen immer häufigere Einsatz von Ritalin später im Erwachsenenalter zu Depressionen führen kann,[220] wie es eine Follow-Up-Studie an über 6800 Jugendlichen über 12 Jahre vermutet. Allein in Deutschland stieg die Verordnung von Methylphenidat zwischen 2009 und 2016 von 28 auf 41 Prozent.

Halten wir also fest:

1. Die genauen Ursachen der Depression sind unbekannt, obwohl die Symptomkombination bereits im Altertum vorkam. Entzündungsreaktionen (Zytokine) machen vermutlich ein Drittel der Ursachen aus.
2. Nebenwirkungen von anderen Arzneien können Depressionen auslösen.
3. Das Absetzen von Antidepressiva kann ein Wiederauftreten der Depression vortäuschen.

Klassische Theorien und Therapien zur Depression in China

Auch in China gab es schon vor langer Zeit die *Yu Men Zheng* 鬱悶正 (Depressives Bedrücktheitssyndrom), wie sie heute heißt. Aber bereits im 12/13. Jahrhundert versuchte sich einer der vier Meister *Zhang Zi-He* (1156-1228), der Begründer der attackierenden und purgierenden Schule mit einer Art Psychotherapie der 5 Wandlungsphasen.

Er beschreibt in seinem Buch *Ru Men Shi Qin* (儒门事亲), was ungefähr so viel heißt wie »Konfuzianische Nächstenliebe« – Zhang war ein Neokonfuzianer – einen Fall einer depressiven Frau des Landadels, die unter Traurigkeit litt, die er durch eine trickreiche Finte dazu brachte vor Wut zu explodieren, so dass der Zorn aus ihrer Leber im Beleidigungszyklus

219 https://jamanetwork.com/journals/jama/article-abstract/2589328

220 https://www.springermedizin.de/childhood-methylphenidate-adherence-as-a-predictor-of-antidepres/16523932

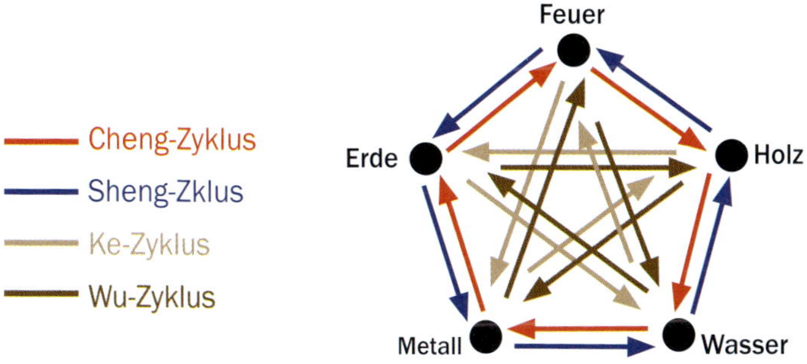

(Wu) die Traurigkeit ihrer Lunge attackierte und so ihre Traurigkeit auflöste, anstatt Traurigkeit mit Freude zu bekämpfen, wie es im Ke-, also Kontroll-Zyklus nahe liegend gewesen wäre.
Genau genommen, hatte er ihre Gastfreundschaft mehrfach missbraucht und die Dame »beleidigt«, so dass sie ihn beim dritten Besuch schimpfend davonjagte.
Aber das Ziel, sie aus ihrer Apathie zu reißen, hatte er erreicht. Leider wird nicht mehr über seine Methoden überliefert, die man als eine chinesische Psychotherapie beschreiben könnte.

Natürlich hat auch das junge Gebiet der Psychotherapie beachtliche Erfolge, doch wir wollen uns hier vor allem auf die physischen Aspekte der Depressionsbehandlung konzentrieren. Und zwar mit anderen Mitteln als chemischen Psychopharmaka.

Von Formeln aus der TCM und der Kampo-Medizin Japans gibt es seit Jahrzehnten Studien zu Depression und der Wirkung der asiatischen Phytotherapie.
Unter den am besten untersuchten Pflanzen ist *Hou Po* (*Cx. Magnolia off.*) mit den Wirkstoffen *Honokilol* und *Magnolol* bereits als antidepressiv und anxiolytisch erforscht.[221]

221 https://www.sciencedirect.com/science/article/pii/S0278584607004101?via%3Dihub und https://www.ncbi.nlm.nih.gov/pubmed/16454147, https://www.ncbi.nlm.nih.gov/pubmed/23909378 sowie https://www.ncbi.nlm.nih.gov/pubmed/11186252 . Weitere 96 Studien unter: https://examine.com/supplements/magnolia-officinalis/

Es besteht eine synergistische Wirkung zwischen den Rhizomen von Ingwer (*Jiang*) und *Pinellia* (*Ban Xia*)[222] und auch von diesen mit *Huang Bai* (*Phellodendron*), letztere besonders wirksam bei gestressten Frauen mit Insomnia.[223]
In Japan wurde hierzu oft die *Saiboku-to* (*Chai Hu-Hou Po Tang*) verschrieben, deren Bestandteile außer *Chai Hu* und *Hou Po* auch *Ban Xia*, *Sheng Jiang*, sowie *Ren Shen*, *Gan Cao*, *Fu Ling*, *Da Zao*, und *Su Ye*[224] sind und durch die Pinellia-Blätter (*Zi Su Ye*) auch bei Asthma verwendet wird.
Auch zu den *»roten*[225] *Pflanzen« Hong Jing Tian*, *Zang Hong Hua* und *Jiang Huang* und dem Ginseng gibt es viele Studien.[226]

Im Zusammenhang zwischen Ernährung und Depression hat man viele wissenschaftliche Studien gemacht. Diverse Metastudien[227] kamen zu dem Schluss, dass die Aufnahme von Obst und Gemüse mit einer Risikoreduzierung einer Depression verbunden ist. Vermehrte Obst- und Gemüsezufuhr bedeutet erhöhte Mikronährstoffe, Kohlenhydrate und Ballaststoffe sowie phytochemische Zufuhr von spezifischen Pflanzenbestandteilen.

Gleichzeitig führt eine Zunahme der Obst- und Gemüsezufuhr normalerweise zu einer Verringerung des Fettgehalts und vor allem der gesättigten Fette im gesamten Diätprofil. Die Vitamine, Mineralien und sekundären Pflanzenstoffe könnten sich auf die meisten der oben genannten implizierten Pfade (d.h. Entzündung, oxidativer Stress) beziehen und wurden mit reduzierten Depressionsraten in Verbindung gebracht.

222 https://examine.com/supplements/magnolia-officinalis/#ref49 und https://examine.com/supplements/magnolia-officinalis/#ref41

223 https://www.ncbi.nlm.nih.gov/pubmed/18426577

224 https://www.ncbi.nlm.nih.gov/pubmed/16314255, https://kampo.ca/herbs-formulas/formulas/saibokuto/ und https://www.ncbi.nlm.nih.gov/pubmed/9192103

225 Hong (紅) chinesisch = rot

226 https://examine.com/supplements/ und https://examine.com/topics/depression/ unter den einzelnen Namen.

227 Mol Psychiatry. 2018 Sep 26. doi: 10.1038/s41380-018-0237-8. Lassale C Batty GD Baghdadli A: »Healthy dietary indices and risk of depressive outcomes: a systematic review and meta-analysis of observational studies.« Und J Affect Disord. 2018 Jan 15226:346-354. doi: 10.1016/j.jad.2017.09.022. Epub 2017 Sep 23. Molendijk M Molero P Ortuño Sánchez-Pedreño F: »Diet quality and depression risk: A systematic review and dose-response meta-analysis of prospective studies.«

Bei Vitamin D, zum Beispiel gibt es keine einzige zuverlässige klinische Studie, die eine Verbesserung nachweist,[228] wenngleich Schmerzpatienten eine Verbesserung der Schmerzwahrnehmung angaben.[229] Vielleicht liegt hier eine Korrelation der dunklen Winterzeit mit S.A.D. und D3-Gehalt im Blut vor, der aber keinen ursächlichen Zusammenhang hat. Aber dennoch scheint es in der Weihnachtszeit einen positiven Effekt durch die zusätzliche Beleuchtung zu geben.[230] Das Bedürfnis nach mehr Licht könnte die Ursache für die Stimmungstiefs sein.

Sicher dagegen ist es, dass höhere Ballaststoffzufuhren mit einer geringeren Wahrscheinlichkeit der Entwicklung einer Depression verbunden sind.
Zusammengenommen könnte der Anstieg der Vitamin-, Mineralstoff-, Phytonährstoff- und Ballaststoffzufuhr zu den in der untersuchten Studie beobachteten positiven Auswirkungen beigetragen haben, da sie mit den allgemeinen Ernährungsumstellungen übereinstimmen.

In diesem Zusammenhang ist es erwähnenswert, dass die Erhöhung der Ballaststoffzufuhr als einer der wichtigsten Bestandteile einer »hochwertigen Ernährung« identifiziert wurde, die die »guten «Bakterien im Darm füttert und eine gesunde Mikrobiotika ermöglicht. Dies wirkt über die Hirn-Darm-Achse, die die Stimmung positiv beeinflusst. In mehreren Tierstudien wurde der Einfluss der Ernährung auf die Darmflora und ihre Beziehung zu Angst und Depression untersucht.

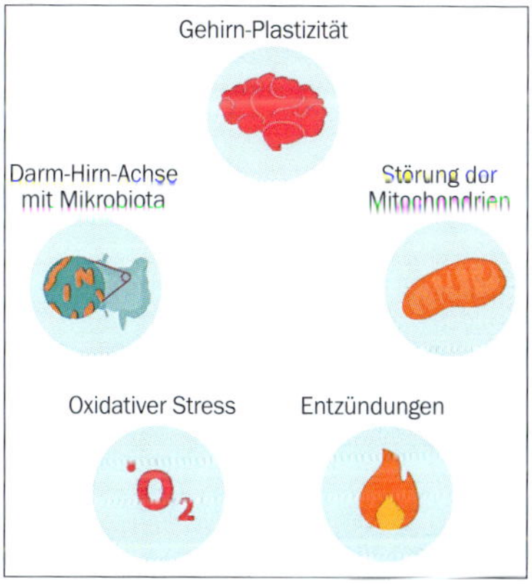

Bildquelle: Marx et al.: Proc Nutr Soc. 2017 Nov

228 https://www.ncbi.nlm.nih.gov/pmc/articles/PMC4008710/ oder https://www.ncbi.nlm.nih.gov/pubmed/25701329

229 https://www.ncbi.nlm.nih.gov/pubmed/27676659

230 Werner, Peterson-Lewis, Brown: „Inferences about homeowners' sociability: Impact of christmas decorations and other cues" in: Journal of Environmental Psychology, Volume 9, Issue 4, 1989, Pages 279-296 https://www.sciencedirect.com/science/article/abs/pii/S0272494489800106?via=ihub

Diese Studien sind jedoch schwieriger am Menschen durchzuführen. Einige klinische Studien wurden jedoch durchgeführt und deuten darauf hin, dass die Einnahme von Prebiotika (Pflanzliche Nährstoffe, die das Darmmikrobiom ernähren) und probiotische (spezifische »gute« Darmbakterien) einzunehmen, Angst und Depression durch modulierende Entzündungen hemmen können.[231]

Doch wie wir in der Einleitung festgestellt haben, gibt es einmal eine kurzfristige Wirkung von Pflanzenbestandteilen (bei Nahrungsmitteln natürlich in niedrigerer Dosis) auf das Nervensystem und zum anderen eine langfristige Wirkung durch die Änderung des intestinalen Mikrobioms.

Der TCM-Mikrobiom-Forscher *Dr. Zhao Liping* schreibt dazu:

Die meisten TCM-Medikamente zielen tatsächlich sowohl auf den Wirt als auch auf seine symbiotischen Mikroben ab. (...) Dies könnte zu neuen Wirkstoffkandidaten für chronische Krankheiten führen, die auf Rezeptoren außerhalb des derzeit akzeptablen »druggable Genoms« abzielen, und aktuell

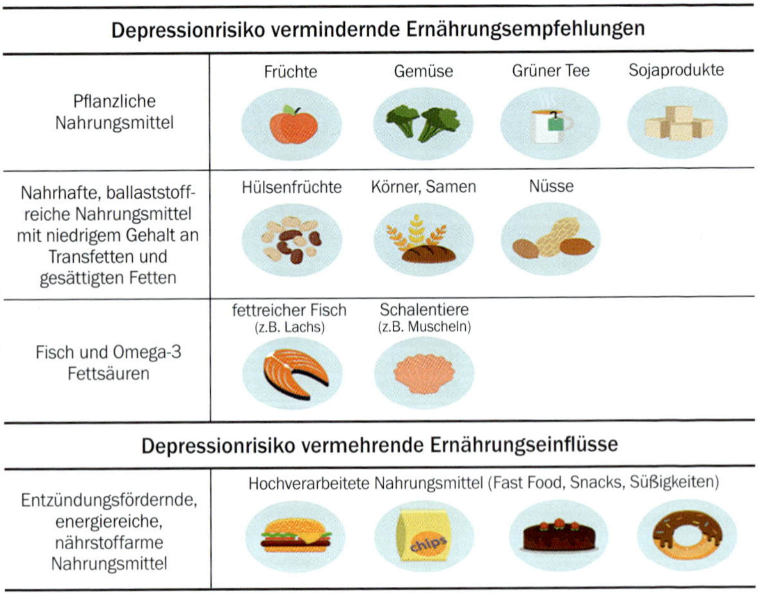

Bild: Opie et al. Nutr Neurosci. 2017 Apr., Philips et al. Clin Nutr. 2018 Oct.

231 Auszug aus: Examine.com. »Examine.com Research Digest.«

> Probleme mit hohem Interesse in der westlichen Medizin beleuchten, wie z. B. die Entwicklung und Bereitstellung zukünftiger, für den einzelnen Patienten optimierter Therapiepläne.[232]

Und sicher wird nicht nur in China ein erweiterter Ansatz für die Behandlung der weltweiten Depressionen durch Veränderung der Darmflora gefunden[233].

Der diätetische Ansatz, entzündungsfördernde Nahrungsmittel zu meiden, ist sicher ein guter Anfang:

Als entzündungsfördernde Nahrungsmittel und Getränke werden beispielsweise nährstoffarme aber kalorienreiche, wie zuckerhaltige verarbeitete Nahrungsmittel eingestuft. Darunter fallen Soft-Drinks, Fast Food, Süßigkeiten, Snacks, kurz – alles was unsere Urgroßmutter nicht als Lebensmittel erkannt hätte.

Chinesische Arzneimitteltherapie

Doch was können wir, was kann die Chinesische Medizin bei Depressionen verwenden?

Vorausgesetzt, die Entzündungsthese (Zytokine, IL-6) würde einen Teil der Depressionen bedingen, dann könnte man natürlich überlegen, den Anteil an Patienten, welche nach der TCM Hitze-Zeichen ausweisen, mit kühlenden Arzneien zu behandeln. Das wäre aber vielleicht zu einfach gedacht.

Natürlich können wir die moderne Syndromdifferenzierung verwenden, wie sie in den Lehrbüchern aus China, sowie bei Flaws (»Chin. Med. Psychiatry« vor den Ss.277), Maciocia (»Psyche i.d. Chin.Med.«, die ersten 342 Seiten) und anderen ausführlich aufgedröselt wird. Dort wird bei der häufigen Leber-Qi-Stagnation die Nadelung von Percard-6 (*nei guan*) und die Formel *Yue Ju Wan* empfohlen, vor allem, wenn der Puls saitenförmig (xian) ist.

232 Zhao L, Nicholson JK, et al. »Targeting the human genome-microbiome axis for drug discovery: inspirations from global systems biology and traditional Chinese medicine.« in: J Proteome Res. 2012 Jul 611(7):3509-19. doi: 10.1021/pr3001628. Epub 2012 Jun 5.

233 Basic Science and Clinical Applications 2018, Pages 241-252 Natalie Parletta: »Inflammation and Immunity in Depression«, Chapter 13 - The Gut-Brain-Microbe Interaction: Relevance in Inflammation and Depression https://doi.org/10.1016/B978-0-12-811073-7.00013-1

Die ungewöhnliche Universal-Formel enthält *Chuan Xiong*, der das Blut und durch seine aromatischen Öle auch das Qi im Kopf bewegt und *Xiang Fu*, als Leber-Qi Beweger. Das *Zhi Zi* kühlt Herz-Hitze mit Reizbarkeit, und wird auch oft bei Herz-Hitze Schlafstörungen mit *Mu Dan Pi* kombiniert.
Die beiden anderen Arzneien wirken eher gegen Schleimbildung, die die Sinne trüben kann, d.h. *Cang Zhu*, der die Milz stärkt und Nässe trocknet und *Shen Qu* soll verdauungsfördernd wirken. Die Anwesenheit letzterer Arznei hat seit Jahrhunderten die Gelehrten beschäftigt und bis heute kann es niemand mit Sicherheit erklären. Vielleicht hat diese Hefeverbindung eine besondere Wirkung auf das Mikrobiom oder ihr Vitamin B-Anteil ist gut für die Nerven?
Meine eigene Theorie ist, da die Formel einen Rundschlag gegen jede Art von *Ju* (Einengung) ist, die überwunden (*Yue*) werden soll, übernimmt die *Massa fermentata* den Darm, während die anderen Arzneien Kopf, Herz, Leber und Milz/Magen von der Hemmung befreien sollen. In diesem Falle kann der erfahrene Therapeut die Formel dem Patienten anpassen, wie es immer sein sollte, auch bei Fertigformeln.

Ähnlich wie *Shen Qu* enthalten auch die meisten Schalen der Zitrusgewächse wie die Pomeranze (*Chen Pi*, *Qing Pi*), die Orange (*Ju Pi*) die Yichang-Zitrone (*Xiang Yuan*), oder deren Variation die Buddhahand-Zitrone (*Fo Shou*) verdauungsfördernde ätherische Öle, die das Qi bewegen und absenken und durch den saueren und bitteren Geschmack mit Leber und Herz verbunden sind.
Besonders das kühle *Qing Pi* wirkt nach unten und *Fo Shou* und *Xiang Yuan* eher den Blutdruck senkend,[234] während die Schalen der anderen sogar kurzfristig den Kreislauf anregen.
Maciocia empfiehlt als Depressions-Arzneien auch die Nässe trocknenden, ebenfalls ätherisch wirksamen »Kollegen« *Shi Chang Pu* und *Yuan Zhi*, die das Herz beruhigen und die ebenfalls bei Schlafstörungen gerne verwendeten Shen-Beruhiger Cortex und *Flos Albizia* (*He Huan Pi*

234 https://www.ncbi.nlm.nih.gov/pmc/articles/PMC3653258/

und *He Huan Hua*) deren Name »Harmonie & Zusammenhalt, die ich gerne bei Mobbing oder Familienkrisen einsetze.

Ähnlich wie die beiden Klassiker *Yu Jin* und *Xiang Fu* gegen Leber-Stau, verwende ich auch die süßen leichten Rosen *Mei Gui Hua* (Hundsrose, *Rosa rugosa*, mehr Qi bewegend) und *Yue Ji Hua* (Teerose, *R. sinensis,* mehr Blut bewegend), deren Öl (Damaszenerrosenöl) alleine schon entspannend wirkt. Die Rose, ihr Öl und das Rosenwasser werden auch in der persischen Medizin als die Königin der Blumen gesehen und der Duft in der persischen Medizin zur Entspannung eingesetzt.[235]
Meine persönliche Empfehlung bei verschiedenen **Depressionen**[236], ist natürlich *Zang Hong Hua* (Safran, *Crocus sativus*), welches sowohl in den Kapiteln über Parkinson als auch bei Alzheimer-Demenz und anderen Kapiteln bereits genannt wurde. Es ist laut vieler moderner wissenschaftlichen Studien deutlich stimmungsaufhellend und mindestens eben so gut die verschiedenen Psychopharmaka, mit welchen es jeweils verglichen wurde.

Der Einsatz einer festen Formel mag sogar manchmal einen guten Ansatz bieten, wenn die genannte Formel ungefähr zum Patienten passt. Obwohl man sich fragen muss, ob man nach 300 Seiten Theorie noch den unverstellten klinischen Blick auf die aus Anamnese, Puls und Zunge ergebende Diagnose vorhanden hat.

Es gibt natürlich (selten) der Vollständigkeit halber eine Leber-Yang-Leere und auch mal eine kombinierte Milz-Nieren-Yang-Leere, und so ist auch Blutstase mit Schleim im Unterbauch bei PCOS oft mit Depressionen verbunden, aber Hand aufs Herz:

Wenn schon die moderne Psychiatrie zwischen Depression, Burn-Out oder depressiven Phasen bei bipolaren Störungen nicht klar abgrenzen kann, wie gut lassen sich dann Leber-Wind, Leber-Feuer oder aszendie-

235 https://www.ncbi.nlm.nih.gov/pubmed/25055057?dopt=Abstract und https://www.ncbi.nlm.nih.gov/pubmed/25453523

236 https://examine.com/supplements/saffron/, z.B. https://www.sciencedirect.com/science/article/abs/pii/S0165178119318621, https://www.thieme-connect.com/products/ejournals/pdf/10.1055/s-0042-116159.pdf, und Meta-Analyse von 8 Studien: https://pubmed.ncbi.nlm.nih.gov/38913392/

rendes Leber-Yang, oder *Dian*, *Kuang* und *Men* von *Yu* unterscheiden[237]? *Kuang* ist natürlich Manie und *Dian* Depression, demnach Dian-Kuang Bipolar und Men und Yu sind unipolare Depressionsarten. Doch Maciocia warnt vor dem Gleichsetzen von chinesischen Termini mit westlichen Diagnosen.
Wie sollen wir die fünf Emotionen auseinander sezieren, wenn die Patientin sich auch mal freut oder in der Menstruationsphase reizbar ist, während sie sonst betrübt ist, nachts grübelt und Angst vor Überfällen hat, wenn sie abends allein spazieren geht?

Ja, gewiß, es gibt die Acht Leitkriterien und andere Kategorien, die jeder Anfänger einmal lernen muss. Aber muss man nach vielen Jahren als TCM-ler immer noch an fertigen Rezepturen kleben, die irgendwelche Lehrbücher in China oder deren Übersetzungen vorgeben?
Ich finde nein.
Anstatt hier nun, wie an anderer Stelle fixe Formeln anzugeben, welche aber, wenn sie besser wirken sollen, ohnehin dem ***aktuellen*** Zustand des Patienten angepasst werden müssen, gebe ich stattdessen die Arzneisubstanzen an, die zu einer Rezeptur zusammengestellt werden müssen, so wie es die ersten Ärzte in China taten, bevor es überhaupt Formelsammlungen gab (die fett gedruckten sind hier von besonderer Wichtigkeit):

Fülle:
Schleim: ***Ban Xia,*** *Shi Chang Pu*, *Yuan Zhi*
Leber-Qi Stagnation: *Xiang Fu*, **Chai Hu,** *Bo He*, *Bai Shao* & *Bai Ji Li* (bei heißer oder aszendierender Leber-Fülle), *Mei Gui Hua*, *Yue Ji Hua*, *Jiang Zhen Xiang* (*Lg. Dalbergia*), *Hong Jing Tian*
Leber-Blutstase: *Yu Jin*, *Jiang Huang*, *Hong Hua*, ***Zang Hong Hua*** (echter Safran, *Crocus sativus*)
Herz-Hitze: *Zhi Zi* & *Mu Dan Pi*, **Hou Po** & ***Huang Bai*** (Wechseljahres bedingt), *Dan Shen*

237 Dian 癫, Kuang 狂, Men闷, Yu 郁症

Leere:

Yang-Leere mit Yin-Feuer: *Huang Bai* & *Sha Ren* & *Gui Ban* & *Fu Zi*, *Yin Yang Huo*, *Rou Gui*, *Du Zhong*, *Wu Zhu Yu*

Milz-Qi Leere: *Huang Qi*, *Jiao Gu Lan*, *Ren Shen*

Nieren-Yin Leere: *Xi Yang Shen*, *Gui Ban*, *Shan Yao*, *Hu Lu Ba* (*Trigonella*, bes. bei Blut-Leere) & *Long Yan Rou*

Aus dieser Auswahl muss also eine Rezeptur zusammengestellt werden, wie die folgenden Fallbeispiele zeigen sollen.

Vier Patientenfälle mit Depression

Patientin 1: weiblich, 48 Jahre alt

Anamnese:

Patientin hatte Ängste seit Pubertät, Trennung vor einem Jahr (Stress++), besorgt, traurig, wütend, seit kurzem kamen Wj-Symptome wie Insomnia und Herzstolpern dazu, hormonell nahm sie dafür Mastodynon (Agnus castus Urtinktur und Homöopathika), später Östrogen-Gestagen Kapseln (dauerhaft) ein. Ihre Zunge war unauffällig, der Puls extrem leer an der Ni-Yin-Stelle.

Sie macht Transzendentale Meditation und Hypnotherapie wg. ihrer Ängste und meine Mischung war eine Morgen-Abend-Mischung mit

Hong Jing Tian, *Xiang Fu*, *Zhi Fu Zi*, *Yu Jin*, *Jiang Huang*, *He Huan Hua*, *Ren Shen*, *Han Lian Cao*, und *Zhi Gan Cao* am Morgen

und für die Nacht gab ich:

Zhi Fu Zi, *Gui Zhi*, *Huang Lian*, *Rou Gui*, *Da Zao*, *Mai Men Dong*, *Suan Zao Ren*, *He Huan Hua*, *Yuan Zhi* und *Yi Zhi Ren*.

Ihre Depression ist nicht mehr vorhanden, dennoch kommt sie seit sechs Jahren wegen anderer Probleme (z. B. Leberreaktion auf Paracetamol) weiter zu mir.

Doch nicht immer ist es so einfach, daher ein paar weitere Fälle aus meiner Praxis:

Patientin S.A., weiblich, 43 Jahre

Anamnese:
Familiäre Schuldgefühle, Einsamkeitsangst, Antriebsstörung, nach neuer Diagnose angeblich bipolar Typ I, daher atypisches Neuroleptikum Aripiprazol (NW: Schlafstörungen, Frieren)

Derzeitige Therapie:
Duloxetin (mehrfach abgesetzt), Valdoxan (Agomelatin), Thyroxin, später Thyronajod 75ug

Diagnose nach CM:
Scheiden- und Kopfhautjuckreiz, Lidödeme, Menstruationsschwankungen (Oligomenorrhoe), Herzstolpern, Nachtschweiß
Zunge: Anfangs leichte Zahneindrücke, Spitze rot nach Aripiprazol,
Auffällige Pulse: Leber da/fu (groß, oberflächlich)
Niere-Yin: Ruo (schwach)

Hier ein Vergleich der ersten und einer späteren Rezeptur:

Erste Rezeptur (beim Erstbesuch)	Fünfte Rezeptur (ca. 1 Jahr danach)	
Zhi Fu Zi 30g	Tags:	Nachts:
Gan Jiang 15g	*Rou Gui* 15g	*Suan Zao Ren* 30g
Zhi Gan Cao 9g	*Zhi Fu Zi* 60g	*Wu Wei Zi* 12g
Yi Mu Cao 30g	*Gan Jiang* 24g	*Yuan Hu* 30g
Ai Ye 15g	*Zhi Gan Cao* 9g	*Duan Mu Li* 30g
Han Lian Cao 30g	*Ai Ye* 21g	*Han Lian Cao* 30g
Ren Shen 15g	*Ren Shen* 15g	*Nü Zhen Zi* 18g
Xiang Fu 30g	*Huang Qi* 36g	*Jiao Gu Lan* 12g
Dang Gui 18g	*Xiang Fu* 30g	*Da Zao* 12g
Jiang Huang 15g	*Dang Gui* 30g	
Hong Jing Tian 45g	*Chai Hu* 6g	
	Jiang Huang 18g	
	Yu Jin 12g	
	Yin Yang Huo 30g	
	Xian Mao 15g	
	Hong Jing Tian 30g	

Resultat nach ca. 1 Jahr:
Schwindel, Jucken, Lidödeme, Nachtschweiß, Herzstolpern weg, Duloxetin und Thyroxin abgesetzt, Valdoxan ½, nach Aripiprazol Frieren (als NW), Schlaf endlich gut.

Patient D.O. männlich, 26 Jahre

Anamnese:

Zweites Studium, viel Stress, antriebslos, emotionslos, Konzentration fehlt, Stechen & Vibrieren hinter Brustbein, kein Sport geht mehr, Schlaf zu wenig, extravertiert
Hypotonie, dünner Stuhl, Nahrungsmittelallergien, Abneigung gg. Kälte

Derzeitige Therapie:

Vegetarisch, bestimmte Diäten, später Qi-Gong und Meditation

Diagnose nach CM:

Zunge: Anfangs leichte Zahneindrücke, Spitze rot,
Auffällige Pulse: Jin (gespannt), Nieren-Yin da (groß), später xi (fein)
Nieren-Yang und Milz-Qi leer mit leichtem Yin-Feuer

Therapieverlauf:

RP 2, 8/17 (Xiao Yao Dekokt, f. 2 Tage)	RP 7, 5/19 (Granulat):
Zhi Gan Cao 9g *Chuan Xiong* 12g *Dang Shen* 30g *Shi Chang Pu* 15g *Hong Jing Tian* 30g *Gui Zhi* 15g *Zhi Fu Zi* 36g *Chai Hu* 3g *Bo He* 6g *Dang Gui* 12g *Bai Shao* 3g *Fu Shen* 18g *Da Zao* 9g	*Sheng Gan Cao* 9g *Zhi Fu Zi* 21g *Gui Zhi* 18g *Bai Shao* 6g *Huang Bai* 9g *Sha Ren* 18g *Sheng Jiang* 12g *Rou Gui* 12g *Gui Ban* 3g *Shi Chang Pu* 18g *Chuan Xiong* 15g

Ergebnis:
Appetit und Sport wieder da, Allgemeinzustand gut, experimentiert mit diätetischen Maßnahmen, kommt noch alle Monate, zufrieden.

Patientin JSK, weiblich, 66 Jahre
Anamnese:
Schwere Kindheit, S.A.D (saisonal affektierte Depression), seit 10 Jahren Duloxetin, seit 6 Jahren zus. Tradozon (SSRIs), mehrfache Abbruchsversuche ergaben typische Absetzsymptome wie Schlafstörungen Reizbarkeit und Angst.

Derzeitige Therapie:
Duloxetin, Tradozon, Pantoprazol (PPI), später b.B. Gaviscon

Diagnose nach CM:
Trockener Mund, Schwitzen, Schwindel, Verstopfung, Wallungen, Reizblase (alles NW von Duloxetin)
Zunge: Zunge normal
Auffällige Pulse: beide Nieren-Pulse xu (leer), später ruo (schwach), Leber fu (oberflächlich)

Therapieverlauf:

Morgens	Abends
Sheng Gan Cao 9g	*Da Zao* 18g
Hou Po 18g	*Ye Ju Hua* 15g
Huang Bai 12g	*Hou Po* 18g
Chai Hu 9g	*Huang Bai* 12g
Qing Pi 9g	*Gui Zhi* 12g
Xiang Fu 24g	*Huang Lian* 3g
Zhi Fu Zi 30g	Duan *Long Gu* 12g
Ci Wu Jia 21g	*Zhi Fu Zi* 12g
Hai Ge Ke (fen) 12g	*Ci Wu Jia* 30g
Wa Leng Zi 18g	*Yuan Hu* 36g
Hong Jing Tian 60g	*Suan Zao Ren* 30g
	Bai Shao 6g
	Dang Gui 30g

Resultat nach 6 Monaten:
PPI und Tradozon abgesetzt, mehrfache Versuche Duloxetin-Reduzierung: teils okay, Stimmung und alle Nebenwirkungssymptome besser, aber nach jedem Stress wieder schlechter, dann wieder ½ Dosis Duloxetin.

Fazit:
Diese Fälle zeigen, wie man in der Praxis vorgehen muss, ohne bei plötzlichem Entzug der Antidepressiva einen Rückfall zu erleben. Die Nebenwirkungen dieser Arzneien werden bei der Diagnoseerhebung durch die chinesische Medizin als Symptome verwendet, und ebenso behandelt, als seien sie durch die Krankheit verursacht.

Augenerkrankungen

Zheng Qin-An: Yi Li Zhen Zhuan

Frage: Wozu muss man denn für Augen eine eigene Fachrichtung haben, wenn Augenerkrankungen doch aus dem Inneren entstehen?

Antwort: Die dreizehn Kategorien der Medizin entspringen genau genommen alle aus der inneren Medizin, so dass eigentlich keine Notwendigkeit hierfür besteht. Sämtliche Augenkrankheiten hängen mit den fünf Zang-Organen und den sechs Fu-Organen zusammen, und wenn man also die Erkrankungen des Inneren darauf basierend behandeln kann, wie sollte man Augenerkrankungen dann nicht ebenso behandeln können?
Nun gibt es zwar welche, die bei Augenerkrankungen, selbst bei tausend Varianten und Zehntausend Veränderungen hier viel Arbeit in die Differenzierung gesteckt haben, solche, die klar und deutlich das Syndrom differenzieren und wohlüberlegt die Arznei auswählen, wenngleich heutzutage oft Einer nur dem Namen nach »Opthalmologie« macht, aber ohne dieser wirklich einen Inhalt zu geben.
Man kann Augenerkrankungen in 72 Formen differenzieren, andere tun dies in 360 verschiedene Arten – jedoch je komplizierter es differenziert wird, desto mehr nimmt die Klarheit ab. Wenn man nämlich zunächst die Hauptunterscheidung trifft, indem man die Leitkriterien in Yin und Yang unterscheidet, kann man sich schon eine Menge anderer Überlegungen sparen:

Yang Syndrome bei den Augen sind Röte, Lichtscheue, Schwellung, rote, geplatzte Gefäße im Augapfel, Tränenfluss und Schmerzen, ferner dunkler Urin, fester Stuhl und die Vorliebe für kühle Getränke.
Yin-Syndrome bei den Augen sind wenig Röte, keine Lichtscheue, unklare Sicht, Schwellung, Schleier, die die Sicht verdecken, geringe oder kaum Schmerzen, ferner Stuhl und Urin normal und die Vorliebe für warme Getränke.
Als nächstes muss man schauen, von welchem Punkt aus die Krankheit begann, denn an diesem Punkt sollte man auch in der Therapie ansetzen:
Das Oberlid gehört zum Magen, das Unterlid zur Milz das weiße der Hornhaut gehört zur Lunge, die farbige Iris gehört zur
Leber, die Pupille gehört zur Niere, die beiden Augenwinkel (und Tränenkanal) gehören zum Herz.
Danach muss man zuordnen, ob die Augenerkrankung durch exogene Infekte oder innere Ursachen entstand:
Wenn äußere Ursachen vorhanden sind, so müssen die zerstreut werden, entgiftet oder mit klärenden, kühlenden Methoden behandelt werden. Hierzu müssen Symptome wie Hitze, Kopfschmerz oder anderer Schmerz im Körper vorhanden sein.
Sind innere Ursachen vorhanden, dann kann es sein, dass das klare Qi nicht aufsteigt, oder das trübe Qi nicht absteigt. Hierzu muss man wissen, von welchem Teil des Körpers die Ursache entsteht. Von diesem aus, muss dann behandelt werden: mal mit süßen wärmenden Arzneien, mal mit scharfen warmen Arzneien, mal sollte man einsammeln, mal kontravektiv aufsteigendes herabziehen und so die entsprechende Methode verwenden. Auf diese Weise erfasst man praktisch alle Augenerkrankungen.

Glaukom

Das chronische Glaukom[238] oder Glaucoma chronicum simplex tritt meisten in höherem Lebensalter auf.[239] Es ist mit etwa 90 Prozent das häufigste Glaukom. Die Erkrankung tritt meistens in Folge einer chronischen und schleichenden Entwicklung auf. Unbehandelt führt die auch Offenwinkelglaukom genannte Erkrankung zu einem allmählichen Funktionsverlust des Auges bis hin zur Erblindung.

238 https://www.sciencedirect.com/science/article/abs/pii/S1350946211000681?via%3Dihub
239 Journals of Gerontology: Biological Sciences cite as: J Gerontol A Biol Sci Med Sci, 2020, Vol. 75, No. 9, e49–e52 doi:10.1093/gerona/glaa155

Der normale Innendruck ist je nach Alter unterschiedlich und wird zwischen 10 und 30 mm Hg angegeben. Normalerweise wird bei einem Erwachsenen in mittleren Jahren von einem durchschnittlichen Innendruck von 21 mm Hg ausgegangen. Bei einem akuten Glaukomanfall kann der Innendruck bis auf 70mm Hg ansteigen. Ein sehr niedriger arterieller Blutdruck begünstigt die Entstehung eines Glaukomschadens.
Eine kürzliche epidemiologische Studie aus den USA mit fast 80.000 über 40 Jahre alten Teilnehmern wies einen Zusammenhang zwischen der Einnahme der in diesem Alter ubiquitär verschriebenen Statine und der Entstehung eines Glaukoms nach.[240]
Die Ergebnisse lösten natürlich einen Sturm der Empörung aus, besonders unter amerikanischen Kardiologen, da zu den Höhepunkten des Statine-Hypes Anfang der 2000er Jahre eine andere Studie mit über sechzigjährigen Teilnehmern nachweisen wollte,[241] dass Statine das Glaukomrisiko senken würden.
Vermutlich wurden in beiden Studien die Einnahmen und Nebenwirkungen anderer Arzneien nicht berücksichtigt, denn Statine werden mit zunehmendem Lebensalter häufig mit glaukomfördernden Antihypertensiva[242] kombiniert. Aber auch andere Arzneimittel haben Auswirkung auf die Augen[243], wie zum Beispiel Kortikoide, Schmerzmittel oder die Anti-Baby-Pille bei Frauen[244] ebenso wie Viagra bei Männern[245].

Chinesische Forschung:
In der chinesischen Medizin wird eine Krankheit traditionell als ein Ungleichgewicht im gesamten Körper behandelt. Als eines der am besten untersuchten Arzneimittel wurde *Gou Qi Zi* (*Fructus Lycium barbarum*)

240 https://www.sciencedirect.com/science/article/abs/pii/S2589419624001376

241 https://www.sciencedirect.com/science/article/abs/pii/S0161642012004010 und https://www.medscape.com/viewarticle/study-finds-association-between-statins-and-glaucoma-2024a1000ngf?ecd=mkm_ret_250105_mscpmrk_ophth_top-content_ctid7141001&uac=146946CJ&impID=7141001

242 https://www.deutsche-apotheker-zeitung.de/daz-az/2023/daz-44-2023/calciumkanal-blocker-mit-erhoehtem-glaukomrisiko-assoziiert

243 https://eyelaser.at/einfluss-von-medikamenten-auf-das-auge/

244 https://bpspubs.onlinelibrary.wiley.com/doi/10.1111/bcp.14920

245 https://www.doccheck.com/de/detail/articles/37383-sildenafil-das-kann-ins-auge-gehen

zur Behandlung einer Vielzahl von Krankheiten, einschließlich Erkrankungen der Netzhaut, eingesetzt, und es gibt eine umfangreiche Literatur, die seine Wirkungsweise sowie die betroffenen nachgeschalteten Signalwege beschreibt[246]. *Gou Qi Zi* ist eines der am häufigsten verwendeten chinesischen Arzneimittel und auch eines der am besten wissenschaftlich untersuchten. Tatsächlich wurde nachgewiesen, dass der Polysaccharid-Bestandteil antioxidative, entzündungshemmende, inhibitorische und antiapoptotische Eigenschaften besitzt. Dennoch schauen wir hier einmal die Behandlung aus der Sicht der klassischen chinesischen Medizin an.

A. Akute Symptome (Glaucoma acutum):

Augenschmerzen mit starker Rötung und Sehverschlechterung, Kopfschmerzen, Übelkeit, z. T. Erbrechen, Sehen von Farbringen um eine Lichtquelle herum, zum Teil auch Herzrhythmusstörungen.

Aus Zheng Qin-An: Yi Li Zhen Zhuan

Frage: Wenn beide Augen plötzlich anschwellen und hart wie Walnüsse werden, der Kopf zum Zerreißen schmerzt, der Atem rau wird und Gesicht und Lippen dunkel oder zyanotisch, was ist dann der Grund hierfür?

Antwort: Dies ist das vorhimmliche Wahre Feuer des Ming Men, welches hier mit dem Holz der Leber nach oben steigt und sich in den Augen entlädt. Das vorhimmliche Feuer sammelt sich ursprünglich in der Niere, wenn aber die Yin-Pathogene des Patienten übermäßig werden, dann wird das eine Yuan-Yang von den pathogenen Energien des Yin nach oben gedrängt.
Wasser bringt das Holz hervor, ist die Mutter krank so erkrankt auch das Kind (Mu → Zi). Wenn also das Leber-Yang nach oben zur Schädeldecke steigt, wo sich die Jueyin-Leitbahnen (Leber und Niere) sammeln und das wahre (Zhen-)Qi davon mitgerissen wird, dann explodiert das Yang-Qi und der Kopf schmerzt als wolle er platzen.
Die Sinnesorgane der Leber sind die Augen, die daher anschwellen wie Walnüsse. Wenn dazu der Atem rau und keuchend wird und Übelkeit entsteht, so liegt es daran, dass die Yin-Pathogene die sauberen Leitbahnen stören. Die-

246 Ausführlich, in: INTERNATIONAL REVIEW OF NEUROBIOLOGY (Volume 135): Neurobiology of Chinese Herb Medicine Kapitel 1: Effects of Lycium barbarum on the Visual System Academic Press 2017

se Situation entsteht also daraus, dass oben und unten gestört sind. Wenn das Gesicht oder Lippen zyanotisch sind, so weist dies alles auf Yin-Pathogene hin. Wenn das Yuan-Yang aufsteigt, dann ist es bereits sehr schwach, wenn man dann fälschlich – weil es wie ein Fülle-Syndrom aussieht – kalte attackierende Arzneien verabreicht, dann ist der Patient innerhalb eines Tages todgeweiht.
Die Therapiemethode muss also sein, die *Si Ni Tang* zu verschreiben, um damit das Yang zurückzubringen und die Yin-Pathogene zu vertreiben. Diese kann eine vollständige Heilung herbeiführen.

Rezeptur:

Si Ni Tang (Dekokt der vier Kontravektionen):
Sheng Fu Zi (eine getrocknete Knolle, ca. 30-70g, lange gekocht),
Gan Jiang 45g (wörtl.: 1,5 Liang, bezogen auf das »moderne« Liang),
Zhi Gan Cao (in Honig präpariert) 60g

Erklärung der Rezeptur
»Die *Si Ni Tang* ist die wichtigste Rezeptur zum raschen Zurückbringen des Yang. Oft fürchtet man sich vor ihrer Anwendung, weil man nicht versteht, was *Zhang Zhong-Jing* bei der Erstellung der Rezeptur im Sinne hatte.

Man findet sie vorwiegend im Abschnitt über Kälte in Shaoyin-Erkrankungen, mit Symptomen wie Zyanose der Fingernägel, Bauchschmerzen und Durchfall, große, profuse Schweiße, Schwäche des Körpers mit Kälteabneigung und verschwindendem Puls (wei), der fast nicht mehr zu tasten ist. Wenn dann noch die vier Extremitäten alle plötzlich kalt sind, so sind das alles Zeichen für Yin-Pathogene. Wenn man dann nicht schnellstens das Yang zurückbringt, welches nur noch ein dünner Streifen Licht am Horizont ist, so ist der Untergang besiegelt.
Aus genau diesem Grund hat *Zhang Zhong-Jing* die Methode des Yang-Zurückbringens und Vertreiben des Yin-Pathogenes entwickelt, eine Methode, die um keinen Deut verändert werden sollte.

Denken wir einmal genauer über diese Rezeptur nach: Da sie ja das Yang zurückbringt, wird sie von aller Welt bei kompletter Yang-Leere mit zuviel Yin-Symptomen verwendet, was auch alles richtig ist. Aber warum muss man dazu immer den oben beschriebenen Zustand abwarten, statt den Mut zu haben, sie einzusetzen bevor es fast zu spät ist – dies scheinen nur wenige zu wissen. Diese Wenigen die dies wissen, werden aber diese Rezeptur in entsprechender Gewichtung auch dann schon verwenden, sobald sie eine Yang-Leere

erkennen, um damit vorsorglich zu verhindern, dass schließlich eine absolute Yang-Leere mit reinen Yin-(Pathogen) Symptomen auftritt.
Wenn es erst so weit gekommen ist, dass die Symptome des zusammenbrechenden Yang alle vorhanden sind, fürchte ich, dass es oft schon zu spät ist, das Leben zu retten.
Wenn dies dann vorkommt, so fangen die Mittelmäßigen an zu Beschuldigen. Und wem geben sie die Schuld? Sie geben den Ärzten die Schuld, die den Jiang und den *Fu Zi* benutzt haben. Hierbei sind sie aber darin ignorant, dass sie nicht berücksichtigen, dass diese Arzneien oft erst sehr spät zum Einsatz kamen.
Obwohl *Zhang Zhong-Jing* den Einsatz nicht Wort für Wort vorgegeben hat, heißt es aber ebensowenig, dass man nicht bei anderen Yang-Leere-Formen diese Methode anwenden darf.
Wenn man sich nur diese drei Arzneien Jiang, *Fu Zi* und *Gan Cao* anschaut, dann ist es kaum zu glauben, dass man hiermit jemanden vom Abgrund des Todes zum Leben zurückholen kann. Sogar ich selbst hatte anfangs meine Zweifel. Woran ich zweifelte? Daran, dass Zhangs (= *Zhang Zhong-Jing*) Kombination von etwas »Jiang und Fu« eine solche tiefe Bedeutung hatte.

Im Altertum hieß es: »Nichts ist heißer als *Fu Zi*« denn *Fu Zi* ist wie eine wie Kugel aus wahrem Feuer, auf dem das Leben basiert. Wenn also dieses wahre Feuer zusammenbricht, dann sieht man ausschließlich Zeichen des Yin.
Zhang Zhong-Jing hat also das tiefe Geheimnis der Wandlung verstanden, dass die Kraft des *Fu Zi* das vorhimmliche Feuer wieder aufflammen zu lassen, wenn es fast am Zusammenbrechen ist, und dieser (*Fu Zi*) dadurch die Schlüsselposition einnimmt.
Doch da die Yin-Pathogene die Wege verstopfen, kann der *Fu Zi* nicht zurück zur Wurzel gehen. Daher hilft hierbei der scharfe, warme *Gan Jiang* mit seiner zerstreuenden Wirkung die Bahn freizumachen. Wenn das Yin den Weg frei gemacht hat, kann das Yang zu seinem Sitz zurückkehren und dort das Lebensfeuer neu entfachen, so dass man dies »Das Yang Zurückbringen« nennt.
Wenn dann das Yang zurückgekehrt ist, so brennt die Flamme jedoch nicht weiter, wenn keine Erde (Magen) sie nährt. Dabei aber hilft die Süße des *Gan Cao,* und auch darin das *Zheng Qi* nicht zu schnell zu verbrennen (wie Erde, die die Glut darunter bewahrt).
Wenn schließlich das Wahre Feuer wieder an seinem Ort bewahrt und genährt ist, dann kann die Flamme immer weiter brennen und das Leben weitergehen.

Wie kann man diese Rezeptur nur ignorieren? In letzter Zeit ist es stattdessen immer häufiger üblich, dass man in der Medizin hierzu besonders gerne den Ginseng einsetzt.
Ein Arzt ohne Erfahrung wird, wenn er solche reinen Yin-Symptome ohne Yang sieht, von *Ren Shen* zum Wiederbringen des Yang sprechen, und die Angehörigen des Kranken werden ihm auch darin Glaube schenken, ohne dass sie daran denken, dass *Zhang Zhong-Jing* als erster diese Methode entwickelt hat, das Yang zurückzubringen. Wenn man aber mit *Ren Shen* das Yang zurückbringen könnte, warum hat er dann nicht ausgiebig davon Gebrauch gemacht, sondern stattdessen gar keinen? Hieraus kann man ersehen, dass es eben keine Arznei zum Zurückbringen des Yang ist.
Schaut man sich nämlich den *Ren Shen* an, der süß ist und von kühler Natur so stärkt er die fünf Zang, die aber wiederum Yin-Organe sind. Eine Arznei, die nur die Zang-Organe nährt, ist also eine Yin-nährende Arznei, kein Yang zurückbringendes Mittel, das sollte einem besonders klar sein.
Leider ist diese Tatsache seit langer Zeit ungeklärt, was sehr bedauerlich ist.

B. Chronische Symptome (Glaucoma chronicum simplex):

Der Druck im Augeninnern erhöht sich über Jahre hinweg langsam, so dass der Betroffene keine Beschwerden verspürt. Dadurch kommt es zur Schädigung der weichsten Stelle im Augapfel, der Austrittsstelle des Sehnervs. Wiederholt gemessene, leicht erhöhte Drücke von 25–35 mm Hg oder mehr schädigen über diesen langen Zeitraum die Fasern des Sehnerven. Das führt zu allmählichen Gesichtsfeldeinbußen. (Anfangs werden vom Betroffenen diese Gesichtsfeldeinbußen nicht registriert, weil die Lücken vom Gehirn kompensiert werden.) Bei hohen Drücken ebenfalls Sehen von Farbringen um eine Lichtquelle herum.

Aus Zheng Qin-An: Yi Li Zhen Zhuan

Frage: Wenn man beim Sehen verschwommen und in der Mitte die fünf Farben im Licht schimmern sieht, dabei der Atem rau und schwach ist, woher kommt das?

Antwort: Dies ist das Essenz Qi der fünf Zang-Organe, was hier emporkommt. In den Augen sammelt sich dieses und wenn nun ein Patient diese fünf Farben schimmern sieht, dann weiß man dass dies die fünf Qi sind. Wenn gleichzeitig der Atem keuchend ist, so weiß man auch, dass hier trübe

pathogene Yin-Energie die klaren Wege stört. Wenn das Yuan-Yang über die Augen kollabiert, dann ist dies ein gefährlicher Zustand.
Die Therapiemethode muss daher sein, das Licht des Yang zurück an seinen Platz zu holen.
Die Rezeptur benutzt man hierfür die *»San Cai« Feng Sui Dan* (»Drei Sorten« Knochen versiegelndes Elixier):

Feng Sui Dan
Huang Bai 30g, *Sha Ren* 21g, *Zhi Gan Cao* 9g

Erklärung der Rezeptur (von Zheng Qin-An)
Feng Sui Dan, diese Rezeptur benutzt die Methode des Qi in die Niere herabzuleiten, und zwar erreicht sie eine Stärkung der oberen, mittleren und unteren Bereiche.

Hierbei erreicht der bittere Geschmack des *Huang Bai* das Herz, seine dem kalten Wasser zugeordnete Temperatur gehört zum kalten Wasser der Niere, seine gelbe Farbe hingegen wird der Erde und so der Milz zugeordnet. Die Milz wiederum ist die Achse zwischen Feuer und Wasser (Herz und Niere), so dass allein schon diese eine Arznei die volle Bedeutung von »drei Sorten« erfüllt.
Was nun das scharfe, warme *Sha Ren* angeht, so kann es das Qi der fünf Zang-Organe in der Niere sammeln.
Gan Cao reguliert also oben und unten, außerdem vermag es das Feuer zu unterstützen (durch das Magen-Qi, welches das Nieren-Yang auffüllt).
Wenn das wahre Feuer in der Niere residiert, dann ist die Wurzel des Menschen gesichert, deshalb spricht man von das »Knochenmark (Niere) versiegeln« (= Feng Sui).

Noch wunderbarer ist die Kombination vom Bitteren des *Huang Bai* mit dem Süßen des *Gan Cao,* weil süß-bitterer Geschmack das Yin nähren kann. Der scharfe Geschmack des *Sha Ren* mit dem Süßen des *Gan Cao* wiederum ergibt scharf-süßen Geschmack, der das Yang stärken kann.
Wenn Yin und Yang zusammen gestärkt werden, und sich im mittleren Palast (hier: Erwärmer) treffen, so kombinieren sich Wasser und Feuer und die Wirkung erstreckt sich über alle drei Bereiche.
Diese Rezeptur sollte man nicht unterschätzen, wie ich selbst immer wieder feststelle, sie kann alle Arten von nach oben schlagendem Yin-Feuer behandeln, wie z. B. Zahnschmerzen, Husten und Keuchen, Gesichtsödeme, Halsschmerzen, Ohrentzündungen, Augenrötungen, Naseninfekte, unfreiwilliger

Harn- oder Samenabgang erzielt man hiermit so erstaunliche Erfolge, dass man es kaum glauben mag.
Nachdem ich genauer darüber nachgedacht habe, wurde mir erst das Ziel dieser Formel klar: Nämlich dass sie Feuer und Wasser balanciert und den normalen Zustand wieder herstellt, dies ist seine geheimnisvolle Wirkung. Ich habe diese Rezeptur oft eingesetzt und stelle sie nun allen zur Verfügung, um sie ebenfalls auszuprobieren.[247]

Makuladegeneration[248]

Die häufigste Ursache für starke Einschränkungen des Sehens bei älteren Menschen ist die Makuladegeneration. Durch eine Fehlfunktion des Pigmentepithels der Netzhaut entwickeln sich sogenannte Drusen, die sich im Bereich des Pigmentepithels einlagern. Das hat eine Störung der Photorezeptoren zur Folge.

Trockene Makuladegeneration:
Bei der trockenen Makuladegeneration sind die Drusen hart. Sie bestehen aus Phospholipiden. Die harten Drusen führen zu einer zunehmend schnelleren Degeneration des Pigmentepithels. Das mündet schließlich einer Atrophie der Makula.

Feuchte Makuladegeneration:
Im Gegensatz zur trockenen Makuladegeneration verläuft die feuchte Makuladegeneration viel schneller. Hier führt die Fehlfunktion des Pigmentepithels zu einer Stauung von Flüssigkeit unter der Netzhaut. Nicht immer kommen Drusen vor. Falls dennoch, dann sind es weiche Drusen, die aus Neutralfetten bestehen. Häufig kommt es zu einer Neubildung von Gefäßen zwischen den Netzhautschichten, die dann zu einem sehr schnellen Verlust der Sehschärfe führt.

247 Vollständige Übersetzung des Buches im Anhang meines Buches »Vom Füllen der Leere: Yang-Leere mit der Feuerschule und Chinesischer Phytotherapie behandeln« (Dacopa 2024)

248 Chang, Raymond C; So Kwok-Fai (2008) Use of the Anti-Aging Herbal Medicine, Lycium barbarum, Against Aging-Associated Diseases. What Do We Know So Far? Cell Molecular Neurobiology (2008) 28:643-652 DOI 10.1007/s10571 9181-x und Iwasaki, Koh, Kobayashi, Seiichi, Chimura, Yuri et al (2004) A Randomised, Double-Blind, Placebo-Controlled Clinical Trial of The Chinese Herbal Medicine »Ba Wei Di Huang Wan« in the Treatment of Dementia. Journal of the American Geriatric Society (2004) 52 (9): 1518-1521

Symptome:
Während sich die trockene Form der Krankheit entwickelt, nimmt die Sehschärfe zwar langsam, aber zunehmend ab. Andere Beschwerden treten nicht auf. Bei der feuchten Form kommt es zu einem plötzlich auftretenden Verzerrtsehen.

Das Verständnis der chinesischen Medizin von AMD

Je nach dem klinischen Erscheinungsbild der Patienten gehört diese Krankheit in der chinesischen Medizin zu den Kategorien »gerade Striche sehen wie eine Kurve«, »trübes Sehen«, »trübes und schwaches Sehen« und »Blindheit«.
In *Wang Ken-Tangs* Buch *Zheng Zhi Zhun Sheng*, Kapitel Za Bing (1589 Kapitel Verschiedene Krankheiten) heißt es schon:

> Wenn ein Mensch über 50 Jahre blind ist, kann er, auch wenn er geheilt ist, seine klare Sicht nicht wiedererlangen, und es ist, als ob er im Mondlicht steht.

Noch früher, nämlich im *Huang Di Nei Jing*, Abschnitt *Su Wen*, Kapitel Die fünf Organe des Körpers heißt es:

> Die Leber empfängt Blut und kann sehen«, und: »Das wahre Blut, nämlich das Blut, das in der Leber aufsteigt und zum Auge fließt, ist das Blut, das die Augenleitbahnen nährt.

Das zweite System, in Hinsicht auf die Augen ist die Niere, denn im *Nei Jing Ling Shu*, *Hai Lun* heißt es

> wenn das Knochenmark nicht ausreicht, wird sich das Gehirn drehen und die Ohren werden kribbeln und die Augen können nicht sehen.

Das dritte System ist das des Funktionskreises Herz. Im *Nei Jing Su Wen* heißt es auch:

> Das Herz ist die Essenz der fünf Organe, und das Auge ist ihre Öffnung.

Das vierte System ist die Milz: Im *Pi Wei Lun* von *Li Dong-Yuan* heißt es:

> Das Jing (Essenz) der Zang Fu wird von der Milz aufgenommen und steigt zu den Augen auf. Die Milz ist der Regent des gesamten Yin, und die Augen sind deren Adern. Wenn also die Milz leer ist, geht die Lebensenergie der fünf Zang Fu verloren und kann nicht zu den Augen zurückkehren.

Die bei AMD als Hauptarznei eingesetzten *Gou Qi Zi*, wie z. B. in der *Qi Ju Di Huang Wan* wurden seit je auch gegen Nachtblindheit verwendet, da man die Leber den Augen zuordnete. Umso interessanter ist daher der Ansatz, die Krankheit mit **Licht** zu behandeln:
Seit einigen Jahren gibt es nämlich den Ansatz der Behandlung von AMD mit Lichttherapie[249], zu der auch bereits Studien durchgeführt wurden[250]. In einer Studie erhielten die Teilnehmer die Rotlicht-Bestrahlungstherapie drei Mal pro Woche über einen Zeitraum von drei bis fünf Wochen, alle vier Monate über einen Zeitraum von zwei Jahren. Am Ende der Studie konnten 67 % der mit Licht behandelten Probanden fünf zusätzliche Buchstaben auf der Tafel lesen und 20 % konnten 10 oder mehr lesen. Nur etwa 7 % entwickelten eine geografische Atrophie – das fortgeschrittenste, das Sehvermögen bedrohende Stadium der trockenen AMD – im Vergleich zu 24 % in der Placebogruppe.

Die Exposition gegenüber rotem Licht mit den in der Studie verwendeten Wellenlängen revitalisiert wahrscheinlich die versagenden Mitochondrien – die Kraftwerke in den Zellen – sodass sie mehr Energie produzieren, so die Forscher.

> Dies ist die erste Therapie für trockene AMD, die tatsächlich einen Nutzen bei der Verbesserung des Sehvermögens gezeigt hat,

sagte der Co-Autor der Studie, Dr. Richard Rosen, Leiter der Netzhautabteilung an der New York Eye and Ear Infirmary in New York City.
Der im Zentrum der Handfläche liegende *Lao Gong Punkt* (Pericard 8) strahlt noch mehr Wärmestrahlung in Form von Nah-Infrarotlicht aus, als der ganze Rest der Handfläche[251], was diesen zu einem idealen Übungsmittel macht, indem man die Handflächen warm reibt und dann mit dem *Lao Gong* über die geöffneten Augen legt. Diese werden dann circa zwölfmal in beide Richtungen gerollt. Man kann diese

249 https://eu.lumithera.com/lumithera-provides-update-on-fda-review-of-valeda-treatment-for-dry-amd-patients/ und https://www.augen.at/downloads/dokumente/2021/Stellungnahme_zur_PBM_bei_AMD.pdf

250 https://pubmed.ncbi.nlm.nih.gov/37972955/

251 https://pubmed.ncbi.nlm.nih.gov/25682383/, https://pubmed.ncbi.nlm.nih.gov/30132730/ und https://pubmed.ncbi.nlm.nih.gov/15285273/

Übung jederzeit und überall durchführen, und zwar auch ohne ein Gerät. Diese alte daoistische Übung findet sich auch in Teil Zwei dieses Buches.

Studien aus der Chinesischen Medizin:
Die Ergebnisse einer Meta-Analyse von 10 kontrollierten Studien zur AMD umfassten 549 Patienten, und zeigten, dass die Behandlung mit chinesischer Medizin die Sehschärfe von Patienten mit früher AMD deutlich verbessern konnte. Die in den zehn Arbeiten über Makuladegeneration bei älteren Menschen verwendeten chinesischen Arzneimittel variierten, wobei in zwei Arbeiten Standard Arzneimittelformeln (*Qi Ju Di Huang Wan* Variationen[252]) verwendet wurden.

Die vier Formeln der Studien waren:

Zi Yin Huo Xiu Tang (Yin nährendes Blut belebendes Dekokt):
He Shou Wu (*Rx. Polygonatum*)15g, *Sang Shen* (*Fr. Mori*) 15g,
Fu Ling (*Sclerot. Poria*) 15g, *Dan Shen* (*Salvia Milt.*) 15g,
Gou Qi Zi (*Fr. Lycium*) 30g, *Shan Zhu Yu* 10g,
Nü Zhen Zi (*Ligustrum*) 10g, *Tu Si Zi* (*Cuscutae*) 10g,
Shan Zha (*Crategus*) 10g, *Bin Lang* (*Areca*) 10g,
Huang Bai (*Phellodendron*)10g, *Chuan Xiong* (*Ligisticum*) 10g
als Tagesdosis 2x täglich für 3 Monate.

Yi Qi Yang Xue Li Shi Tang (Qi tonisierendes Blut nährendes – Nässe ausleitendes Dekokt)
Huang Qi 20g, *Shan Yao* 15g, *Bai Zhu* 10g, *He Shou Wu* 10g,
Chuan Xiong 10g, *E Jiao* 10g, *Chen Pi* 10g, *Ze Xie* 10g, *Hua Shi* 15g,
Zhu Ling 10g, *Bai Bian Dou* 10g, *Chuan Bei Mu* 10g
Alle Arzneien als Dekokt mit Tagesdosis 2x täglich für 3 Monate.

252 Variationen der mit *Gou Qi Zi* und *Ju Hua* erweitereten *Liu Wei Di Huang Wan* (Sechser Rehmannia Pille, mit: *Shou Di Huang, Shan Zhu Yu, Fu Ling, Mu Dan Pi, Ze Xie*)

Huang Ban Fu Ming Tang (Helligkeit zurückbringendes Makuladegenerationsdekokt)
Gou Qi Zi 15g, *Nü Zhen Zi* 15g, *Tu Si Zi* 10g, *Huang Qi* 12g, *Dang Shen* 10g, *Fu Ling* 10g, *Dan Shen* 15g, *Chuan Shan Jia* (*Sqama manitis, obsolet*) 10g, *Bie Jia* 10g, *Qing Ban Xia* (rohes Pinellia), *Xia Ku Cao* 15g, *Shi Chang Pu* 10g, *Dang Gui* 15g, *Shan Zha* 10g, *San Qi* 3g (Notoginseng[253]).
Alle Arzneien als Dekokt mit Tagesdosis 2x täglich für 3 Monate.

Zi Yin Ming Mu Tang (Yin nährendes – Augen klärendes Dekokt)
Gou Qi Zi 12g, *Nü Zhen Zi* 15g, Chao (gebratenes) *Bai Zhu* 15g, *Dan Shen* 15g, *Shou Di Huang* 15g, *Dang Gui* 12g, *Tu Si Zi* 10g, *Wu Wei Zi* 10g, *Xia Ku Cao* 10g, *Chu Shi Zi* (Fr. Broussonetia) 10g, *Che Qian Zi* 6g, Sheng (unpräpariertes) *Gan Cao* 10g
Alle Arzneien als Dekokt mit Tagesdosis 2x täglich für 3 Monate.

Bei der Behandlung der AMD können verschiedene Darreichungsformen verwendet werden, darunter Dekokt, Extrakte, Granulat, Pulver und Kapseln usw. Bei der Behandlung der AMD gibt es eine breite Palette von Darreichungsformen.
Unter den Präparaten zur Behandlung der altersbedingten Makuladegeneration ist das Dekokt am weitesten verbreitet, da es flexibel in Bezug auf die Zusammenstellung von Arzneimitteln, die Dosierung, die Hinzufügung und den Abzug von Arzneimitteln auf die Bedürfnisse der einzelnen Patienten zugeschnitten werden kann.

Zur Vorbeugung einer altersbedingten Makuladegeneration gehört natürlich auch das Vermeiden von Nichtrauchen und des Passivrauchens, die Vermeidung langfristiger starker Sonneneinstrahlung, das Tragen einer geeigneten Sonnenbrille bei Bedarf und der vermehrte Verzehr von Lebensmitteln, die Carotin und Vitamin C enthalten und Vitamin E-Ergänzungsmittel oder Nahrungsmittel, regelmäßige Augenuntersu-

253 Wird pulverisiert und mit dem Dekokt heruntergespült

chungen usw. Eine frühzeitige Erkennung und Behandlung könnten auch einen weiteren Verlust des Sehvermögens verhindern.
Darüber hinaus steht die altersbedingte Makuladegeneration im Zusammenhang mit Herz-Kreislauf-Erkrankungen. Daher können die Kontrolle von Bluthochdruck und Gewicht, mehr Aerobic-Übungen und der Verzehr von mehr Lebensmitteln, die reich an Omega-3-Fettsäuren und ungesättigten Fettsäuren sind, das Risiko einer altersbedingten Makuladegeneration verringern.

Diätetische Rezeptur für Patienten

Gou Qi Zi (Gou Ji-Beere) ist ein häufig verwendetes chinesisches Arzneimittel, das Leber und Nieren nährt. Im »*Compendium of Materia Medica*« (*Ben Cao Gang Mu*) heißt es:

> Gou Ji-Beere ist schwer und rein im Geschmack, sodass es Yin nähren kann. Yin enthält Yang, sodass es Qi nähren kann. Daher nährt es Yin, ohne dass Yin abnimmt, und hilft Yang zu gedeihen.

Daher werden Gou Ji-Beeren am häufigsten zur Behandlung von Symptomen wie Yin-Leere der Nieren und der Leber eingesetzt.
Hierzu kann der Patient selbst eine Tasse Gou Ji-Beerentee zubereiten, der aus Gou Ji-Beeren und *Wu Wei Zi* (Schisandra) gebraut wird. Diese beiden Kräuter müssen in gleichen Mengen verwendet werden, grob gemahlen und jeweils 9-15 Gramm verwendet werden. Im alten China gab es eine besondere Art, Gou Ji-Beeren zu konsumieren, welche bei vielen langlebigen Menschen beliebt war. Sie wurde »*Goldener Mark-Sud*« *(Jin Sui Jian)* genannt. Hier das Rezept für Patienten:

> Kaufen Sie hochwertige Gou Qi-Beeren, geben Sie sie in ein neues Glas oder ein Glas, das zuvor zum Brauen von Wein verwendet wurde, gießen Sie die richtige Menge Sorghum- oder Reiswein hinein und verschließen Sie das Glas. Nach zwei Monaten nehmen Sie die Gou Qi-Beeren aus dem Glas, geben sie in eine Schüssel, zerdrücken sie, seihen sie ab und geben Sie den Saft und den in dem Glas eingeweichten Wein zusammen in einen Topf und kochen sie bei schwacher Hitze unter ständigem Rühren. Während dieses Vorgangs wird etwas Dampf entweichen und die Flüssigkeit im Topf wird zunehmend dickflüssiger. Wenn sie und die Flüssigkeit einem Sirup ähnelt, schalten Sie die Hitze

aus, kühlen Sie ab und gießen Sie die Flüssigkeit in eine saubere Flasche. Nehmen Sie jeden Morgen und Abend zwei große Löffel, mischen Sie sie mit erhitztem Wein, rühren Sie gut um und trinken Sie diese Mischung. Wenn Sie sich keinen weiteren Alkohol verwenden wollen, können Sie sie auch einfach mit klarem Wasser mischen und auflösen lassen.

Eigener Fall: Makula-Degeneration bei Yin-Feuer

Frau H.A., 66 Jahre alt, Hausfrau

Erstbesuch am 28.Februar: HET bis 89, Abbruch weil Lidödeme, 2005 Kieferhöhlen-OP, 2007-2008 drei Ops am R Auge wegen Katarakt, wg. Einblutungen und Gliose an Netzhaut. 2/08 Verformung durch Ödem, daher Cortison-Injektion, wieder mit Einblutung, Sicht 10%, Augendruck normal.

Ferner Stuhl oft zu fest, R leichte Knöchelödeme, Schwindel, Tinnitus, Schleimgefühl im Hals, Nervosität.

Zunge: weißer Belag bei belagloser Stelle R Hinten, aber keine Zahnschmerzen. Blassrot, weiß, viele Zahneindrücke (Cortison NW von Injektion), Pulse Hinten (Chi) beide schwach, besonders R (Ni-Yang), L Cun (Herz) fein, R Guan (Milz) schwach.

Diagnose:

Nieren-Yang und Yin-Leere, Leber-Blutstase mit Augen-Gan-Syndrom, Yin-Feuer der Augen, Leber-Qi-Stagnation

Dritte Rezeptur nach anfänglicher Tonisierung (mit Augen klärender Mischung mit Si Ni Kombination und Qi/Blut-Bewegern)

Cao Jue Ming 12g, *Chai Hu* 9g, *Chuan Xiong* 12g,
Cong Bai (Allium) 12g , *Fu Zi* 40g, *Gan Cao* 9g, *Gan Jiang* 30g,
Gou Qi Zi 15g, *Ju Hua* 15g, *Mi Meng Hua* 18g, *Mu Zei* 18g,
Shu Yuan Zi 12g, *Sheng Jiang* 12g, *Shi Chang Pu* 6g, *Tu Si Zi* 18g,
Xiang Fu 12g, *Ye Ming Sha* 12g, *Yi Yi Ren* 18g

Nach 20 Tagen: Schweißgeruch nahm zu und einmal Ausscheidung von grauem Stuhlgang, Zahnextraktion nach Schmerzen (Yin-Feuer), Sichtverbesserung auf ca. 30-40%, kann wieder ohne Lupe Bücher lesen. Nachfolgende RP senkte Feuer in den Ming Men (*Qian Yang Tang* und

Feng Sui Dan) und gab Qi-tonisiernde Arzneien (*Huang Qi* und *Chen Pi*) hinzu, sowie als Gallenarznei *Jin Qian Cao*.

Besuch 4.September: Netzhaut angewachsen, Visus über 40%, Zahn unauffällig, Stuhl normal, kaum noch Tinnitus, Knöchelödeme auch im Sommer weg, keine heißen Fußsohlen mehr.
Der Nieren-Yin Puls normalisierte sich, der Nieren-Yang Puls und Milz zeigen immer noch Leere an. Daher wurde die Behandlung fortgesetzt. Ein Jahr später ist nach wieder 45% Visus noch keine Verschlechterung festzustellen.

Fall von Li Ke: Akute Netzhautentzündung mit Ödem
Frau Wang, 31 J., kam am 18. Juni 1983 zur Sprechstunde: Die Netzhaut des linken Auges war seit 2 Monaten akut entzündet mit einem Ödem. Nachdem sie 12 Einnahmen von *Long Dan Xie Gan Tang* zu sich genommen hatte, verschlimmerte sich die Situation und die Sicht wurde noch schlechter. Sie litt unter Doppeltsehen und der schwarze Fleck in der Mitte des Gesichtsfeldes wurde noch größer, und der Augapfel schmerzte in der Nacht.
Außerdem hatte sie Rückenschmerzen und kalte Beine, die Zungenspitze hatte schmerzhaft ulzerierte Erosionen. Ihr Puls war groß und überflutend, aber weich (da, hong, ruan).

Therapieprinzip:
Dieser Fall gehört zu Zusammenbruch von Niere und Leber, mit Drachen-Donner-Feuer (= Yin Feuer), das durch die fehlerhafte Benutzung kalter Arzneien in den Kopf aufsteigt.

Therapie:
Daher muss das Feuer wieder zurück in den Ming-Men geleitet werden mit einer Variation der *Yin Huo Tang* (Feuer hinableitendes Dekokt) plus *Rou Gui* zum Hinableiten. Zunächst 3 Verschreibungen:

> *Shou Di Huang* 90g, Yan *Zhi* (in Salz präpariertes) *Ba Ji Tian* 30g, *Ci Shi* 30g, *Fu Ling* 18g, *Wu Wei Zi* 6g, You (öliges, d.h. hervorragendes) *Rou Gui* 1,5g (mit Dekokt heruntergespült)

Besuch am 21. Juni: Beine warm, Ulzera im Mund zurückgegangen, Nachtschmerz des Augapfels bestand auch nicht mehr, beim Sehen wurden verschwommen Umrisse erkannt, aber noch unklar. Bei Augenerkrankungen behandelt man meist die Leber, deren vorhimmlicher Ursprung aber in der Niere liegt. Bei einer solch hartnäckigen Erkrankung muss man immer die Niere bemühen. Daher folgende Änderung der Rezeptur:

> *Shou Di Huang* 45g, *Yan Zhi* (in Salz präpariertes) *Ba Ji Tian* 30g, *Ci Shi* 30g, *Fu Ling* 18g, *Wu Wei Zi* 6g, *You* (öliges, d.h. hervorragendes) *Rou Gui* 1,5g (mit Dekokt heruntergespült),

plus

> *Yin Yang Huo* 15g, *Tu Si Zi* 15g, *Gou Qi Zi* 15g, *Bu Gu Zhi* 15g (die 4 Nieren-Arzneien von Li Ke), *Ye Ming Sha* 10g, *Che Qian Zi* 10g, *Mi Meng Hua* 15g und *Shi Chang Pu* 10g

Diese ca. 235g Arznei Tagesmenge wurden für kurze Zeit eingenommen, ohne große Veränderung. Um aber eine längere Einnahme ohne Schwierigkeiten der Mitte durch das klebrige *Shou Di* und das schwerverdauliche *Ci Shi* zu ermöglichen, wurde noch 10g *Sha Ren* hinzugefügt. Diese Rezeptur wurde für weitere 39 Male verschrieben.

Besuch am 24. Oktober: Nach etwas mehr als vier Monaten und knapp 50 Einnahmen war die Sicht wieder komplett hergestellt und alle Symptome abgeklungen.

Wie man hier sieht, handelt es sich bei Entzündungen im Kopfraum, oftmals auch der Augen häufig um Yin-Feuer.

Akupunkturstudie der Makuladegeneration bei älteren Menschen

Die Schule für Akupunktur und Massage der Shanghai University of Traditional Chinese Medicine führte 2018 ein Forschungsprojekt im Rahmen der Shanghai Natural Science Foundation durch, um die Qualität der Akupunkturbehandlung bei altersbedingter Makuladegeneration zu bewerten.

Fünfunddreißig Patienten mit trockener Makuladegeneration, die die Ambulanz des *Shanghai Acupuncture and Meridian Research Institute* aufsuchten, wurden nach dem Zufallsprinzip in zwei Gruppen aufgeteilt. Die periorbitalen Akupunkturpunkte in der periorbitalen Akupunkturgruppe waren Taiyang (Extra), Tong Zi Liao (Gb1), Si Zhu Kong (DE23), außerdem He Gu (Di4), Yang Lao (Dü6), Guang Ming (Gb37) und Tai Yuan (Lu9), sowie Tai Chong (Le3).

Die Akupunkturnadeln waren 0,3 mm x 40 mm Edelstahl-Nadeln. Mit Ausnahme von Taichong, der mit Heben, Einstechen und Drehen behandelt wurde, wurden die anderen Akupunkturpunkte mit leichtem Heben, Einstechen und Drehen behandelt, und die Nadeln wurden 20 Minuten lang an Ort und Stelle belassen.
Die Akupunktur wurde zweimal pro Woche durchgeführt und die Behandlung wurde vier Wochen lang (8 Mal) durchgeführt.
Die Gesamtwirkungsrate war 85,3 %, in Bezug auf verschwommenes Sehen, plötzliche Sehverschlechterung, Sehverzerrung und Dunkelheit. Außerdem ergab sich eine Wirksamkeit bei der Verbesserung des optimal korrigierten Sehens.

Osteoporose behandeln mit chinesischer Phytotherapie

Zhang Xian-An, Yi Fa Yuan Tong

Während das Qi des Taiyang die Haut und Haare regiert, ist das Qi des Shaoyin für Knochen und Mark zuständig.
Wenn aber das Qi des Shaoyin sich nicht mit dem des Taiyang vereinigen kann, so dass, wenn sich Wind und Wasser zu Blockaden (Bi) stauen, ein Bi der Sehnen und Knochen entsteht, so dass die Sehnen sich krümmen und biegen, und wenn die Blockade die Poren (Cou-li) blockiert, das Fleisch welk wird und erstirbt, so kann dies alles durch *Xi Xin* behandelt werden. Dies wirkt alles, weil es das Qi regiert. Bei langer Anwendung klärt er die Augen, die neun Sinnesorgane, da das klare Qi aus der Essenz des Wassers auf diese einwirkt. Und sind die neun Öffnungen durchgängig, so wird der Körper leicht und das Leben lang.

Osteoporose kann in jedem Alter auftreten, das höchste Risiko besteht jedoch bei Erwachsenen ab 50 Jahren. Die Wechseljahre erhöhen das Risiko einer Frau, an Osteoporose zu erkranken. Der Hauptgrund für das erhöhte Risiko ist ein Rückgang des Östrogenspiegels, der zu Knochenschwund führen kann. Östrogen trägt zum Schutz der Knochen bei, doch mit Beginn der Menopause sinkt der Östrogenspiegel. Dieser Rückgang kann zu Knochenschwund führen, der unbehandelt schließlich zu Osteoporose und osteoporotischen Frakturen führen kann.

Osteopenie und Osteoporose existieren nicht als Erkrankung in der Chinesischen Medizin.

In den alten Büchern der traditionellen chinesischen Medizin gibt es keine Aufzeichnungen über das Syndrom der »Osteoporose«. In der Theorie heißte es jedoch

> Knochen und Nieren speichern Essenz (Jing) und steuern die Knochen (Gu), um Kochenmark (Gu Sui) zu produzieren: Wenn die Nierenessenz (Shen-Jing) ausreichend ist, können die Knochen vollständig vom Knochenmark ernährt werden und stark werden – wenn die Nierenessenz mangelhaft ist, reicht die Kraft der Umwandlung des Knochenmarks nicht aus. Wenn die Knochen nicht mit Yin-versorgt und genährt werden können, so werden die Knochen schwach und spröde.[254]

Aufgrund ihrer Ätiologie und Pathogenese werden die meisten unter »Osteoporose« fallenden Symptome in die Kategorien »Gu-Wei (Knochen-Atrophie)«, »Gubi (Knochenrheuma)« und »Gu-Ku (Knochentrockenheit)« eingeteilt.

Forschung

In der modernen TCM-Gemeinschaft besteht kein Konsens über die Syndromtypen der »Osteoporose«, und jede Behandlung hat ihren eigenen Schwerpunkt.

Neuere Forschungen versuchen, eine integrierte Analyse aus systematischer Übersichtsliteratur und klinischen Datenbanken durchzuführen,

254 Zhang ND, Han T, Huang BK, et al. Traditional chinese medicine formulas for the treatment of osteoporosis: Implication for antiosteoporotic drug discovery. J Ethnopharmacol. 2016;189:61-80.

um präzisere Ergebnisse zu bereitzustellen und akzeptable Referenzinformationen zu erhalten.

Hier zwei neuere Metanalysen aus China:
Li Caizhen et al.[255] untersuchten die TCM-Syndromtypen der »postmenopausalen Osteoporose« aus TCM-bezogenen klinischen Studien von 2005 bis 2015 wurden 96 Artikel zum Thema »Osteoporose-TCM-Syndrom-Typen« gesammelt und davon 10 empirische Arbeiten zu »Postmenopausalen Osteoporose-TCM-Syndrom-Typen« herausgesucht. Hierbei war die Nieren-Yang-Leere am höchsten, gefolgt von Leber- und Nieren-Yin-Leere, gefolgt von Milz- und Nieren-Yang- Leere sowie Qi-Stagnation und – fast überall beteiligt – die Blutstase.

Shen Hao et al.[256] nutzten als Schlüsselwort »Osteoporose« als Syndrome oder Syndromtypen. Man unterschied hier die primäre von postmenopausaler Osteoporose bei Frauen von der senilen Osteoporose bei älteren Männern und Frauen.
Deren Ergebnisse zeigen, dass es sich bei **»primärer Osteoporose«** hauptsächlich um eine »Nieren-Jing-Leere« handelt, wobei es sich bei **»postmenopausaler Osteoporose«** hauptsächlich um »Nieren-Leere« und bei **»seniler Osteoporose«** hauptsächlich um ein »Nieren-Leere plus Blutstasesyndrom« handelt.

Blutstase ist demnach bei beiden Metaanalysen einer der Hauptfaktoren, und die Syndrome der »sekundären Osteoporose« gehen hauptsächlich aus den Syndromen der Grunderkrankung hervor. Es wird empfohlen, dass sich die klinische Behandlung von »Osteoporose« auf die Stärkung der Niere (Yang und Jing) konzentrieren sollte, während gleichzeitig das Leber-Yin genährt, Milz und Qi gestärkt, die Durchblutung gefördert sowie die Blutstase beseitigt wird.

255 李采珍、蔡金川、洪裕強，停經後骨質疏鬆症中醫證型的實證文獻探討，中醫藥雜誌，27(1):2701005 · 2016年。

256 申浩、丁品勝、魏戌、謝雁鳴，基於文獻的骨質疏鬆症中醫證候特徵研究，中國中醫基礎醫學雜誌，24(12):1679-1679 · 2018

Li Yin et al.[257] haben zwischen 1995 und 2005 im China National Knowledge Network 104 Verschreibungen traditioneller chinesischer Arzneimittel im Zusammenhang mit der Behandlung von »Osteoporose« abgerufen, und mithilfe der *Gray-Relational-Analyse* und der *Clusteranalyse* das Arzneimittelregime erörtert.

Ergebnisse:
Insgesamt wurden 106 Arten von Arzneimitteln in 104 Verschreibungen chinesischer Arzneimittel verwendet.
Die Ergebnisse der verwendeten Arzneien bei Osteoporose waren, dass *Shou Di Huang, Yin Yang Huo, Du Zhong* zehnmal so viel verwendet wurden wie die anderen, aber unter den **Yang-Tonika** waren außerdem noch *Xian Mao*[258] (als *Er Xian Tang*), aber auch *Xu Duan, Lu Rong/Jiao, Bu Gu Zhi, Gu Sui Bu* und *Ba Ji Tian* sehr oft vertreten.
Schließlich gab es noch die Gruppe der **Jing-Tonika** wie *Shan Yao, Tu Si Zi, Gou Qi Zi, Shan Zhu Yu* und der **Qi-Tonika** wie *Huang Qi, Dang Shen, Bai Zhu, Gan Cao, Fu Shen.*
Ferner gab es eine Menge von **Blutstase** Arzneien, wie *Chuan Xiong, Dan Shen, Hong Hua, Shou Di Huang, Sheng Di Huang* und andere.

Zur Wirkung von *Dan Shen*[259] gibt es im Zusammenhang mit Osteoporose seit den letzten Jahren eine Menge Forschungsergebnisse: Die Analyseergebnisse von 36 klinischen Studien ergaben, dass *Dan Shen* (*Salvia miltiorrhiza*) über 80 % der Osteoporosefälle behandelte und verbesserte. Die meisten Studien umfassten jedoch nur kleine Kurzzeitstudien. Salvianolsäure, Tanshinon und Magnesium-B-Marginat sind Verbindungen in *Dan Shen*, die die Knochengesundheit verbessern können. Salvianolsäure hat antioxidative Eigenschaften, die Entzündungen und die Produktion freier Radikale im Zusammenhang mit dem Knochenabbau verhindern.

257 李茵、丁高路、吳少強、陳惠紅、馬桂敏、賴躍進，治療骨質疏鬆症中藥複方的資料採掘，成都中醫藥大學學報，30(4):54-55,58 · 2007

258 https://med.wanfangdata.com.cn/Paper/Detail?id=DegreePaper_Y897209&dbid=WF_W：二仙汤抗骨质疏松的物质基础研究

259 Zhou L Zuo Z Chow MS Danshen: An overview of its chemistry pharmacology pharmacokinetics and clinical use J Clin Pharmacol (2005 Dec)

Diese Verbindungen können auch das Knochenwachstum unterstützen. *Dan Shen* ist außerdem eine gute Quelle für Vitamin K, das für die Knochengesundheit unerlässlich ist.
Bei Osteoporose nahm eine kleine Gruppe von postmenopausalen Frauen aus dem Jahr 2015 zwölf Wochen lang 150 mg Saflor ein und verglich die Ergebnisse mit denen einer Gruppe, der ein Placebo verabreicht wurde. Forscher fanden heraus, dass Frauen, die *Hong Hua* einnahmen, eine Verbesserung der Knochenmineraldichte aufwiesen.

In der *Fu Yang Pai* (Yang wiederherstellenden Schule) und *Huo Shen Pai* (Feuerschule) verwendeten *Zheng Qin-An* und seine Nachfolger oftmals Kombinationen von warmen Yang-Tonika wie *Fu Zi* und *Gan Jiang* kombiniert mit der Formel »*San Cai*« *Feng Sui Dan* (»Drei Sorten« Knochen versiegelndes Elixier) mit *Huang Bai* 30g, *Sha Ren* 21g, *Zhi Gan Cao* 9g

Siehe dazu auch die Übersetzung zu *Feng Sui Dan* weiter oben im Abschnitt »**B. Chronische Symptome (Glaucoma chronicum simplex)**«. Hierin wird *Huang Bai* als die Kaiserarznei benutzt. Auch in der Forschung wurde *Huang Bai* bereits untersucht. Es enthält unter anderem Quercetin, Oleanolsäure und Ursolsäure sowie weitere Antioxidantien. Diese Verbindungen können den Kalziumspiegel erhöhen und das Knochenwachstum steigern. Es enthält außerdem einen Silica-Komplex, wobei die Kieselsäure ebenfalls mit einer verbesserten Knochenmineraldichte und -stärke in Verbindung gebracht wird.

Praxische Anwendung

Ich muss zugeben, in den 40 Jahren seit ich Chinesische Medizin anwende, hatte ich noch nie einen Patienten oder eine Patientin, welche mich ausschließlich wegen Osteoporose aufsuchten. Oft waren es bereits wegen anderer Ursachen Erkrankte, sei es wegen den Nebenwirkungen von Arzneien, wegen hormoneller oder Ernährungsstörungen.

Leider war seltener das Alter oder die Hormonlage alleinig die Ursache, denn zusätzlich zu diesen Faktoren können viele häufig verschriebene Medikamente den Knochenabbau beschleunigen.

Dazu gehören folgende Gruppen mit Beispielen:

- Alles Zytostatika bei Krebstherapie, da sie die Zellteilung hemmen sollen
- Alle Corticoide und einige Antirheumatika wie z. B. Methotrexat (MTX), da diese Knochenabbau fördern.
- Blutverdünner wie Heparin (bei längerer Einnahme) und Marcumar
- Schleifendiuretika gegen Ödeme und Hypertonie wie z. B. Furosemid und Torasemid
- Magensäurehemmer wie Protonen Pumpen Inhibitoren (PPI), wie z. B. Ome-/Pantoprazol
- Antidepressiva, insbsondererer selektive Serotonin-Wiederaufnahmehemmer (SSRI), wie z. B. Citalopram, Sertralin, Fluoxetin etc.
- Medroxy-progesteron (-acetat) zur Empfängnisverhütung, wie z. B. Clinovir
- Aromastasehemmer nach Brust- oder Gebärmutterkrebs wie z. B. Letrozol, Anastrozol

Oft kommen Patientinnen nach der Menopause, welche noch gleichzeitig mit einigen der obigen Medikamente behandelt werden, manche auch zusätzlich wegen Depressionen nach den Wechseljahren, rheumatischen Erkrankungen oder bei gleichzeitiger Krebserkrankung. Da solche Fälle eher typisch sind für Osteoporose schauen wir hier drei Fälle an:

Eigener Fall eins: Osteoporose nach Wechseljahren

Frau MK, 67 Jahre, 1,72 m, 64 kg,

Erster Besuch Juni 2017: Nieren-Yang Leere mit Milz-Qi-Leere

Brustkrebs (invasives lobuläres Mamma-Ca) 2007, 1 Lymphknoten befallen, nur Brust-OP, **keine Chemotherapie**, keine Radiatio. Menopause mit 55 Jahren.

Vorbefund:

MRT aus 2012 zeigte Mehranreicherungen von Gewebe in HWK4/5 und LWK 4/5 rechts

Blutbild: Calcium immer am unteren Normbereich um 61-62mg/l
Ernährung: zucker- getreide- und milchfrei.
Nahrungsergänzungsmittel (Se, Mg, Ca, Q10, und andere)

Therapieziel A: Immunstärkung wegen Infektneigung
Ausführlicher Immunstatus: Anfangs Leukopenie 3600, NKZ 72µ/l, zytotoxische T-Zellen 108 µ/l, zwei Jahre später, 2019: Leukozyten 4220, NKZ 185µ/l, zt-zellen 149 µ/l
3-Phasen Szintigraphie September 2019: keine Skelettmetastasen, aber degenerative Veränderungen. Vollremission.
2022 nach mehrfachem Kontakt mit S1-Proteinen durch Corona-Impfungen und nachfolgenden Corona-Infekten erneutes Nachlassen der Werte, aber nicht tief wie 2017.
Post-Vaxin/Post-Covid-Syndrom mit Depression und Zoster (Gürtelrose)

Therapieziel B: Schmerzen stillen
2017 zu Beginn Schmerzen in HWS, Knie L+R und beide Daumengrundgelenke
In Mai 2023 nur noch Schmerzen in arthritischen Daumengrundgelenken, sowie morgendliche Kopfschmerzen.

RP zu Beginn vorwiegend Milz-Qi und Nieren-Yang stärkende Arzneien:
Zhi Fu Zi 15g *Du Zhong* 18g *Bu Gu Zhi* 30g *Sheng Jiang* 18g
***Huang Qi* 60g Chao *Bai Zhu* 15g *Fang Feng* 15g *Zhi Gan Cao* 12g**
Qing Pi 12g *Chai Hu* 6g *Bo He* 3g

Die ***Yu Ping Feng-San*** (Jade-Paravent) Formel enthielt auch damals unter den *Yang stärkenden Arzneien* bereits *Du Zhong* und *Bu Gu Zhi* für die Knochen, sowie um bei der hohen Dosis Qi-Tonika die vorhandene Neigung zu Leber-Stau nicht zu fördern auch Qi bewegende Arzneien. Im Laufe der sechs Jahre kamen zur Unterstützung der Knochen *Wu Jia Pi* 24g, *Gu Sui Bu* 30g und *Ji Xue Teng* 18g (Daumenschmerzen) hinzu. Für das Qi ergänzte ich mit *Ren Shen* 15g und für das Yang *Rou Gui* 12g, gegen die Kopfschmerzen in der Schädeldecke kam noch *Gao Ben* 12g hinzu. Ohne die Arzneimittel der CM bei Pausen wurde auch das Durchschlafen schlechter.

Therapieziel C: Andere (zuvor nicht näher beschriebene) Symptome behandeln
Die zu Anfangs bestehende Nasennebenhöhlenentzündung, Haarausfall und nächtliches Harnlassen bestanden nicht mehr. Andere Infekte außer Corona (nach Booster) kamen keine mehr vor.

Eigener Fall zwei: Osteoporose bei Menopause und Chemotherapie
Patientin AZ, 56 Jahre, 1,62m, 67 kg,
Erster Besuch Oktober 2008: Ming-Men-Leere mit Wei-Qi-Leere und Leber-Stagnation
1980 Ovarial-ca, Melanome (BRAF-Wildtyp) 1998 und 2005, Metastasen 2008 an Ober- und Unterschenkeln mit Lymphknotenbefall. Danach Bestrahlung und Interferontherapie. Hochdosis Cortisontherapie. Arzneien: Euthyrox 50, Phytoestrol, Interferon (später abgesetzt)

Symptome:
Häufige Blasenentzündung und lange Erkältungen, kalte Hände und Füße, Hypotonie, nervös, beruflich (Lehrerin) und privat Stress.
Zunge zeigte stärkste Zahneindrücke dritten Grades mit blassem Zungenkörper, Belag dünn und trocken.
Puls war rechts schwächer mit schwachem (ruo) Puls in Lunge und leerem (xu) Puls in Nieren Yin links und saitenförmig (xian) an Leber-Position. Nieren-Yang rechts war etwas weich (ruan).

Zu Beginn verwendete ich Wei-Qi stärkende Arzneien wie *Huang Qi, Bai Zhu* und *Gan Cao* sowie das antineoplastische *E Jiao Gu Lan*, (bei den anfänglichen Ödemen *Yi Yi Ren*).

Für das gestaute Leber-Qi (Psyche) *Hong Jing Tian* und eine als Rezeptur eine Variation von *Xiao Yao San* (unbeschwerter Wanderer Pulver) mit *Dang Gui, Bo He, Chai Hu, Da Zao* und *Sheng Jiang*, sowie das immunstimulierende *Jiang Huang* mit *Hu Jiao* (*Piper nirgr.* pulv).

Für das Ming-Men Feuer gab ich *Liu Huang* (Schwefelblüte), *Zhi Fu Zi, Yin Yang Huo* und *Rou Gui*, sowie das antineoplastische *Dong Chong Xia Cao*.

Ferner gab es in den letzten 15 Jahren oft Stressphasen, so dass auch *Ci Wu Jia* und *Hong Jing Tian* und bei Schlafstörungen *He Huan Pi* hinzukamen. Während der Hitze durch Bestrahlung fügte ich noch das antineoplastische *Bai Hua She She Cao* und das Betrahlungsschäden verringernde *Xi Yang Shen* hinzu.

Ein Jahr nach Beginn wurde eine weitere Metastase gefunden und operiert, ebenso 2011, 2012 und 2013. 2020 wurden nochmals in der Haut Filiae exzisiert und Hirnmetastasen radiochirurgisch behandelt.
Seit Dezember 2020 klinisch, laborchemisch, sonographisch und radiologisch eine Vollremission also keine weiteren Metastasen (Stand 2023).
Aufgrund der mehrfachen Immuntherapien der Cortisonstoßtherapie und des zunehmenden Alters war inzwischen eine Osteoporose entstanden, welche vorwiegend die mehrfach operierten Beine betraf. Nach 2021 wurde daher von der Klinik der monoklonale Antikörper Denosumab verschrieben.

Ich fügte daher weitere Yang-Tonika für die Knochen hinzu:
Bu Gu Zhi, *Yin Yang Huo*, *Gu Sui Bu* und *Xu Duan*.

Da durch die fehlenden Lymphknoten am linken Bein öfter Ödeme entstanden, fügte ich Blut bewegende Arzneien hinzu, also *Yi Mu Cao*, *Mao Dong Qing* und das immunsteigernde *Yi Yi Ren*. Auch der durch die Behandlung mit monoklonalen Antikörpern seit 2021 sehr hart gewordene Stuhlgang erforderte den kühlen und Blut brechenden *Da Huang*, so dass die Rezeptur vom Mai 2023 so aussah:

Yi Mu Cao 45g, *Zhu Ling* 15g, *Mao Dong Qing* 60g, *San Qi* 12g,
Xu Duan 18g, *Hong Jing Tian* 30g, *Huang Qi* 90g, *Yin Yang Huo* 21g,
Wu Jia Pi 15g, *Xi Yang Shen* 12g, *Dong Chong Xia Cao* 21g,
Da Huang 4,5g, *Xiang Fu* 15g, *Sheng Gan Cao* 12g

Auch die Dosis der Granulate wurde von anfangs 12 g täglich auf 22 g täglich erhöht, was zwar die Therapie verteuerten, aber da beim BRAF-Wildtyp die Überlebensprognose im Mittel 11,1 Monate und das Gesamtüberleben 27,2 Monate beträgt, war diese Maßnahme bei einer

Vollremission und bisher 15 Jahren Therapie bei gutem Allgemeinzustand durchaus gerechtfertigt. Erfreulicherweise war bei der letzten Knochendichtemessung einer Verbesserung der Knochendichte festgestellt worden.

Eigener Fall drei: Osteoporose durch Ernährungs- und Stoffwechselstörungen

Pat. SW, (35. Lebensjahr), 1,70m, 50kg,
Erster Besuch Oktober 2007: Nieren-Jing- und Blut-Leere, Leber-Qi-Stagnation
Patientin litt vom achten bis 21. Lebensjahr unter Anorexie, daher keine Menarche, laut Gynäkologie primäre Amenorrhoe, Anorexie nach erfolglosen Psychotherapien selbst erfolgreich behandelt durch Polydispsie (bis zu 5-10 Liter/d). Zu Beginn Ovo-Lacto-Vegetarierin, später normal. BMI <17. Paradontitis

Pille im 18. Lebensjahr, dann abgesetzt wegen Kinderwunsch, wieder Amenorrhoe, anschließend Östrogen-HET ab 25. Lebensjahr und L-Thyroxin 50µg ohne Erfolg, kein Eisprung. Eisenmangel, Erythropenie, Hypotonie mit mehrfachen Synkopen, Puls 40/min., Durchfallneigung, starke Kälteempfindlichkeit.

Zunächst Blutbewegende und Blut nährende Therapie, dann erst ca. 14 Monate später einsetzen der ersten Menstruation.
Zunge: tiefe Zahneindrücke, Zungenkörper sonst normal.
Puls: Links schwächer als rechts (Blut<Qi) Nieren-Yin links leer (xu), Nieren-Yang rechts fein (xi)

Nach Blut-nährender Mischung mit *Dang Gui, Ji Xue Teng, E Jiao* 6 Monate später Eisen, FH, FSH im Normbereich Menstruation noch unregelmäßig (43 Tage Zyklus / 4 Tage Blutung, klumpig, braun) → weiter Blut nähren mit *Huang Qi* und *Dang Gui* und Blut bewegen MS regulieren mit *Wang Bu Liu Xing*. Dennoch Menses immer verlängert 42/3.

2009: Laut Röntgen Knochenabbau im Kiefer, Schneidezahn locker. Reha-Klinik führt mit Spezialdiät (Rohkost!!!) zu Gewichtsverlust auf 43 kg. Frieren, Durchfälle mit Blut, Synkopen, Raynaud-Phänomene an Händen.
Danach Aufbau von Yuan-Qi mit *Hong Shen* und *Huang Qi* Gewichtsaufbau, Yang-Tonika für Knochenaufbau und ab 2009 Feuerschule mit sehr großen Dosierungen *Zhi Fu Zi* bei 10g von 30g Granulat.
2010 Schneidezahn wieder fest, Kieferknochen kräftiger. Gewicht 2011 wieder 51kg.
2012 Zyklus 28-32/2-4 Tge, RR 105/70, Juni Schwangerschaft mit Normalgeburt 2013 und voller Stillzeit. Aber starke Ödembildung post Partum, daher hohe Dosis *Huang Qi* in *Sheng Hua Tang.*
2014 Zahnfleischbluten, daher *San Qi* hinzu. Monatsblutung normal 32/5 Tage mit Brustspannung als PMS. Ab 2017 (Alter 45 Jahre) Östrogenmangel festgestellt und Knochendichtemessung (wieder?) unter der Norm.
Daher Knochenstärkende Yang-Tonika (siehe oben) hinzugegeben. 2019 noch leichte Osteopenie.

2020-22 mehrfache fiebrige (!) Coronavirus-Infekte mit Sinusitis der Nasennebenhöhlen, PMS-Symptome (Brustspannung, Ödeme, weicher Stuhl)

2023 allmählich wieder größere Zykluslängen bis 54 Tage, Symptome mit Schmierblutungen wie Perimenopause (Nachtschweiß, Wallungen, Schlafstörungen und Haarausfall), daher kamen zusätzlich Jing- und Yin-Tonika hinzu.

Letzte Rezeptur Mai 2023 (fast ein »Who-is-Who« der Tonika):

Qi: *Ren Shen* 18g, *Sheng Gan Cao* 12g, *Fang Feng* 18g
Chao *Bai Zhu* 15g *Huang Qi* 30g
Yang: *Zhi Fu Zi* 120g, *Yin Yang Huo* 60g, *Xian Mao* 45g,
Dong Chong Xia Cao 18g, *Rou Gui* 30g (Knochen) *Gu Sui Bu* 45g
Blut/Yin: *Nü Zhen Zi* 30g, *Han Lian Cao* 30g, *Dang Gui* 30g,
E Jiao 18g

Ferner gab ich für die Blutstase und die Menstruation: *Yi Mu Cao* 36g und *Wang Bu Liu Xing* 30g
Gegen Qi-Stagnation: *Xiang Fu* 36g und *Hong Jing Tian* 30g, *Ci Wu Jia* 21g
Um das **Ming-Men Feuer** wieder zurück zu führen: *Huang Bai* 18g, *Sha Ren* 30g, *Wu Zhu Yu* 3g und *Zhi Zi* 12g und *Mu Dan Pi* 15g, *Zhi Mu* 15g und Di Gu Pi 18g

Mittlerweile nach 16 Jahren war die Rezeptur zu einer mächtig komplizierten angewachsen, aber die Schwangerschaft bei angeblich »primärer Amenorrhoe«, der lange bestehende Knochenschwund trotz Perimenopause im Alter von 51 Jahren zurückgegangen und der häufige Stress gaben den Anlass, die Rezeptur weiter zu vergrößern. Man darf nur den Überblick nicht verlieren.

Andere im Alter häufige Erkrankungen

Harninkontinenz

Einführung: »Diskussion über Urininkontinenz und häufigen Harnfluß« aus: Yi Lin Gai Cuo von Wang Qin-ren, 1831

Es heißt oft: Wenn der Urin viel und häufig ist und unwillkürlich abfließt, das ist Feuer oder Leere-Syndrom. Wie soll man das nun unterscheiden?
Ich sage dazu folgendes: Wenn die Harnröhre beim Urinieren schmerzt und der Harn nur tröpfelnd abfließt, sowie gleichzeitig von rötlicher Farbe ist, das ist ein Zeichen für ein Feuer-Syndrom.
Wenn aber ein älterer Mensch oder einer von schwächlicher Konstitution viel klaren Harn lässt, ohne dass dies mit Schmerzen verbunden ist, so gehört dies zum Qi-Leere Syndrom.
Wenn nun der Urin aus dem Ende der Harnröhre hinausfließt ohne dass man dessen gewahr ist, so nennt man das unwillkürlichen Harnfluß. Inkontinenz ist, wenn der Urin abfließt, obwohl man ihn halten will, ihn aber nicht halten kann. Soweit also zu den mit Urin verbundenen Krankheiten.
Wenn wenn nun also eine Hemiplegie besteht, und gleichzeitig viel und häufig Urin mit unwillkürlichem Harnfluß oder Inkontinenz besteht, dabei aber gleichzeitig keine Harnröhrenschmerzen bestehen, dann ist dies einem durch Qi-Leere bedingten Mangel an Kontrolle zuzuschreiben.

Ätiologie:

Die TCM sieht die Ursache für diesen Zustand als eine Erkrankung der Nieren-Funktion. Blase und Nieren sind Partnerorgane und setzen arbeiten eng zusammen. Wenn also die Nieren stark sind, ist die Blase auch stark ist, und wenn das Nieren-Yang schwach ist, so gibt es auch nicht genug Blasen-Qi. Warum passiert dieses Problem im Allgemeinen eher im höheren Alter? Nieren-Energie nimmt natürlich ab, wenn wir altern. Also ist es nicht ungewöhnlich, dieses Problem bei Frauen nach der Menopause zu sehen oder bei Männern nach Prostatavergrößerung. Andere Symptome die häufig mit einem Mangel der Nieren-Funktionen einhergehen sind z. B. Rückenschmerzen, Nackenschmerzen, Knieschmerzen, Haarausfall und Tinnitus.

Die Fähigkeit zu urinieren ist eigentlich eine Funktion des Yang. Wenn zu wenig Nieren-Yang vorhanden ist, kann die Blase nicht ausreichend das Öffnen und Schließen der Harnröhre kontrollieren, wodurch die Hemmung der Miktion entsteht.
Ein Problem mit dem Yang der Niere kann sich also äußern als Überlaufinkontinenz, die zu Schwierigkeiten beim Wasserlassen führt, und von da an ist es als Nachtröpfeln beschrieben. Andere Zeichen der Yang-Mangel sind Kältegefühl im Körper, weiche Stühle, Müdigkeit, langsamer Puls und blasser Zungenkörper. Auch geringe Libido ist ein Zeichen der Leere des Nieren-Yang.
Um diesen Zustand zu behandeln, muss man die Nierenfunktion erhöhen. Zur Behandlung der Blase ist nur das Symptom (die Zweige), z. B. mit adstringierenden Arzneien der Erkrankung zu behandeln, aber um die Wurzel des Problems behandeln, muss man die Nieren zu stärken.
Außerdem kann ein Problem mit der Leber-Funktion, das Qi fließen zu lassen, bestehen. Die Niere und Leber haben eine »Mutter-Kind-Beziehung« (Wasser-Holz). Die Leber ist das »Kind« der Niere, und wenn es nicht gut funktioniert, kann es Energie aus der »Mutter«, den Nieren ziehen.
Bei der Behandlung der Inkontinenz kann auch die Akupunktur verwendet werden. Zu dieser Empfehlung kamen auch die Wissenschaft-

ler einer amerkanischen Studie an weiblichen Probandinnen, die an einer Dranginkontinenz litten.[260]
Da aber nach der Feuerschule sowohl das Yin der Niere, und das Yin und Yang der Leber ihre Energie aus dem Nieren-Yang beziehen, liegt hier der erste Ansatzpunkt für die Behandlung.

Fall von Fan Zhong-Lin (Shaoyin Lin-Syndrom):
Herr Wang, 67 Jahre, Bürger aus dem Rong Cheng Bezirk der Provinz Shandong.

Historie: Seit über 10 Jahren litt der Patient unter häufigem, starkem Harndrang, manchmal mit starkem Brennen beim Urinieren und tropfenweisen Abgang mit unvollständiger Entleerung. Immer wieder wurde der Urin untersucht, war aber immer ohne Befund. Dennoch nahm er auch immer wieder größere Mengen an diversen Antibiotika und Diuretika ein, und chinesische Arzneien zur Tonisierung der Nieren, zur Attacke von Nässe-Hitze usw. Mal wurde es dann ein bisschen besser, dann wieder schlechter. In letzter Zeit verschlimmerte sic jedoch die Situation, so dass der Patient hierher in die Sprechstunde kam. Diagnose am 5.12. 1978: Im letzten Monat musste der Patient fast jede halbe Stunde einmal urinieren, jedoch mit minimaler Urinmenge. Tag und Nacht betrug die Urinmenge nur etwa 300ml, mit einer Farbe wie starker Grüntee. Der Urin brannte und ließ sich nicht vollständig entleeren.
Ferner hatte er kalte Extremitäten; der Unterbauch war schmerzhaft geschwollen, und zwar ebenfalls Tag und Nacht.
Der Zungenkörper war war blassrot mit etwas dunklem Teint, der Belag weiß und schlüpfrig.

Syndromdifferenzierung:
Dies ist ein Kälte-Pathogen welches in den Shaoyin eingedrungen ist. Das Yang ist blockiert und kann sich nicht bewegen, das Wasser kann nicht umgewandelt und ausgeschieden werden.

260 https://pubmed.ncbi.nlm.nih.gov/35372235/ und https://www.sciencedirect.com/science/article/abs/pii/S1876382024000866

Therapieprinzip:
Durchgängig machen des Qi-Systems und Yin-Pathogene umwandeln und ausscheiden.

Rezeptur: Variation des *Si Ni San* (Vier Kontravektive Pulver) (Vier Einnahmen):

Chai Hu 10g, *Bai Shao* 10g, *Zhi Shi* 10g, *Gan Cao* 3g, *Jie Geng* 15g, *Fu Ling* 20g

Nach diesen vier Einnahmen war das Urinieren normal, die Krankheit war völlig verschwunden.
Am 15. Mai des darauffolgenden Jahres berichtete die Tochter des Patienten, dass die Krankheit weiterhin in Ordnung gewesen sei und der Patient daraufhin zurück nach Shandong gefahren sei. Ein kürzlich von dort geschriebenem Brief berichtete weiterhin von keinem Wiederauftreten des Problems.

Fall von Fan Zhong-Lin (Taiyin-Shaoyin-Syndrom mit Husten und kombinierter Harn- und Stuhlinkontinenz)
Herr Ye, blinder Patient aus Chengdu, männlich, 68 Jahre
Historie: Der Patient litt seit über 10 Jahren an chronischer Bronchitis mit Kopfschmerzen und Schwindel. Beim Husten ergab sich ein voluminöses Sputum und der Patient konnte nur sitzend schlafen. Seit etwas 5-6 Jahren hatte er die Kontrolle über Urin und Stuhl verloren und hatte täglich mehr als 20-mal Abgang von Stuhl beim Urinfluss, mal mit festem, mal mit weichem Stuhl.
Ein anderes Krankenhaus in Chengdu hatte vormals eine chronische Bronchitis mit Infekt, sowie chronische Darmentzündung und Atrophie der Harnwege diagnostiziert. Daher wurde immer Aminophyllin gegen das asthmatische Husten eingesetzt und oftmals Antibiotika verschiedenster Art, die aber keine Verbesserung erbrachten.

Der Patient empfand selbst eine Kälte und Schwäche in den Gliedern und verspürte außerdem häufig Übelkeit, die zum Erbrechen führte. Im Jahre 1975, nachdem er in einem Krankenhaus Hitze kühlende

Arzneien und Antibiotika zugleich erhalten hatte, verspürte er in der Nacht plötzlich Unruhe im Herzen, eiskalte Hände und Füße, kompletten Verlust der Harn- und Stuhlkontrolle und zuletzt wurde er für etwa eine halbe Stunde bewusstlos.
Einige Tage später traten plötzlich halbseitige Gesichtslähmungen auf, die man als Paralyse des Gesichtsnervs (Fazialisblockade) diagnostizierte.
Nach der Behandlung mit Akupunktur und Moxa wurde diese wieder vollständig behoben. Oftmals ergaben sich aber immer wieder Verschlechterungen und unerträgliche Attacken.
Im Dezember 1975 schließlich kam er zur Sprechstunde bei Dr. Fan, der es als Taiyin-Shaoyin-Syndrom diagnostizierte und therapierte und für 2 Monate Arznei verschrieb, wonach im Ganzen eine vollständige Genesung eintrat.

Diagnose:
Häufiger Schmerz im Abdomen, täglich mehrfach Stuhlgänge mit zähem grauweißem Schleim, gelegentlich auch klebriger und etwas festerer Bleistiftstuhl mit imperativem Stuhldrang und teils unerträglichem Drang zur Defäkation. Urin oft und tröpfelnd ohne vollständige Entleerung, mit kleiner Menge und Brenngefühl. Husten mit viel dünnem weißen Sputum. Atem keuchend und angespannt, kann nicht liegen. Schwindel, Kopfschmerz, Schwächegefühl, Kälteabneigung, kalte Extremitäten. Gesichtsfarbe fahlweiß, Statur aufgedunsen.
Zunge: Zungenkörper blaß, leicht dunkelviolett, geschwollen fast ohne Belag, nur im hinteren Bereich etwas weißen, klebrigen Belag mit etwas gelb in der Mitte.
Puls: tief, verschwindend (chen, wei)

Syndromdifferenzierung:
Dies ist ein Fall von langanhaltender Kälte im die im Inneren gestaut ist, die Yin-Pathogene sammeln sich in den Organen: Die Lunge kann nicht mehr senken und verteilen, die Niere durch Schaden nicht mehr arbeiten, der untere Erwärmer kann nichts mehr festhalten, so dass die Ausscheidungen ohne Kontrolle sind.

Daher ist also der Shaoyin von Kälte befallen, der Taiyang hat zugleich ein Biao-Syndrom.

Therapiemethode:
Innen (Li) das Yuan-Yang beschützen und die Kälte zerstreuen, im Äußeren (Biao) die Poren (Cou li) regulieren und stabilisieren.

Rezeptur: *Ma Huang Fu Zi Gan Cao Tang*, für vier Verschreibungen

Ma Huang 10g, *Zhi Fu Zi* 30g (lange kochen), *Gan Cao* 15g

Erklärung:
Der Patient hat in jungen Jahren das Augenlicht verloren und da sich keiner um ihn kümmerte ein hartes, schwieriges Leben gehabt, in welchem sich der Gesundheitszustand immer weiter verschlechterte: Seine Symptome wurden also immer mehr und komplizierter, Yin und Yang wurden beide geschädigt, im Inneren war Leere im Äußeren setzen sich Infekte hinzu. Die Symptome deuten auf Leere des Herz- und Nieren-Yang, sowie Leere an Qi und Blut. Alles dies, also Yin, Kälte, Leere, Inneres gehört zur Schicht des Shaoyin.

Was seine Schmerzen und Schwellung im Abdomen angeht, so ist dies keine reine Leere-Kälte, aber unterschiedet sich deutlich von einer Symptomatik bei Nässe-Hitze. Die Symptome wie häufiger, aber nicht dauernder Schmerz im Abdomen, mehrfache Stuhlgänge mal dünn, mal fester, keine Hitze, nur Kälteabneigung, kein Durst, vorne kein Zungenbelag, hinten dick und weiß weisen darauf hin, dass hier auch Fülle-Kälte im Spiel ist, denn sonst wäre der Schmerz im Bauch nicht so stark.

Die Inkontinenz ist wiederum anders als bei Hitze-Durchfällen mit imperativem Stuhlgang und Flüssigkeit mit Kotbrocken. Dieser Patient hat schon jahrelang weichen Stuhl, der auch mal fester wird mit häufigem Stuhldrang. Wenn der Stuhl dann fester ist, so sind es dennoch keine festen Kotstücke und die Entleerung ist unvollständig.

Beim Entleeren des Urins kommt dagegen oft der Stuhl mit und bei der Stuhlentleerung läuft der Urin mit aus.

Aus diesen Symptomen erkennt man zweifellos die Kälte im Shaoyin und die mangelnde Konsolidierung des unteren Erwärmers bei der Inkontinenz.

Wenn aber die Krankheit den Shaoyin erreicht hat, dann schadet sie den Organen Herz, Niere und Blase. Bei diesem Fall kann man sagen, seine Wurzeln liegen in der Leere des Nieren-Yang.
Nach langer Erkrankungszeit bricht das Nieren-Qi zusammen und verliert die Kontrolle über die Ausscheidungen.
Die Niere stärkt die Milz, die aber durch die Nieren-Leere das Aufbauen und Befördern nicht mehr ausüben kann, was zum gedunsenen Bauch führt. Wenn also die Milz schließlich unter starker Nässe leidet, wird der Stuhl dünn und weißlich. Oben sammelt sich aus der Nässe dann Schleim an, der die Lunge verstopft.

Da das Yuan-Yang zusammengebrochen ist, kann das Lungen-Qi nicht mehr absteigen zur Niere uns staut sich in der Lunge, so dass der Kranke nicht mehr flach liegen kann. Auf diese Weise haben sich über die Jahre diese Syndrome gebildet und gegenseitig verschlimmert.

Als der Patient zur Diagnose kam, war wie der Kopfschmerz und die gelbe Schicht im weißen Belag zugleich ein exogenes Pathogen in den Biao eingeschlichen. Das bedeutet, wenn man nur den Biao befreit, werden die Lin Syndrome nicht besser, und wenn man nur das Innere behandelt, so wird das Äußere nicht befreit.

Daher die Verwendung der *Ma Huang Fu Zi Gan Cao Tang*, die zugleich Biao und Li, Yin und Yang behandelt. *Fu Zi* zusammen mit *Ma Huang* zerstreuen die pathogene Kälte. Wenn diese zerstreut ist, so schwächt sie nicht weiter das Yuan-Yang, so dass Biao und Li zugleich befreit werden. *Gan Cao* hilft hierbei mit dem Verlangsamen der Diaphorese, so dass der Schweiß nur leicht ausgeschieden wird.
Hiermit wird also mehr erreicht als nur mit dem Befreien des Biao oder des Li.

Besuch: Nach der Einnahme von vier Verschreibungen, ließen die Kälteabneigung, der Husten, der Kopfschmerz und ähnliche Biao-Symptome nach. Die Kälte im Biao begann sich zu lösen, Bauchdruck, Stuhlgang und anderes wurden etwas besser. Aber die Yin-Kälte, die sich im Inneren gesammelt hatte, konnte nicht anders als durch eine Purgation nach unten ausgeschieden werden. Wenn Stuhlgang sich nicht richtig entleert, so muss unterschieden werden, ob es sich um Yang-Ansammlungen oder Yin-Ansammlungen handelt.

Wenn ein Patient die drei akuten Purgationen bei Leere im Shaoyin (»Shaoyin sanyin jixia«) benötigt, so ist dies nur korrekt, wenn dies absolut indiziert ist.
Dieses Syndrom ist aber mit den Symptomen der drei akuten Purgationen bei Leere im Shaoyin nicht identisch, weil das Yin-Kälte Syndrom schon für lange existiert und die Inkontinenz verursacht. Dies ist also keine gewöhnliche Shaoyin Indikation, sondern eine Veränderung des Shaoyin Syndroms, bei welcher ein warmes Purgieren benutzt werden muss. Daher benutzt man hier eine gleichzeitige Verbesserung von Yin und Yang, bei der Kälte und Hitze zugleich behandelt werden können.

Rezeptur:
Da Huang Fu Zi Xi Xin Tang

Arzneien, vier Verschreibungen:
Sheng Da Huang 9g, *Fu Zi* 45g (lange kochen), *Xi Xin* 3g, für

Nach der Einnahme dieser vier Verschreibungen, wurden beide Ausscheidungen wieder normal kontrollierbar, der imperative Drang war nicht mehr vorhanden, der Husten und Schleim waren reduziert, so dass hiernach für etwas mehr als einen Monat verschiedene Variationen der *Li Zhong Tang* verschrieben wurden (z. B. *Fu Zi Li Zhong Tang*), wonach sich alle Symptome besserten.

Im Jahre 1978, am 10.12. machte Dr. Fan einen Hausbesuch, worauf sich herausstellte, dass der Patient nun seit Jahren keine Erkrankung mehr hatte. Der alte Herr berichtete enthusiastisch, dass er früher im Winter immer schon bettlägerig war, aber bis heute keine kalten Glieder mehr habe, keinen Husten oder Asthma und auch Urin und Stuhl sich ganz normal entleeren ließen, so dass er darum Dr. Fan zutiefst dankbar sei.

Sarkopenie, der altersbedingte Muskelschwund

Sarkopenie (aus dem griechischen »Fleisch« und penia, »Armut«) ist ein medizinischer Begriff der wörtlich Muskelmangel bedeutet und die Abnahme der Skelettmuskelmasse während des Alterns beschreibt.
Sie ist gekennzeichnet durch den progressiven und generalisierten Verlust von Skelettmuskelmasse und Muskelfunktion (Kraft oder Leistung) mit einem erhöhten Risiko für schlechtere Lebensqualität, körperliche Behinderung, häufige Stürze, Schwäche und sogar erhöhtes Risiko für den Tod.
Sie ist ein Syndrom das im Allgemeinen mit dem Alterungsprozess (primäre Sarkopenie) zusammenhängt und zugleich auch mit der Osteoporose einhergeht (siehe oben). Diese Art Muskelschwund unterscheidet sich von der Kachexie, bei welcher der Muskel durch einen durch Krankheit wie bei Krebs oder Immunschwäche und die hierdurch entstehenden durch Zytokine vermittelten Prozess abgebaut wird.
Eine Sarkopenie ist einer Analyse von über 56 medizinischen Studien zufolge mit einem deutlich höheren Sterblichkeitsrisiko verbunden als bei gleichaltrigen Altersgruppen ohne Muskelschwund.[261]
Im derzeitigen Gesundheitssystem sind Muskelwiderstandsübungen die wirksamsten Maßnahmen zur Vorbeugung und Behandlung von Sarkopenie, indem sie Verbesserungen der Muskelkraft und Muskelmasse fördern. Auch wird empfohlen, etwa 1,0 bis 1,2 Gramm Protein pro Kilogramm Körpergewicht pro Tag zu konsumieren, um den Muskelerhalt zu fördern und Sarkopenie vorzubeugen. Dazu gehören Ernährungsempfehlungen bei Muskelschwund wie:

1. Proteinreiche Lebensmittel

- Mageres Fleisch wie Hühnchen oder Rind
- Fisch und Meeresfrüchte
- Eier
- Hülsenfrüchte wie Bohnen und Linsen
- Milchprodukte wie Joghurt und Quark
- Tofu und andere pflanzliche Proteinquellen

261 https://pubmed.ncbi.nlm.nih.gov/34315158/

2. Nährstoffe für den Muskelaufbau

- Vollkornprodukte wie Haferflocken, brauner Reis und Vollkornbrot
- Gemüse wie Brokkoli, Spinat und Paprika
- Obst wie Beeren, Orangen und Äpfel
- Nüsse und Samen

3. Lebensmittel zur Förderung der Knochengesundheit (gegen Osteoporose)

- Milch und Milchprodukte
- Sesamkörner als Mus (Tahin oder »Taxini«)
- Grünes Blattgemüse wie Grünkohl und Rucola
- Sardinen und Lachs (wegen ihres Kalzium- und Vitamin-D-Gehalts)

4. Antioxidantienreiche Lebensmittel

- Beeren wie Blaubeeren, Himbeeren und Brombeeren
- Nüsse und Samen wie Walnüsse, Buchweizen und Leinsamen
- Dunkle Schokolade mit hohem Kakaoanteil

Viele Senioren empfinden die Menge bei den Hauptmahlzeiten als zu hoch, daher sollte man darauf achten, entweder regelmäßige Mahlzeiten oder mehrere Snacks (z.B. Körnerriegel) einzunehmen, um eine kontinuierliche Nährstoffzufuhr zu gewährleisten.

Ganz wichtig ist auch die ausreichende Flüssigkeitszufuhr, um die Muskelgesundheit zu unterstützen. Das Durstgefühl lässt nach dem 50. Lebensjahr nach, so dass viele Sarkopenie-Patienten zusätzlich dehydriert sind: Am besten sollte man eine Tabelle (oder App) führen, um genügende Wasserzufuhr zu gewährleisten und – wem das reine Wasser allein nicht schmeckt – darauf achten, hydratisierende Getränke wie Tees oder Kräutertees oder mit Obst und Gemüse angereichertes Wasser einzubeziehen.
Entgegen aller Behauptungen zählt auch eine Kaffeemenge (außer sie übersteigt einen Liter pro Tag) bei der Flüssigkeitszufuhr mit.
Selbst wenn es Bier oder Weinschorle ist, ermutige ich meine Patienten dazu, diese zu sich zu nehmen: Es ist besser, süße oder alkoholische Getränke zu sich zu nehmen, als zu wenig zu trinken!

In der chinesischen Medizin wird ein Rückgang der Muskulatur, also des Fleisches (rou) als Wei-Zheng (Schwund-Syndrom) oder Lao-Zheng (Erschöpfung) betrachtet.[262]

Die Symptome von Muskelschwäche und Nichtbeanspruchung bei Sarkopenie finden sich erstmals im *Huang Di Nei Jing*:

> Atrophie bezieht sich auf Schwäche und Unfähigkeit, sich zu bewegen,

lautet die treffende Beschreibung im Abschnitt *Zheng Zhi Za Bing* (Schlüssel zum Syndrom und zur Behandlung verschiedener Krankheiten). Dort heißt es weiter:

> Bei Patienten mit Wei-Syndrom sind Hände und Füße weich und schwach und die Gelenke sind langsam und nicht zurückgezogen,

was ein anschauliches Spiegelbild des Rückgangs der Muskelkraft und Muskelmasse ist.

Auch im *Nei Jing Su Wen* heißt es erklärend, da die Muskeln das Qi benötigen:

> Das Qi in allen Gliedmaßen ist im Magen gefangen und kann die Leitbahnen nicht erreichen, und es muss an der Milz liegen, dass es gefangen ist.

Obwohl die TCM derzeit noch kein umfassendes System zur Behandlung von Sarkopenie entwickelt hat, verfügen viele Ärzte über Erfahrungen in der Behandlung von Muskelerkrankungen. Häufig verwendet bei Qi-Leere wird natürlich die traditionelle chinesische Medizinverbindung *Bazhen-Tang* (Acht Schätze Abkochung), die *Bu Zhong Yi Qi-Tang* (Mitte tonisierendes Qi mehrendes Dekokt), die *Si Jun Zi-Tang* (Dekokt der vier Gentlemen) usw., wie sie auch in allen Lehrbüchern und im *Tang Ye Jing*[263] aufgeführt sind.

Auch die traditionelle chinesische Medizin mit den einzelnen traditionellen chinesischen Qi-Tonika *Huang Qi* (Astragalus) und *Ren Shen* (Ginseng) gute therapeutische Wirkungen erzielt.

262 https://pdf.hanspub.org/ACM20231000000_50429562.pdf

263 Gunter Neeb, »Vom Füllen der Leere: Yang-Leere mit der Feuerschule und Chinesischer Phytotherapie behandeln« (Bacopa 2024)

In einer Studie von *Dr. Chen Yingying et al.*[264] untersuchte man die Wirkung der *Buzhongqiyi-Tang* klinisch und stellte fest, dass diese die Entzündungsindikatoren im Blut von Patienten reduzierte, was darauf hindeutet, dass das Auftreten von Sarkopenie mit einer Entzündung (»Inflamm**aging**«) zusammenhängt.

Wie bei allen Muskelschwächen sind also bei der Sarkopenie vorwiegend Milz-Qi tonisierende Arzneimittel notwendig. Doch was nützt ein voller Tank, wenn der Anlasser nicht betätigt wird? Die WHO[265] befand, dass über ein Drittel der Erwachsenen und 80% der Jugendlichen nicht genügend Bewegung bekommen. Umgekehrt fand eine italienische Studie, dass die »...körperliche Leistung eine zuverlässige Kennzahl ist, für die Beurteilung des Sterblichkeitsrisikos bei Achtzigjährigen.[266]» Eine schnellere Ganggeschwindigkeit war demnach mit geringerer Sterblichkeit verbunden. Ergo: Die Muskeln zu »benutzen«, ist ebenso wichtig wie sie zu »füttern«.
Die Muskeln erhalten zwar von Innen die Nahrung, müssen aber von außen stimuliert werden. Hierzu hat sich eine Form des Qi-Gong in China besonders bewährt: Die Übungen des *Yi Jin Jing* (chinesisch 易筋經) zu deutsch »Die Methode zur Transformation der Faszien«.

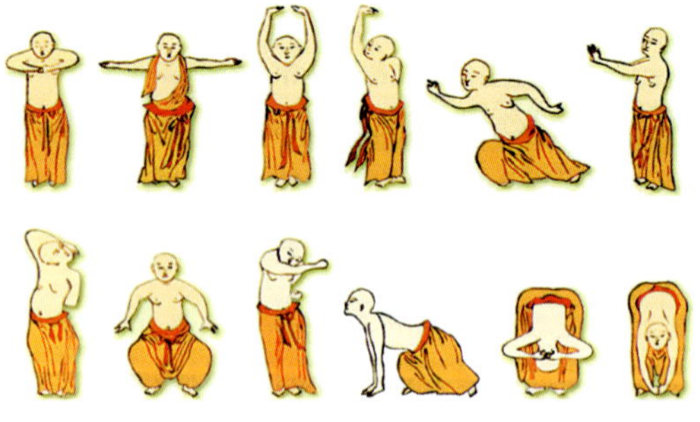

Das *Yi Jin Jing* (chinesisch 易筋經 »Methode zur Transformation der Faszien«) ist eine Form des Qigong die meist aus einer Serie von zwölf fließend ineinander übergehenden Einzelübungen

264 https://pdf.hanspub.org/ACM20230500000_39726937.pdf

265 https://www.who.int/news-room/fact-sheets/detail/physical-activity

266 https://agsjournals.onlinelibrary.wiley.com/doi/full/10.1111/jgs.18941: Die durchschnittliche Ganggeschwindigkeit betrug 088 m/s unter den Teilnehmern die 95 Jahre alt waren und 078 m/s für diejenigen die in jüngerem Alter starben. 21% der 195 Teilnehmer der durchschnittlich 85-jährigen wurden 95 Jahre alt.

besteht welche durch Atmung und Konzentration gesteuert werden. Der Hauptzweck des *Yi Jin Jing* ist es, in den Muskeln schlaffe und schwache Sehnen und Bänder in starke und stabile zu verwandeln.
Die Bewegungen des *Yi Jin Jing* sind zugleich energisch und sanft. Ihre Ausführung erfordert eine Einheit von Willens- und Muskelkraft, das heißt den Einsatz des Willens für die Ausübung der Muskelstärkung. Bessere Muskeln und Sehnen bedeutet bessere Gesundheit und Form mehr Widerstandskraft Beweglichkeit und Ausdauer.

Dieses wird durch folgende Effekte erreicht: Die *Haltungen* beeinflussen die Statik und Nervenstruktur des Körpers; das *Dehnen von Muskeln und Sehnen* beeinflusst innere Organe, Gelenke, Leitbahnen und Qi; die *Drehungen* beeinflussen den Stoffwechsel und die Produktion von Jing und die *Atemkontrolle* erzeugt mehr und qualitativ höherwertiges Qi. Es stärkt also Körper und Geist (Gehirn, Nervensystem und Seele) und gibt Balance und Muskelkraft zurück. Es kann daher als therapeutische Methode zur Vorbeugung und Behandlung von Sarkopenie eingesetzt werden.

Für das Ausüben des *Yi Jin Jing* gibt es keine Einschränkungen hinsichtlich des Veranstaltungsorts. In der klinischen Anwendung können personalisierte Behandlungspläne für Patienten auf der Grundlage der oben genannten Faktoren bereitgestellt werden, um die Begeisterung der Patienten für die Teilnahme zu wecken.

Derzeit wird das *Yi Jin Jing* in der klinischen Praxis Chinas noch selten als Therapie verwendet. Dies kann daran liegen, dass es nur wenige Studien zum Wirkmechanismus von *Yi Jin Jing* gibt. Angesichts der Skelettsarkopenie und der geringen Stichprobengröße gibt es außerdem verschiedene Versionen von *Yi Jin Jing* und somit mangelnde Standardisierung und Quantifizierungsschemata und Verzerrungen in den Forschungsergebnissen.

Aber wir kennen das gleiche Problem als die Crux in der Phytopharmakologie: An die Syndrome des Patienten angepasste Arzneikräutermischungen unterscheiden sich ebenso, wie die Menschen, die sie neh-

men; während die Forschung mit standardisierten also immer gleichen Rezepturen weniger gut für die individuellen Patienten wirken, und so zu schlechteren Ergebnissen führen.
Die Bezugnahme auf die Sarkopenie-Diagnosestandards in verschiedenen Regionen erhöht dennoch die Wissenschaftlichkeit und Praktikabilität der Forschung, so dass es im In- und Ausland gefördert und angewendet werden kann.[267]

Fallbeispiel Osteo-Sarkopenie
Von *Dung-Huan Liu* und *Pei-Ching Wu*[268]:
In Taiwan wurde 86-jähriger Mann aufgrund von Gewichtsverlust, verminderter Muskelkraft, Appetitlosigkeit und Schwäche ins Krankenhaus eingeliefert. Bei ihm wurde Osteo-Sarkopenie diagnostiziert und er wurde mit Traditioneller Chinesischer Medizin behandelt.

Nach einem Monat Behandlung verbesserten sich sein Appetit und seine Muskelkraft und er hatte sein vorheriges normales Körpergewicht wiedererlangt. »Dieser Fall bestätigt«, so die Autoren, »dass die TCM erfolgreich zur Behandlung von Sarkopenie eingesetzt werden kann.«

Es gibt beim *Yi Jin Jing* sowohl sitzende wie auch stehende Formen, mit teilweise anderer Anzahl an Übungen. Diese hier alle vorzustellen, würde den Rahmen dieses kleinen Werkes sprengen. Die Übungen des *Yi Jin Jing* können auf verschiedene Weisen übersetzt werden.
Alle Qi-Gong Arten sollten am besten mit einem Lehrer (es muss nicht gleich Bruce Lee sein) geübt werden. Anfragen nach Lehrern können beim Qi-Gong Dachverband oder einfach online erfolgen (http://www.qigong-dachverband.de/faszien.htm).

Natürlich ist nicht nur das *Yi Jin Jing* als Übung für die Sehen und Muskeln empfehlenswert: Jede Art von Bewegung, sei es das *Shuai Shou*

267 http://rehabi.ijournals.cn/ch/reader/create_pdf.aspx?file_no=202312022&flag=1&journal_id=cjrm&year_id=2023

268 »Dung-Huan Liu, Pei-Ching Wu: Treatment of Sarcopenia using with Traditional Chinese Medicine: A Case Report«, in: J Med Health. 2021;10(1):143-148

Gong oder *Ping Shuai Gong* meines Meisters *Lee Feng-San* in Taiwan[269], von dem ich auch die *Ba Duan Jin* (Acht Brokate), *Wu Fu Lin Men* Übungen und einige andere teils geheime Methoden erlernt habe. Er studierte in seiner Jugend den *Mei Hua Quan-Kampfstil*[270].

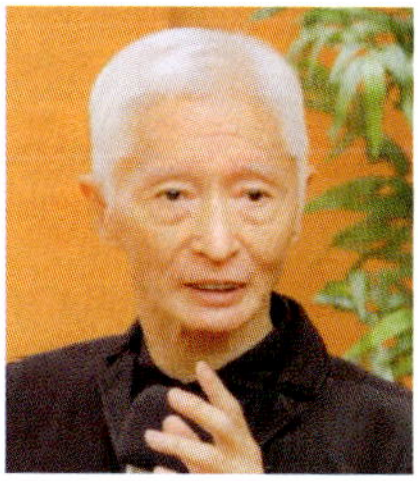

Meister Lee Feng-San

Die acht Brokate, die es in sitzender und neuerdings auch als stehende Version gibt, wurden auch vom »Unsterblichen« *Li Qing-Yun* empfohlen (siehe Teil Zwei).

Ähnlich, aber bereits zu den sanften Kampfsportarten wie *Taijiquan*[271], *Xing Yi Quan* (Form und Wille-Faust), aber auch die etwas rigorosere Form des *Ba Gua Zhang*, die acht Trigramm-Hand können nicht nur gegen den Muskelschwund im Alter, sondern auch gegen Osteoporose und Demenz eingesetzt werden.

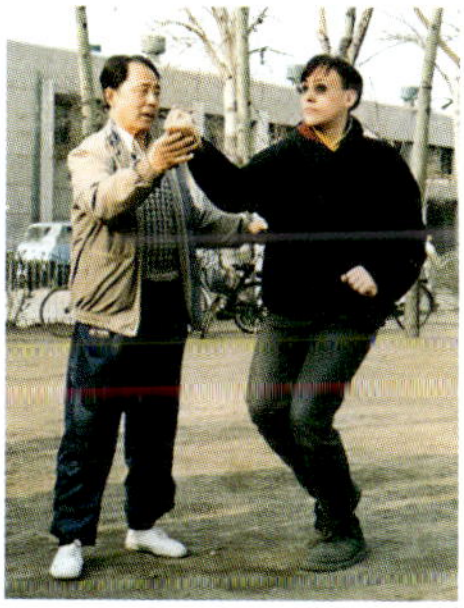

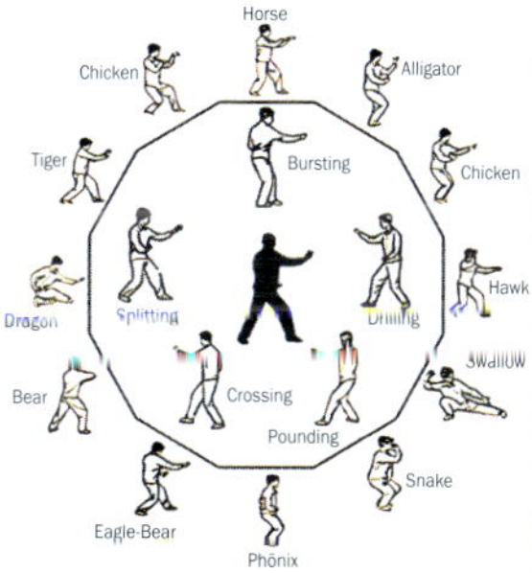

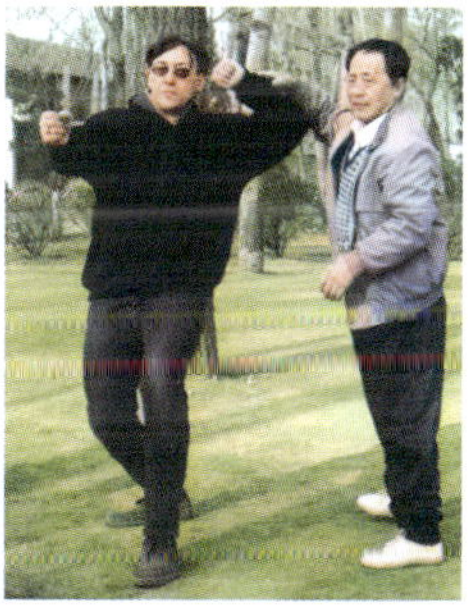

Im Bild der 36-jährige Anfänger Neeb mit Wang Shi-Fu in Tianjin Mitte der neunziger Jahre beim Erlernen von BA GUA ZHANG

269 Li Feng-s(h)an, ein Qigong-Meister, der als der taiwanesische ›Huang Fei-hong‹ bekannt ist, hat ein legendäres Leben hinter sich: Seit seiner Kindheit lernte er von seinem Vater die Techniken des Daoyin und Tu Na. Während seiner Schulzeit studierte er Beipai Shaolin Meihuaquan (北派少林梅花拳) und andere Schulen der chinesischen Kampfkunst. Derzeit ist er Präsident der Taiwan Qigong Association und Taijiquan-Trainer in Taiwan. 2004 wurde er in die World Martial Arts Hall of Fame aufgenommen und erhielt den ersten Pioneer Legend Award der globalen chinesischen Gemeinschaft. https://en.wikipedia.org/wiki/Ping_Shuai_Gong und https://www.openpr.de/news/509829/Qi-und-die-Kraft-der-Harmonie.html, sowie https://www.youtube.com/watch?v=8NYsZ2TzJhY

270 https://en.wikipedia.org/wiki/Meihuaquan

271 Auch: Tai Chi Chuan, wobei das »Chi« nichts mit Qi zu tun hat sondern »Ji« gesprochen wird. Tai = 太, Ji = 極, Quan = 拳, bedeutet der Faustkampfstil (Quan) des Allergrößten (Taiji).

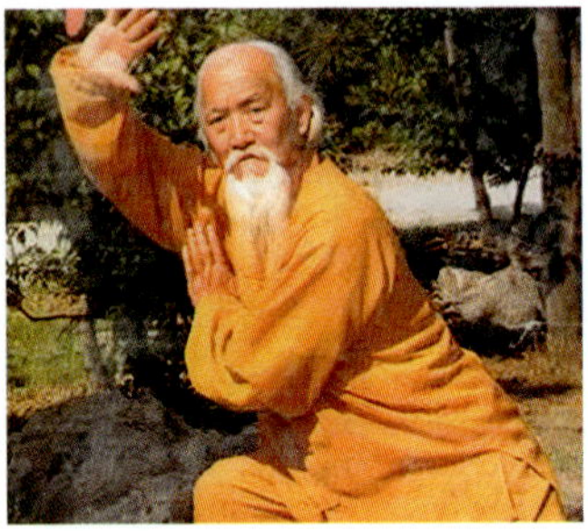

Links im Bild Meister *Lü Zhi-Qian*, einem daoistischen Meister, der 119 Jahre alt wurde, ebenfalls beim Ausüben seines *Ba Gua Zhang*. Wir werden später noch mehr von ihm sehen.

Natürlich muss man im Alter keinen Kampfsport ausüben, zumal die »harten« Kampfsportarten wie beispielsweise *Chang Shou* (Langhand) der Shaolin-Mönche am besten bereits in jungen Jahren begonnen werden sollten, da der Körper im Alter meist nicht flexibel genug ist, diese neu zu beginnen.
Selbstverständlich ist jede regelmäßige Art von Strecken und Dehnen ist gut für die Muskeln[272], so dass man die acht Brokate *Ba Duan Jin* auch im Sitzen ausüben kann. Doch gute, seriöse Lehrer sind nicht so leicht zu finden.

Mein Tipp: Je älter, desto besser. Dann sind diese erstens nicht mehr auf Geld angewiesen und haben zweitens ausreichend Erfahrung.

Eine Warnung noch: Nur weil jemand asiatische Gene hat und asiatisch aussieht, kann er oder sie solche Inhalte nicht unbedingt besser unterrichten als ein Europäer.
Denn nicht alle Schweizer oder Österreicher können jodeln und nicht jeder Asiate kann Kong-Fu. Leider gibt es immer mehr selbst ernannte Gurus auf diesem »Markt« und was sich so auf im Internet tummelt reicht von lächerlich bis gefährlich.

Dennoch sind als zweitbeste Option DVDs eines erfahrenen Lehrers oder deren Youtube-Videos[273] und danach folgen Bücher mit Fotos.

272 https://pubmed.ncbi.nlm.nih.gov/38911477/: Heavy resistance training at retirement age induces 4-year lasting beneficial effects in muscle strength

273 Englisch (+DVD): Yi Jin Jing: Tendon-muscle Strengthening Qigong Exercises Taschenbuch (Jessica Kingsley Publishers 2017) von Chinese Health Qigong Association. Deutsch (+DVD): Robert Egger: Die Shaolin-Formel: Mehr Energie Vitalität und Lebensfreude – das Trainingsprogramm für die Faszien (Lotos-Verlag 2015) oder zum Beispiel in Englisch auf YouTube von Damo Mitchell, der auch zu den seriösen Lehrern gehört: https://www.youtube.com/watch?v=ZuA484T1CHM&ab_channel=DamoMitchell-LotusNeiGong

Im deutschen Sprachraum hat sich als seriöses Buch bewährt das Buch von Hans Peter Sibler: *Stärkendes Qi Gong: Yi Jin Jing: Einfache und wirkungsvolle Übungen für den Alltag.*[274]

Von Joachim Stuhlmacher und Ursula von Wilke gibt es CD und Buch unter dem Titel: »*Basisübungen des Chan Mi Gong*«, und für Interessierte an *Tai Chi Chuan* (neuere Schreibweise: *Taijiquan*) gibt es als DVD eine einfache Form des Chen-Stils von Jan Silberstorff mit dem Namen »*Die 9er-Form des Chen Taijiquan*« und viele andere Formen.[275]

Und da es hier um Übungen für die Gesundheit und Langlebigkeit aus dem Reich der Mitte geht, folgt somit der Übergang zum zweiten Teil dieses kleinen Bandes.

274 https://bacopa.at/verlag/produkt/starkendes-qi-gong-yi-jin-jing, bei Bacopa 2007
275 Alle bei: https://www.lotus-press.com/Video/

TEIL ZWEI

ALTCHINESISCHE LANGLEBIGKEITSTECHNIKEN (Yang Sheng)

Sun Si-Miaos fünf Phasen des Geistes und sieben Stufen des Körpers

1. Im Geist mehr Unruhe als Ruhe, wie ein normaler Mensch.
2. Im Geist öfter Ruhe als Unruhe, der Anfang des Weges (Dao).
3. Zur Hälfte Ruhe, zur Hälfte Unruhe: Allmählich erkennt man eine Reifung.
4. Im Geist mehr Ruhe als Unruhe, Fokussierung auf nur Eines.
5. Der Geist ist immer rein und ruhig, egal was passiert, er wird nicht berührt.

Aus: Cun Shen Lian Qi Ming: Die Inschrift zum Bewahren des Shen und Verfeinern des Qi[276]

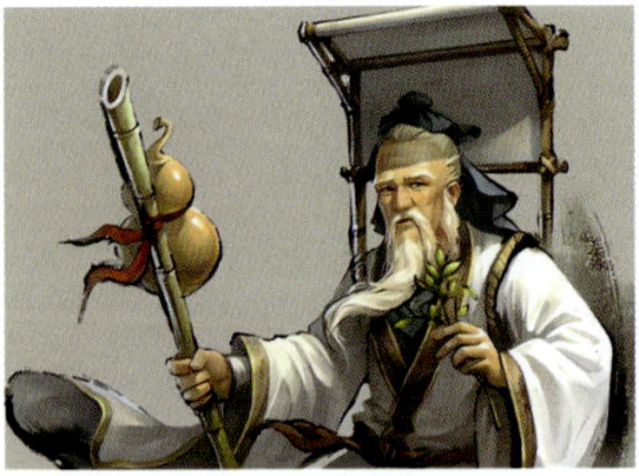

Der berühmte Daoist und Arzt *Sun Si-Miao*[277] aus der Tang-Dynastie soll nach verschiedenen Angaben zwischen 101 und 164 Jahre alt geworden sein. Er schrieb viele und großartige Bücher, welche leider nur wenig Übersetzer gefunden haben. Darunter Werke zu Langlebigkeits-

276 Falls jemand wissen möchte, wie es nach der fünften Stufe weitergeht, dies hier sind die *sieben Wandlungen* des daoistischen Körpers nach *Sun Si-Miao*:
Erste Stufe: Inne halten und Sinne nach innen richten, der Geist ist ruhig.und die Energie ist im Frieden, dies wird als Erreichen des Dao bezeichnet.
Zweite Stufe: Überschreiten der Grenzen des Normalsterblichen, Wiedererlangen des jugendlichen Aussehens
Dritte Stufe: Die Lebenszeit verlängern, ein solcher wird ›Xian Ren‹ (Unsterblicher) genannt.
Vierte Stufe: Ein ›Zhen Ren‹ (Wahrer Mensch) wird genannt, wer frei ist von allem, auch dem Tod.
Fünfte Stufe: Wer das Qi zum Shen verfeinert hat, den nennt man Shen Ren (神人).
Sechste Stufe: Wer die äußere Form mit dem Shen vereinen (kontrollieren) kann, den nennt man den ›Zhi Ren‹ (Höchsten Menschen).
Siebte Stufe: Wer nicht mehr an die körperliche Materie gebunden ist, erreicht somit das Ultimative, den Ursprung des Dao.

277 https://en.wikipedia.org/wiki/Sun_Simiao

techniken, Kinderheilkunde,[278] Augenheilkunde, daoistischen Praktiken, Alchemie und Meditationen, mit über 7000 Arzneirezepturen. Er wird daher in China neben *Zhang Zhong-Jing* als König der Arzneien bezeichnet, und seine Bücher werden in vielen späteren Werken zitiert.

Was sein Geburtsjahr angeht, so streiten die Gelehrten, einig ist man sich nur darin, dass er 682 n. Z. gestorben ist. Der als Konfuzianer den Daoisten kritische kaiserliche Hofbeamte gestand ihm lediglich geizige 101 Lebensjahre zu, während der moderne TCM-Arzt *Huang Zhu-Zai* ihm die 164 Jahre zugesteht.
Vielleicht liegt die Wahrheit wie so oft in der Mitte, denn die größte Anzahl an überzeugenden Argumenten führen viele alte und modernen Gelehrte auf, indem sie sein Geburtsjahr auf 557 bezifferten, dem ersten Regierungsjahr des Kaiser Xiao-Min. Somit wäre er 125 Jahre alt geworden, was nach Ansicht der heutigen Medizin durchaus nicht unmöglich ist.[279] Einige moderne Geschichtsforscher wie der berühmte Kommentator des *Huang Di Nei Jing Guo Ai-chun* (1912-2001) aus Tianjin, den ich in meiner Studienzeit noch selbst kennenlernte, sind sich dagegen sicher, dass Sun bereits im Jahre 541 geboren wurde, und somit erst mit 141 Jahren starb. Wäre das tatsächlich möglich?

Während für die um 1900 in Deutschland geborenen nur eine einprozentige Chance bestand, dass sie das 100. Lebensjahr erreichen, prophezeit eine dänische Prognose[280] aus dem Jahr 2009, dass für alle im Jahr 2000 geborenen eine mehr als 50%ige Chance besteht, die 100 zu erreichen.

278 Sabine Wilms - Venerating The Root: A Translation of Sun Simiao's Volume on Pediatrics in the Bei Ji Qian Jin Yao Fang Part One & Part Two, Happy Goat Productions 2013 und 2015

279 Wer sich für die Argumente interesssiert: 1. Laut dem »Alten Buch der Tang-Biographie von Sun Si-Miao« lebte Sun während der Herrschaft von Kaiser Xuan aus der Nördlichen Zhou-Dynastie aufgrund seiner zahlreichen Bindungen zur königlichen Familie zurückgezogen im Berg Taibai. Kaiser Wen aus der Sui-Dynastie, Yang Jian, unterstützte die Regierung und empfahl, ihn als kaiserlichen Hofarzt, doch Sun Si-Miao behauptete, er sei krank und könne nicht als Beamter dienen.
2. Wei Zheng wurde von Kaiser Tai-Zong aus der Tang-Dynastie beauftragt, die Geschichte der Qi-, Liang-, Chen-, Zhou- und Sui-Dynastien zusammenzustellen. Er besuchte Sun Si-Miao viele Male und dieser erzählte darüber »als ob er Zeuge gewesen wäre.«
3. Nach historischen Schlussfolgerungen wurde Sun Si-Miao etwa im ersten Jahr von Kaiser Xiaomin aus der Nördlichen Zhou-Dynastie geboren, sodass die meisten relevanten historischen Ereignisse in den Biografien erklärt werden konnen. Wenn er tatsächlich im ersten Jahr des kaiserlichen Kalenders von Yong-Chun starb, dann dürfte Sun Si-Miao Alter über 120 Jahre liegen.

280 https://www.thelancet.com/journals/lancet/article/PIIS0140-6736(09)61460-4/abstract

Japan hat 2024 mit über 95.000 Centenarians die höchste Anzahl dieser Menschen und mit über 54.000 landet China auf Platz drei. In Europa liegen die entspannten Franzosen mit 25.000 Hundertjährigen ganz oben, aber laut Wikipedia soll sich die Zahl der Hundertjährigen von heute bis 2050 auf 3,2 Millionen verzehnfachen. Dieselbe Enzyklopädie erklärt dort eklatant: »Beinahe alle männlichen Hundertjährigen sind schlank.«

Gewiss spielen die Gene eine Rolle, aber wie groß der Einfluss der äußeren Umstände ist, zeigen die Menschen in den sogenannten »Blue Zones« wie Sardinien oder Okinawa, wo ein stressarmes Leben, vielfältige soziale Kontakte, körperliche Aktivität sowie ausgewogene und nicht übermäßige Ernährung zu den Faktoren zählen, welche zur Langlebigkeit beitragen. Offenbar lässt sich aber die Ernährung nicht auf nur einen Faktor festnageln, denn die Hundertjährigen in Okinawa konservieren ihre Körper nicht mit 16%igem, dunkelroten Cannonau di Sardenia und die Sarden sind wiederum nicht für einen hohen Konsum von Sushi bekannt. Siehe dazu auch den Abschnitt »Ernährung« im Kapitel »Demenz«.
Gewiss ist, dass die Lebensweise einen deutlichen Einfluss hat, denn in China gab es schon vor über zweitausend Jahren die chinesische Medizin und daoistische Ratschläge zur Lebensverlängerung, was sich vielleicht auf die Lebenserwartung ausgewirkt hat. Die Bezeichnung *Yangsheng*, also »das Leben nähren«, bezieht sich auf verschiedene Praktiken der Selbstkultivierung, die auf die Verbesserung der Gesundheit und Langlebigkeit abzielen. Zu den Techniken des Yangsheng gehören Daoyin-Bewegungsübungen wie z. B. das moderne Qi-Gong, Selbstmassage, Atemübungen, Meditationen, bestimmte sexuelle Aktivitäten und natürlich die Ernährungsheilkunde.
Klingt alles gut, aber gibt es auch Beweise, dass es etwas genutzt hat? Die zuverlässigsten wissenschaftlichen Aufzeichnungen über die längste menschliche Lebensspanne in China stammen aus der Allgemeinen Genealogie von Wang[281], deren erste Generation um 500 vor unserer Zeitrechnung lebten, bis zu jenen, die am Ende des letzten Jahrhunderts, also den Nachkommen der 89. Generation. Insgesamt wurden rund 30.000

281 Wang Shi Tong Pu, unter: https://www.demogr.mpg.de/Papers/Books/Monograph2/record%20longevity.htm

Personen mit Geburts- und Sterbejahr erfasst. In dieser wie in der kaiserlichen Qing-Genealogie erfassten Bevölkerung, ist der Anteil derjenigen, die bis ins sehr hohe Alter überleben, relativ hoch. Leider wurden Frauen in den Aufzeichnungen nur selten erfasst, so dass es sich bei den gezählten Langlebigen vorwiegend um Männer handelte. Somit hat die Forschung gezeigt, dass man tatsächlich »das Leben nähren« kann.
Aber Forschung hin oder her, man sollte doch auch mal die Hundertjährigen selbst fragen, was für einen Lebensstil sie empfehlen.

Zwei Fälle von Langlebigkeit:

Chen Li-fu (1899-2001)[282]

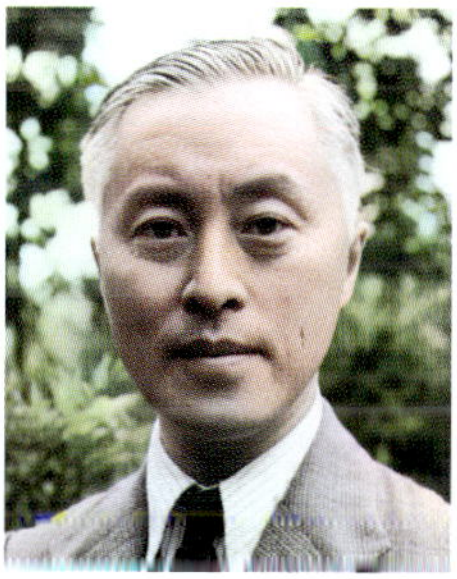

Im Jahre 1989 begann ich für einige Jahre als Assistent in der Praxis des Vorsitzenden des Ausschusses für chinesische Medizin und Pharmazie *Prof. Dr. Chang Chung-Gwo*[283], meinem ersten Lehrer in Akupunktur und Arzneikunde in Taiwan. Ich kam täglich in seine Praxis nach Shi-Pai in Taibei und traf dort einige prominente Persönlichkeiten, die sich dort behandeln ließen.
Eines Tages eröffnete mir Dr. Changs Frau, mein Lehrer sei im Hinterzimmer mit einem geheimnisvollen Gast und er habe mir gestattet, dort bei einem Tee am Gespräch teilzunehmen. Bevor ich aber eintrat, kam mein Lehrer kurz heraus und raunte mir zu: »Wenn Du Fragen zur chinesischen Medizin hast, die kannst Du ihm stellen. Er war lange Zeit mein Lehrer.« Ich fragte den damals rüstigen und höflichen Herren, dem man seine 90 Jahre nicht ansah, welche Vorgehensweise er empfehle, die Medizin Chinas zu studieren. Er empfahl mir, mit dem Buch der Wandlungen und den Klassikern wie *Shang Han Lun* anzufangen, und von dort aus chronologisch folgend die neueren Werke zu studieren. Als er gegangen war, erklärte mir mein Lehrer, dass sein eigener Lehrer, *Chen*

282 https://en.wikipedia.org/wiki/Chen_Lifu
283 https://www.airitilibrary.com/Article/Detail/P20170607001-202203-202210180002-202210180002-81-85

Li-Fu nicht nur die Universität für Chinesische Medizin in Taizhong gegründet habe, sondern auch das Krankenhaus für Chinesische Medizin und die Yi-Jing-Society in Taibei. Erst viel später erfuhr ich, wer der berühmte *Chen Li-fu* gewesen war:
In den 1920er Jahren waren Infektionskrankheiten wie die Beulenpest und Malaria in China weit verbreitet und die traditionelle chinesische Medizin wurde von der westlichen Medizin verdrängt und von staatlichen Beamten verboten.
Chen Li-fu und sein Bruder *Chen Guo-fu* widersetzten sich den Behörden und beriefen 1930 ein Vorbereitungstreffen für das Nationale Medizinmuseum ein. Sie wollten »die chinesische Medizin mit wissenschaftlichen Methoden organisieren«. *Chen Li-fu* wurde daher zum Vorsitzenden gewählt und galt fortan als Beschützer der chinesischen Medizin. Später wurde dieser Tag zum Tag der »Traditionellen Chinesischen Medizin« gefeiert, weil sie an diesem Tag vor der Abschaffung bewahrt wurde.
Chen war in jungen Jahren Sekretär von *Chiang Kai-shek* gewesen, zog sich aber aus der Politik zurück und lehnte Jiangs Anfragen für ein politisches Amt ab. Als leitender Berater des Präsidenten unterstützte er jedoch stets die kulturelle Wiederbelebungsbewegung zur Förderung der Forschung und der chinesischen Medizin, sowie der Kulturwissenschaften.
Chen Li-fu schrieb 30 Bücher, welche seine Ideen widerspiegelten. Er schrieb »*Chen Li-fu* on Vitalism«, »The Four Books and the Way Through«, »Lessons from Success and Failure«, **»How I Lived to Be 100«,** »Mencius, Political Thought«, »Mencius' Ethical and Moral Thought«, »Humanistic Philosophy«, »The Discovery of the Theoretical Basis of Traditional Chinese Medicine« und **»The Necessity of Traditional Chinese Medicine Cooperation«,** »The Father of the Nation's Moral Discourses« und »Chinese Medicine Album« und gab die drei Reihen »Der Einfluss des Konfuzianismus auf die Welt«, »Ein Überblick über die chinesische Kultur« und **»Forschung zur Anwendung des I Ging«** heraus und leitete die Übersetzung und den Druck des

Buches »Wissenschaft Technologie und Zivilisation in China« des berühmten englischen Sinologen *Joseph Needham.*
Zu seinem Hundertsten Geburtstag veröffentlichte er das Essay: »Wie ich 100 Jahre alt wurde«, welches ich übersetzt und in meiner ersten Homepage 2003 online gestellt hatte. Hier ist es nochmals:[284]

Chen Li-Fu: Wie ich Hundert Jahre alt wurde

Vorhimmlische (durch Geburt und Gene begünstigende) Faktoren
Jeder Mensch wird mit unterschiedlichen natürlichen Begabungen geboren, und ich bin mit vier der wertvollsten davon gesegnet, wie unten beschrieben:

1. Nämlich dass ich schon nach dem Schlafen gehen fest und tief eingeschlafen bin, halte ich für eine wichtige Bereicherung meines langen Lebens, da ich dadurch die Kraft durch Anstrengungen des Tages wieder auffrischen kann. Schlaf ist eine Quelle der Erholung.
2. Ich verliere nicht die Beherrschung. Wenn ich auf Schwierigkeiten stoße, gebe ich mir selbst die Schuld und nicht anderen, sodass ich nicht die Beherrschung verliere und mich deswegen nicht mit anderen streite. Immer wenn ich auf Probleme oder Hindernisse stieß, so suchte ich die Ursache dafür bei mir selbst, statt bei anderen. Als ich mit 27 Jahren noch als Sekretär für *General Chiang Kai-shek* arbeitete, erlebte ich oft wie Chiang extreme Wutausbrüche herausließ. Ich schlug ihm daher oft vor, sich ein Beispiel am deutschen General Hindenburg zu nehmen, der sich nie zur Wut hinreißen ließ und sich zum Motto machte, dass eine Beschuldigung nicht gegen andere, sondern gegen sich selbst gerichtet sein sollte. Über sich selbst kann man sich einfach weniger ärgern.
3. Gutes Gedächtnis. Schon als ich jung war, war ich in der Privatschule für mein gutes Gedächtnis bekannt. Während andere einen halben Monat brauchten, um das Buch *Meng-Zi »Mencius«* auswendig zu lernen, brauchte ich nur drei oder vier Tage. Um mein Gedächtnis zu trainieren erfand ich z. B. das schnelle Eingabeverfahren von Schriftzeichen beim Tippen. Dabei wird jedes Schriftzeichen in 5 verschiedene Arten differenziert, die man auswendig kennen muss. Auch hatte ich Gelegenheit zu guten Taten, weil ich ein guter Schüler war, nahmen mich meine Lehrer oft mit, beim (buddhistischen) Brauch des Freilassens gefangner Lebewesen.

284 Von Chen Li-Fu (Artikel aus Taiwans »Lianhebao«, August 1999), ergänzt durch einen Online Artikel in: https://kknews.cc/history/j5yjy3y.html

4. Beharrlichkeit. Ich stand schon immer morgens sehr früh auf. Als kleiner Junge traf ich eines Morgens einen Daoisten, der immer drei Schritte lief, und sich dann zum Gebet niederwarf, immer wieder.
   Ich fragte ihn, warum er das täte, und er antwortete mir: »Das verstehst du noch nicht. Ich tue dies, um die Menschen dazu zu bewegen, Geld für den Bau eines großen daoistischen Tempels zu stiften.« Und nur weil du jeden Tag auf diese Weise betest, glauben Sie genug Geld zusammen zu bekommen?« Der Daoist sprach: »Das ist ganz gewiss, aber Du bist noch zu jung, um dieses Prinzip zu begreifen.«

Achtzehn Jahre später hatte ich mit einem Mitstudenten in den Bergen zu tun, um für meine Forschung nach geologischen Begebenheiten und Minen zu suchen. An diesem Tag verliefen wir uns jedoch etwas und gerade als ein Gewitter aufkommen wollte, trafen wir einen Daoisten, der uns zu seinem fast fertigen Tempel führte, um Unterschlupf zu finden. Dabei stellte sich heraus, dass er der gleiche war, den ich als Kind getroffen hatte: Seinem Tempel fehlte nur noch die Goldlackierung der Heiligenstatuen, alles andere war so gut wie fertig. Dieses Wiedertreffen prägte mich tief, indem es mir zeigte, was ein Mensch alles erreichen kann, wenn er nur den Willen zur Ausdauer hat. Dies ist auch wichtig, wenn man andere Ziele erreichen will.

Gesunde Verhaltensweisen im Laufe des Lebens (nachhimmlische Faktoren)

1. *Körperliche Betätigung, Meditation für die Ruhe des Geistes.*
   Die Weisen des Altertums stellten bereits fest, das Wasser nicht faul wird, wenn es fließt und sich bewegt und die Würmer die Angeln einer Tür nicht befallen, da diese sich ständig bewegen. Auch der menschliche Körper folgt diesem Prinzip: Durch Bewegung bleibt der Stoffwechsel im ständigen Fluß. Ich stehe schon seit 50 Jahren morgens um 5:30 Uhr auf, und massiere mich nach den alten Gesundheitsregeln. Als ich noch jünger war nahm ich auch oft an Sportaktivitäten teil, um fit zu bleiben. Außerdem gehe ich seit 20 Jahren nach jeder Mahlzeit 500-600 Schritte spazieren, um in Bewegung zu bleiben. Auch im Alter habe ich nie damit aufgehört. Ich gehe jeden Tag nach den drei Mahlzeiten spazieren, begleitet von einer Krankenschwester. Die Übungen, die ich täglich mache, ist die daoistische Übung der Acht Brokate (*Ba Duan Jin*, zu Chens Variation siehe unten).
   Was die Ruhe des Geistes angeht, so habe ich auch während der Zeit, in der ich *General Jiang Kai-shek* als Sekretär diente, nie versucht mir große Gedanken um Macht oder eigene Vorteile zu machen und mich aus allen Kämpfen und Fehden herauszuhalten.

2. *Regelmäßige Ernährung und geregelter Tagesablauf*
   Essen und trinken in Maßen und sich an regelmäßige Routinen halten. Unsere Familie war weder reich noch arm. Mein zweiter Onkel beteiligte sich an der Xinhai-Revolution in Shanghai, und obwohl der Aufstand scheiterte, war die Familie nicht mehr arm. Dank der Arbeit meines Onkels in einer Bank, die zum Unterhalt der Familie beitrug, konnte ich meine Studien ohne Unterbrechung fortsetzen. So gelang es mir, mich regelmäßig zu ernähren und einen geregelten Tagesablauf einzuhalten.
   Die Alten sagten: »Drei Tage hintereinander aufzustehen, ist gleichbedeutend mit einem Tag Arbeit.« Nach meinem 70. Lebensjahr übte ich jeden Morgen von 6:30 bis 7:30 Kalligrafie und trank eine Tasse Vogelnestsuppe (*Yan Wo Tang*, Rezept siehe unten[285]) mit chinesischer Medizin.
3. *Mehr Obst und Gemüse und weniger Fleisch essen.*
   Meine Großmutter war Vegetarierin, und das tägliche Essensbudget der Familie betrug nur wenige Yuan und reichte für zwei vegetarische Gerichte und zwei Fleischgerichte. Ich habe immer viel Wert auf Gemüse gelegt. Dennoch habe ich es nie abgelehnt, Fleisch zu essen wenn mir z. B. meine Verwandten einen Enten- oder Hühnerkopf auf den Teller legten (eine höfliche Geste der Verwandten, da dieser als nährend für die geistige Kraft gilt). Auch diese Art von Toleranz ist einem langen Leben förderlich.
4. *»Iss nur, wenn das Essen vollständig durchgegart ist, und trinke nur, wenn das Wasser gekocht hat«.*
   Der Verzehr von rohem Rindfleisch und Meeresfrüchten ist für die Menschen zur Gewohnheit geworden. Sie denken, dass es gut schmeckt, und stellen keine Fragen. Ich glaube, dass dies der Grund dafür sein könnte, dass es immer mehr Fälle von Krebs gibt. Die Alten sagten: »Krankheit kommt durch den Mund.«
   Ich habe auf dem Weltärztekongress auf den Philippinen einen Artikel mit dem Titel »Eine neue Theorie über die Ursachen von Krebs« veröffentlicht. Leider nimmt die medizinische Gemeinschaft der Welt dies nicht ernst, aber ich glaube, dass diese Idee die Richtung der Krebsbehandlung in der Zukunft sein wird. Ich habe jedenfalls niemals die Regel gebrochen, nur abgekochtes Wasser zu trinken, und nur erhitzte Nahrung zu mir zu nehmen.
5. *Man halte seinen Kopf kühl und die Füße warm.*
   Ein älterer Amerikaner wurde 120 Jahre alt. Seinem Sohn schließlich sagte er, dieser könne alle Aufzeichnungen seines »Geheimrezeptes« an einen

285 https://de.wikipedia.org/wiki/Schwalbennestersuppe

Verlag weitergeben. Doch nach dem Kauf des »geheimen Rezeptbuches« stellte sich heraus, dass nur 2 Sätze drinstanden, nämlich: Erstens der Kopf sollte immer kühl bleiben und zweitens die Füße sollten immer warm bleiben. Dies ist der gleiche Grund, warum ältere Menschen in China ihre Füße vor dem Schlafengehen mit heißem Wasser waschen und nie einen Hut tragen, es sei denn, es ist extrem kalt. Ich glaube an diese Argumentation und habe diese Gewohnheit beibehalten.

6. *Der Genügsame erfreut sich des Lebens und der Wunschlose ist zufrieden.*
   Die Alten sagten: »Es ist schwierig, in den Himmel aufzusteigen, aber es ist noch schwieriger, Hilfe von anderen zu suchen.« Daher ist es am besten, selbstständig zu sein und sich weiterzubilden, fleißig und sachkundig zu sein und andere zu unterrichten, damit man andere nicht um etwas bitten muss. Mit anderen Worten: »Wenn man nicht um Hilfe von anderen bittet, ist der eigene Charakter sich selbst genügend.« Es besteht keine Notwendigkeit, andere um Hilfe zu bitten, daher heißt es: »Bescheidenheit macht den Geist klar.«
   Wenn man um Hilfe bittet, liegt das Ergebnis in den Händen anderer, nicht in den eigenen. Wer sich durch eigene Leistungen auf sich selber verlassen kann, ist nicht in Freude und Enttäuschung auf andere angewiesen. Doch dazu bedarf es auch einer Genügsamkeit an dem, was man bisher erreicht hat. Sonst machen einen Erfolg und Misserfolg und daher auch die eigenen Gefühle immer von anderen abhängig, und das Herz findet keine Ruhe.
7. *Man reduziere alltägliche Aufgaben und suche die Ruhe*
   Ich habe dem Land und der Gesellschaft 75 Jahre lang gedient und viele Menschen kennengelernt. Wenn ich mich nicht in Bezug auf Etikette disziplinieren kann, werde ich den ganzen Tag damit beschäftigt sein, für andere Leute herumzurennen, und meine Gesundheit wird definitiv darunter leiden. Daher habe ich seit meinem 80. Geburtstag rundheraus abgelehnt, an Hochzeiten, Festreden, Geburtstagen und anderen Feierlichkeiten als Redner oder aktiver Teilnehmer mitzuwirken. Dieses Prinzip habe ich aufgestellt und auch bei engsten Verwandten nicht gebrochen, was einem älteren Menschen daher eine Menge unnötiger Anstrengungen erspart.
8. *Glückliche Umstände durch die ich Katastrophen und Gefahren entging*
   Letztlich ist auch das Glück am langen Leben ein Faktor: Ich habe mehrmals unter Lebensgefahr gestanden. In den Konfuzianischen Klassikern heißt es: »Leben oder Tod, Reichtum oder Armut sind oft schicksalsbestimmt.«
   Alle meine Bedrohungen fanden während meiner Arbeit statt und irgendwie

hatte ich auch immer eine Vorahnung. Man mag dies sowohl den guten Taten seiner Vorfahren zuschreiben, oder aber schlicht für schicksalsbestimmt halten. Wie dem auch seie, auch diese Umstände ließen mich die Hundert erreichen.

Mein Körper ist nicht besonders stark, so dass ich seit dem 58. Lebensjahr Diabetiker bin und allerhand Operationen wegen Gallen- und Blasensteinen über mich ergehen lassen musste. Obwohl das Schicksal sicher auch eine Rolle spielt, glaube ich dennoch, dass auch Schonen vor unnötiger Verausgabung ebenfalls zu meinem hohen Lebensalter beigetragen hat, was wieder zeigt das man auch selbst etwas hierzu beitragen kann.
Aber wenn man sich an die oben genannten Grundsätze hält, kann man 100 Jahre alt werden. Das Schicksal liegt also auch in der menschlichen Hand.

Hier weitere Tipps aus seinem Buch: *Acht Brokate-Übung im Sitzen (Ba Duan Jin)* nach Chen Li-Fu

1. Kopf

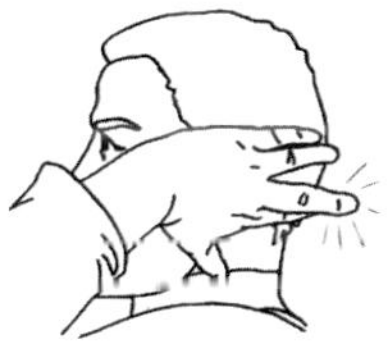

Hundertmal mit beiden Handflächen die Ohren abdecken (*Lao Gong Punkt*) und mit dem Zeigefinger über den Mittelfinger hinter den Ohren gegen den Hinterkopf schnipsen (bekannt als »die himmlische Trommel schlagen«). Hierbei sollten die *Lao Gong Punkte* der Handflächen auf den Ohrlöchern zum Liegen kommen.
Mit beiden Händen mit Zeige- und Mittelfinger die Schläfe 36-mal am Extraleitbahnen-Punkt *Tai Yang* massieren.

2. Augen und Sicht

Mit beiden Händen die Handflächen warm reiben und die Handflächen auf die (nicht ganz geschlossenen) Augen legen. Die Augen im und gegen den Uhrzeiger zwölfmal hin- und herrollen.

3. Ohren und Hinterkopf

Mit den Handflächen die Ohren abdecken und die Finger auf den Hinterkopf legen. Dann 36 mal mit dem Zeigefinger über den Mittelfinger schnalzen, um ein Klopfgeräusch im Kopf zu erzeugen.

4. Nase und Gesicht
Mit den beiden Zeigefingern je links und rechts des Nasenrückens hoch- und herunterreiben (die Punkte vom Augeninnenwinkel über Extrapunkte Shang Yin Xiang bis Yin Xiang)
5. Brust und Bauch
Mit der rechten Hand gleichzeitig die rechte Brust und mit der linken Band den Bauch kreisend massieren, dann die linke Hand nach oben wechseln und die rechte am Bauch massieren.

6. Kreuz und Rücken
Mit den beiden Handflächen im Bereich der Nieren 36-mal hoch und herunterreiben.
7. Beine und Füße
Mit beiden Händen die Ober- und Unterschenkel 36-mal massieren, dann mit der linken Hand die rechte Fußsohle reiben und mit der rechten Hand die linke Fußsohle, ebenfalls hundertmal.
8. Hoden und Penis
Mit beiden Handkanten links und rechts der Hoden und mit den Handflächen den Penis reiben. Beides ebenfalls 36-mal.

Anmerkung: Die acht Brokate-Übung gibt es (leider) in sehr vielen Variationen[286]. Leider darf jeder Hin-Zi und Kun-Zi eine eigene Variation online stellen, da der Originaltext nicht mehr existiert.

Der Legende nach wurde *Ba Duan Jin* von *Yue Fei* im 12. Jahrhundert entwickelt. Ähnliche Fitnessmethoden wurden auch in daoistischen Gesundheitsbüchern aus der Song-Dynastie wie Zeng Yans *Dao Shu* (Kunst des Dao) erwähnt. Die stehende Version, wie sie heute überliefert ist, stammt erst aus der letzten Dynastie Chinas[287]. Der Autor ist jedoch unbekannt. Die heute meist im Internet zu sehende Version wurde 1996 neu konzipiert.

286 https://de.wikipedia.org/wiki/Ba_Duan_Jin Eine andere, vermutlich ältere Version findet sich bei Li Qing-Yun, der im nächsten Kapitel beschrieben wird.

287 Eine ganz nette, aber moderne Shaolin-Version mit im Schnee-Stehen findet man hier (wegen der Kälteinduzierten Hypertonie vielleicht nicht unbedingt für ältere Semester zu empfehlen): https://www.youtube.com/watch?v=UpN3AcXLSSk&ab_channel=ShiHengYiOnline

Das *neue Ba Duan Jin* hat die Namen der Übungen vereinfacht, die Bewegungsspanne erhöht und die Trainingsbelastung reduziert. Das tiefe Einatmen und lange Ausatmen stehen bewusst im Mittelpunkt der Übungen. Dadurch kommt es zur Verbesserung der Sauerstoffversorgung. Die Beine und die inneren Organe, insbesondere die Nieren, werden gestärkt, die Gehirnfunktion wird aktiviert.

Es wird also heute in China eher als Altherrengymnastik aufgeführt. Eine sehr authentische sitzende Form, wie die von Chen und dem im nächsten Abschnitt vorgestellten *»Unsterblichen« Li Qing-Yun* (dessen Buch *Chen Li-Fu* ebenfalls kannte), wird vom bekannten taiwanesisch-amerikanischen Kong-Fu Meister *Dr. Yang Jwing Ming* auf You Tube wiedergegeben[288]. Sie folgt daher ausführlich im nächsten Abschnitt.

Kochrezepte aus Chens Buch

1. Mu Er Tang

Zutaten: Ein halber Kopf großer Sellerie

Nach dem Einweichen die Menge einer Reisschale voll schwarzer Mu-Er Pilze (Judasohren aus dem Asia-Laden)

2. Yan Wo Tang

Nach dem Einweichen die Menge einer Reisschale voll Shitake Pilze (chin. *Xiang Gu*)

Etwa 60g *Shan Zha* (*Fructus Crategi*, chin. Weißdornfrüchte), *Dan Shen* (*Radix Salvia Milthiorrhiza*) und *Huang Qi* (*Radix Astragali*), alle jeweils 60g

Alles zusammen in den Gemüsemixer geben zum Zerkleinern.

Dann im Kochtopf garkochen und nach dem Abkühlen in den Kühlschrank geben.

Jeden Morgen einen Teil der Suppe zusammen mit Schwalbennestern (Yan Wo[289]) kochen und trinken.

288 https://www.youtube.com/watch?v=QzLL6uJonOs&ab_channel=YMAAPublicationCenter

289 https://en.wikipedia.org/wiki/Edible_bird%27s_nest

Li Qing-Yun: Zwei mal 100 Jahre?

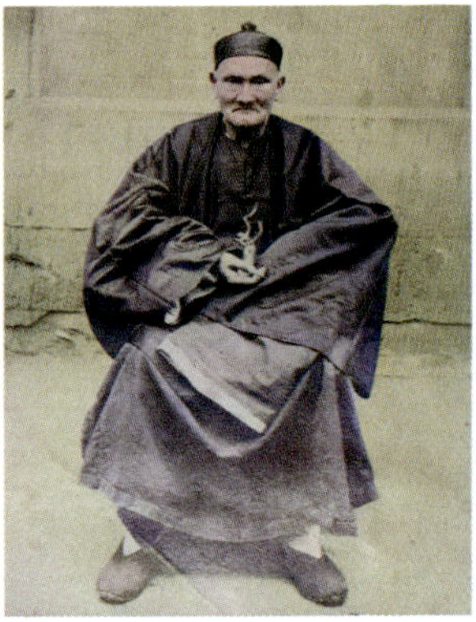

Der »Unsterbliche« (李清雲) aus Yunnan,[290] geboren 1677 oder 1736, gestorben am 6. Mai 1933, also je nach dem wurde er 256 oder halt »nur« 197 Jahre alt.

Während *Li Ching-Yun* selbst behauptete, 1736 geboren zu sein, behauptete *Wu Chung-chieh*, Professor an der Universität Chengdu, dass Li 1677 geboren wurde.

Laut einem Artikel der New York Times aus dem Jahr 1930 entdeckte Professor Wu nämlich Aufzeichnungen der kaiserlich-chinesischen Regierung aus dem Jahr 1827, in denen man Li zu seinem 150. Geburtstag gratulierte, und weitere Dokumente, die ihm später zu seinem 200. Geburtstag im Jahr 1877 gratulierten.

Zusammengefasst waren seine Ratschläge für ein langes Leben:

Behalte immer ein ruhiges Herz, wie auch schon Chen Li-Fu empfahl.*

1. Schlafe wie ein Reh
2. Laufe wie ein Kranich
3. Sitze wie eine Schildkröte

* Beide machten täglich die acht Brokate-Übung, welche auch einen meditativen Teil enthält.

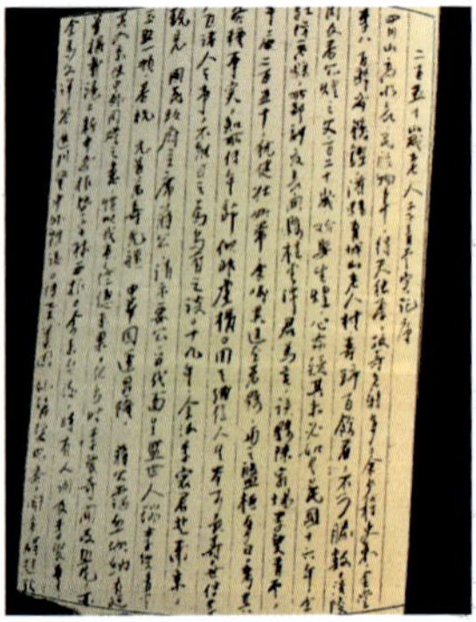

Diese drei Tiere stehen im Daoismus für ein langes Leben. Sie symbolisieren die »Drei Schätze«: Das Reh steht für die Essenz (Jing), der Kranich für die Energie (Qi) und die Schildkröte für den Geist (Shen).

Daher folgen später Übungen für den Schlaf, Atmen beim Laufen wie ein Kranich, und die Sitzübungen des Schildkröten Qi-Gong.

290 https://de.wikipedia.org/wiki/Li_Ching-Yuen, auch李慶遠 Li Qing-Yuan, alias Li Qing-Yun

Ba Duan Jin (Acht Brokate sitzend) nach Li Qing-Yun

Die *Ba Gua*, also die Trigramme des *Yi-Jing* (Buch der Wandlungen) existieren vermutlich mehrere tausend Jahre. Die damit verbundene Kampfkunst *Ba Gua Zhang*[291] (Trigramm Kampfstil) ist dagegen erst einige hundert Jahre alt. Dennoch lässt sich annehmen, dass *Li Qing-Yuns* Lehrer die Übungen »*Methoden Ba Gua Zhang*« kannte. Zumindest ist sicher, dass diese übereinstimmen und Li wohl die erste Person war, die eine Korrelation zwischen ihnen aufzeigte und behauptete, dass die *Ba Duan Jin*, also die Acht Brokate tatsächlich als Übungen der acht Diagramme bezeichnet werden können.

Theoretischer Abschnitt (kann für Interessierte an der Praxis übersprungen werden)

Wenn wir nun die acht Trigramme des Yi-Jing in der sogenannten vorhimmlichen (= alten) Reihenfolge anordnen, finden wir dort tatsächlich folgende Entsprechungen zur Praxis der acht Brokate:

☰ **Himmel** (Qian), Süden, die Hohlraum der hundert Versammlungen (Bai Hui, Kopfoberseite), entspricht dem ersten Brokat, der himmlischen Trommel.

☳ **Donner** (Zhen), Nordosten, die Stelle des Qi-Ozeans (Qi Hai, Unterbauch), entspricht dem zweiten Brokat, dem Drehen der himmlischen Säule.

☱ **See** (Dui), Südosten, die Stelle des geheimnisvollen Durchgangs (Xuan Guan, zwischen den Augen), entspricht dem dritten Brokat, »Der rote Drache bewegt das Meer.«

☵ **Wasser** (Kan), Westen, die Höhlung des Doppelpasses (Shuang Guan, Mitte des Rückens), entspricht dem vierten Brokat, Reiben des Nierenhofes.

☲ **Feuer** (Li), Osten, die Höhlung des hellen Palastes (Qiang Gung, Solarplexus), entspricht dem fünften Brokat, der »Kurbel«.

291 https://de.wikipedia.org/wiki/Baguazhang

☴ **Wind** (Xun), Südwest, die Jade-Kissen-Höhle (Yu Zhen, Hinterkopf), entspricht dem sechsten Brokat, dem Feuerrad des Nabels.

☶ **Berg** (Gen), Nordwest, die Tore des Lebens-Höhle (Qing Men, Nierenbereich), entspricht dem siebten Brokat, dem Pfeiler des Himmels.

☷ **Erde** (Kun), Nord, die Rückkehrende Yin-Höhle (Hui Yin, Perineumbereich), entspricht dem achten Brokat, dem Greifen von *Yong Quan* und *Lao Gong*.

Im Einzelnen wird dazu im Buch von *General Yang Sen*[292], der daoistischer Schüler von *Li Qing-Yun* wurde, von Seite 124-132 (Kapitel Xing Dong Zhi Fa, Übungsmethoden) die folgenden Methoden beschrieben und von mir kommentiert:

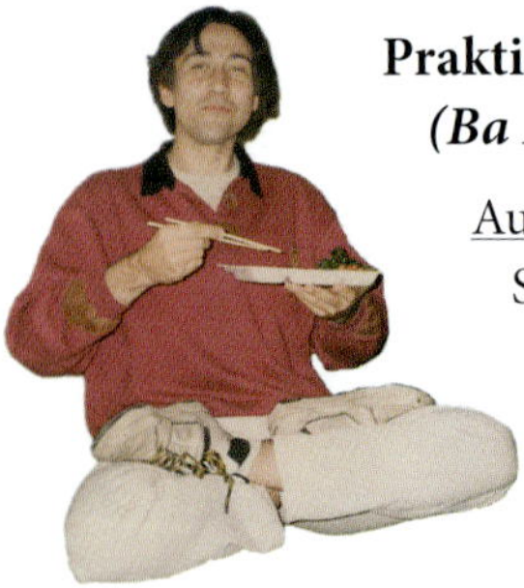

Praktischer Teil einer Form der *Acht Brokate (Ba Duan Jin)*

<u>Augen schließen und Geist beruhigen</u>

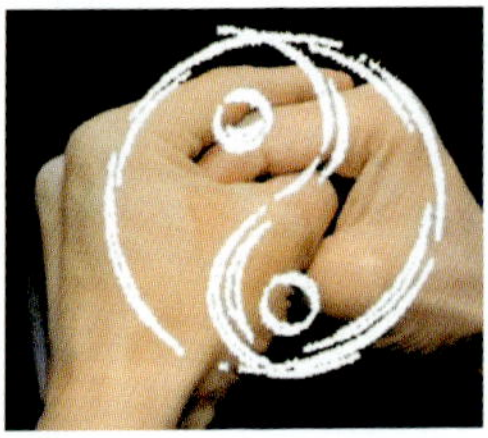

Setzen Sie sich im Schneidersitz hin (oder, wer das kann, im Lotossitz) und schließen Sie die Augen. Legen Sie die Hände zusammen, entweder mit dem Yin-Yang-Knoten[293] (oben) oder mit »Wo Gu«, dem Milz-Mudra[294] (unten) mit dem Daumen an der Ringfingerwurzel liegend. Wenn Sie die Hände lieber ineinanderlegen, lassen Sie diese im

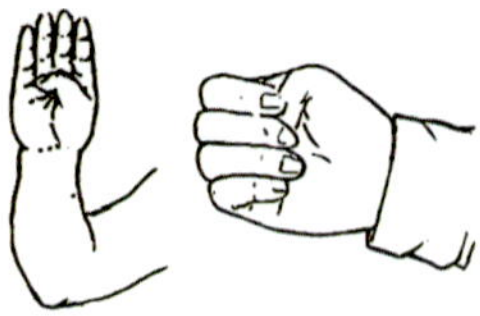

292 楊森 (1884 – 1977) 一个250岁长寿老人的真实记载, *Chinese and Foreign Literature Storehouse*, Taipei, Taiwan. Meine Übersetzung hier ist gekürzt, wird aber in einem Buch über daoistische Methoden komplett sein

293 Auch Tai-Ji-Knoten, im Daoismus ›Drachen und Tiger Hand‹ genannt

294 Weil Kinder oft mit dieser Handstellung auf die Welt kommen, wird dieses Mudra in Indien das erste (=Adi) Mudra genannt. Mudras sind bestimmte Handstellungen im Yoga.

Schoß ruhen. Wenn Sie die Wirbelsäule dabei gerade halten können, legen Sie besser jede Hand auf ein Knie.[295]
Bringen Sie Ihre Gedanken zur Ruhe, in dem Sie sich vorstellen, in einem leeren Theater in der letzten Reihe zu sitzen und unbeteiligt beobachten, wie Ihre Gedanken auf die Bühne kommen und gehen. Lehnen Sie sich geistig zurück und bleiben Sie unbeteiligt am Treiben der Gedanken auf der Bühne. Wenn Sie möchten, können Sie sich nach einiger Zeit auch eine leere Bühne vorstellen.[296]
Wenn Sie etwas zur Ruhe gekommen sind, atmen Sie 24-mal tief und natürlich ein und aus. Sie können dabei beobachten, wie die Luft an den Rändern der Nasenlöcher ein- und ausgeht oder wie sich Brust und Bauch heben und senken.

Danach lassen Sie Ihre Zähne **mit geschlossenem Mund** 36-mal mit einem Klackern zusammenschlagen. Das muss weder schnell noch mit großer Kraft geschehen. Diese Übung kann die Zahnwurzeln und die Stabilität der Zähne verbessern, in einer Zeit, wo unsere Nahrungsmittel immer weicher und das Kauen immer weniger wird.[297]
Dies soll aber langsam und leicht geschehen, ansonsten können solch' ungestümen Übertreibern wie mir selbst auch mal ein Stückchen Zahn abbrechen.

Die himmlische Trommel schlagen

Als nächstes legt man die Hände über die Ohren, so dass der Mittelfinger in der Mulde unterhalb des Schädelknochens (=Hinterhauptbein) zum Liegen kommt. Der Punkt *Lao-Gong*, also die Mitte der Hand-

295 Eigentlich mit den Knocheln nach oben, aber da es sich bei den Übenden um ältere Menschen handelt, ist hier eine strikte Beachtung der Regeln, wie sitzen im Lotossitz oder Ähnliches eher zweitrangig.

296 Die Idee mit dem Theater kam mir in einem Vipassana-Retreat und kann auch dahingehend erweitert, dass der Vorhang fällt, und das Theater das Licht ausschaltet. Im Original heißt es bei in den daoistische Quellen und bei *Li Qing-Yun*: 闭目冥心坐。Bi Mu (= schließen Augen), Ming Xin (dämpfe den Geist), Zuo (Sitzen). Hierbei bedeutet 冥 Ming als Verb ursprünglich ›abdunkeln‹. Es besteht aus zwei Händen, welche ein Licht halten, über das ein Tuch gebreitet ist. Natürlich nichts für Menschen mit Ängsten vor der Dunkelheit, daher optional.

297 https://journals.plos.org/plosone/article?id=10.1371/journal.pone.0062263 »Use it or loose it!« Die Studie bestätigt die Idee, dass die härtere Nahrung tatsächlich schonender für die Zähne war und möglicherweise sogar die Art und Weise beeinflusst hat, wie sich die menschlichen Zähne entwickelt und in den letzten zwei Jahrhunderten verschlechtert haben. Siehe auch: https://queenofdentalhygiene.net/2020/11/chew-on-this-the-art-of-proper-eating/

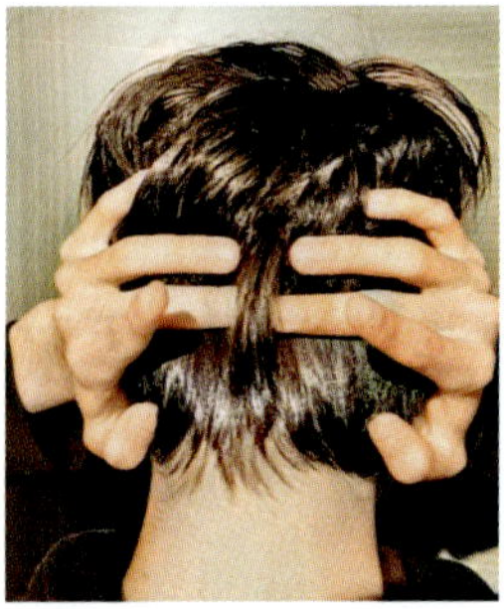

fläche liegt etwa auf den Ohrlöchern.[298] Die Hügel des *Os Occipitalis*, also des Hinterhauptbeines werden metaphorisch mit dem chinesischen Kun Lun Gebirge bezeichnet. Die Mittelfinger kommen in den Mulden darunter zum Liegen und die Zeigefinger werden zum Schnipsen auf die Mittelfinger gelegt. Öffnen Sie nun die Augen und atmen Sie neunmal ein und aus. »Schlagen Sie die himmlische Trommel«, indem Sie mit dem Zeigefinger jeweils 24-mal zugleich oder abwechselnd (= 48-mal) darauf schnalzen oder schnipsen. Konzentrieren Sie dabei sich auf das Geräusch im Inneren des Kopfes.

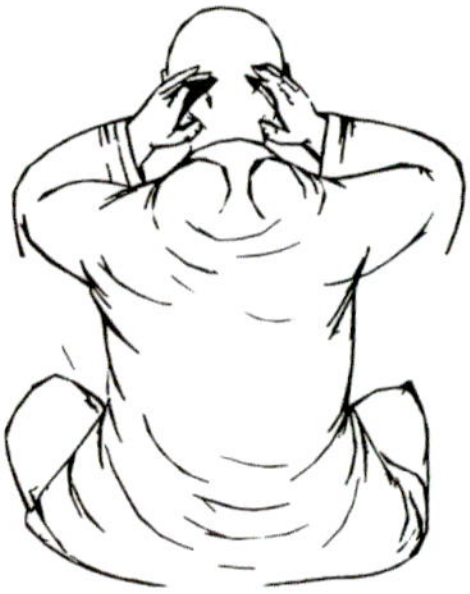

Man könnte hier als Erfolg der täglichen Übung eine verbesserte Durchblutung des Innenohrs und somit des Gleichgewichts- und Hörsinnes annehmen. Auch gegen den altersbedingten Tinnitus (tiefer Ton) soll diese Methode helfen.

Die himmlische Säule drehen

So einfach diese Übung ist, so oft wird sie im Internet falsch dargestellt[299]. Ich hatte das Glück, sie von einem authentischen Meister zu lernen, der sie mündlich und praktisch überliefert bekam. Die »Himmelssäule« (天柱)bedeutet die Wirbelsäule, sie soll hierbei in beide Richtungen gedehnt und gelockert werden, was Rückenschmerzen vorbeugen und manchmal auch behandeln kann.

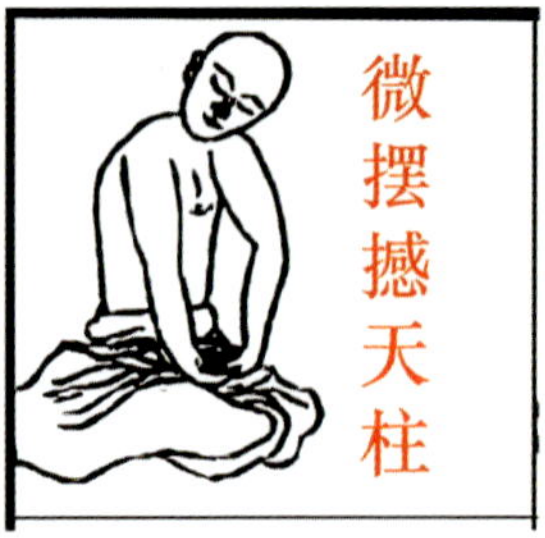

298 In anderen Versionen werden die Finger ineinander gefaltet, so dass der Handballen auf dem Ohrloch zum Liegen kommt.

299 In vielen Bildern im Internet scheinen hübsch angezogene männliche und weibliche Models mit den Händen auf dem Knie kopfdrehend zu posieren, aber ob der Sinn verstanden wurde, wage ich zu bezweifeln.

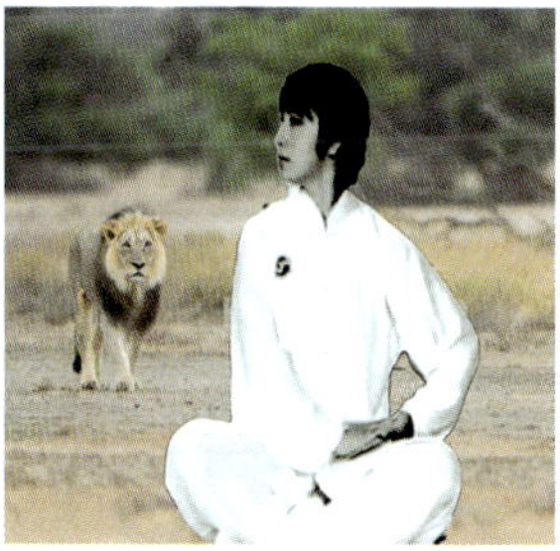

Der Unterkörper ruht jetzt fest auf dem Boden oder Kissen und wenn wir uns nach links oder rechts drehen, als wollten wir hinter uns schauen, muss sich die Wirbelsäule zwar drehen, aber wir helfen mit dem Oberkörper nach: Indem wir beim Drehen nach **links,** unsere beiden Hände ans linke Knie legen und daran mehrfach ziehen, als wollten wir diese **nach rechts** bewegen. Dies sollte jeweils nach dem kompletten Ausatmen geschehen, damit sich die Wirbelsäule solcherart noch weiterbewegen lässt, als ohne diese Hilfe.

Manchmal knackt ein Wirbelgelenk, meist der Lendenwirbelsäule, aber keine Angst: Das sind die gleichen Geräusche wie beim in die Knie gehen oder »Fingerknacken«[300]. Im Idealfall kann man die »Himmelssäule« weit genug um die eigene Achse drehen um – sogar ohne aufzustehen – hinter sich schauen zu können, falls es dort etwas zu sehen gibt (Pandabären, zum Beispiel, oder Löwen).

Schauen Sie dabei zwölfmal nach links und dann zwölfmal nach rechts. Insgesamt wird die Beweglichkeit der Wirbelsäule täglich etwas besser.

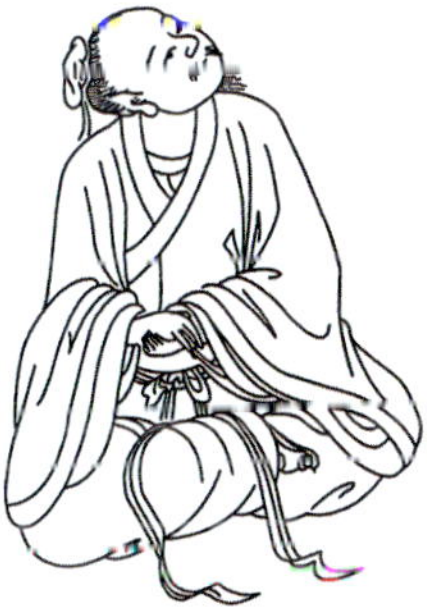

Achtung: In einigen Manualen legt der Übende die Hände auf das Knie gegenüber der Seite, in die er sich dreht, wie der Löwentyp (oben).

Ich habe es so beschrieben, wie es der glatzköpfige buddhistische Mönch (Bild vorherige Seite unten) macht, nämlich die Hände auf die gleiche Seite – und der Daoist (links) scheint seine Hände eher mittig zu halten. Was stimmt denn nun?

Man muss es ausprobieren, ob man im Sitzen die Wirbelsäule besser drehen kann, wenn man die Hände auf das gleiche Knie der Drehrichtung legt, oder auf die gegenüberliegende Seite. Hauptsache man dehnt den Körper, um jung zu bleiben.

300 https://de.wikipedia.org/wiki/Fingerknacken: Hierbei entsteht also keine Abnutzung oder Schaden. Im Gegenteil, ich empfinde es immer als befreiend, wenn ein solches Knacken zeigt, dass der Wirbel sich entspannt hat.

Der rote Drache bewegt das Meer

Da es bei Schlaganfällen oft zu Schluckstörungen der Patienten kommt, ist ein Üben des »Roten-Drachen-Tanzes« sowohl zur Prävention als auch als Therapie bei Apoplexie-bedingtem häufigen Verschlucken geeignet. Diese Übung kann man kaum verkehrt machen:

Schließen Sie die Augen wieder und legen Sie die Hände wie zu Anfang auf die Knie. Als nächstes fährt der Übende mit der Zunge in einem Kreis entlang des Zahnfleisches, also hinter den Lippen aber vor den Zähnen beginnend von links nach rechts (im Uhrzeigersinn) entlang des äußeren Kiefers 12- oder 18-mal und dann von rechts nach links (gegen den Uhrzeigersinn) ebenfalls 12 oder 18-mal. Es ist wichtig, diese Zungenübung langsam zu üben und in jede Richtung zu rotieren.

Sie stärkt die Zungenmuskulatur, wodurch nicht nur älteren Patienten beim Sprechen und Schlucken profitieren, sondern vitale jeden Alters können die Sensibilität, Kraft und Präzision ihrer Zunge durch die Übung verbessern, wie es dann auch oralen Sexualpraktiken wie Cunnilingus und Fellatio zugutekommt.

Die Zunge wird in China auch als »Roter Drache« bezeichnet. Sie wird vom 9. Hirnnerv, dem *Nervus glossopharyngeus* und dem 12. Hirnnerv, dem *Nervus Hypoglossus* innerviert und sie gibt auch geschmackliche Daten über den 7. Hirnnerv, dem Fazialisnerv an das Gehirn weiter. Somit kommt einer Stimulation der Zunge eine wichtige Aufgabe für das Nervensystem zu.

Gurgeln und Spülen für 36 Mal[301]

Nach Abschluss der Zungenrotationen sollte der Mund voller Speichel sein.

Als Nächstes wird der Übende den Speichel 36-mal im Mund im und gegen den Uhrzeigersinn bewegen. Beim »Hin- und Herbewegen« des Speichels ist es wichtig, die Zunge sanft gegen den hinteren Teil der Vorderzähne zu reiben.

301 In manchen Systemen genügt 12- oder 18-mal, z.B. bei Mantak Chia.

Dann wird der Speichel in drei Portionen aufgeteilt und jede Portion mit einer kleinen Schluckbewegung geschluckt. Hierbei stellt man sich vor, wie der Speichel Energie bis tief hinunter in den Bauch bringt (unterer Dantian). Das war es auch schon.

Speichel ist ein Schlüsselelement in der daoistischen Meditation und inneren Alchemie. Das Schlucken von Speichel ist Teil praktisch jeder daoistischen Übung, einschließlich vieler Formen des *Nei Gong*. Daher wird Speichel in verschiedenen daoistischen Texten mit vielen Namen bezeichnet wie z.B. Jade Tau oder himmlicher Tau (*Yu Lu, Tian Lu*), Heiliger Saft (*Ling Zhi*) aber auch goldener Saft (*Jin Ye*).
In Chinesischen Medizin wird die Flüssigkeit des Mundes in *Tuo* und *Xian* unterschieden: Der dünnflüssige Anteil der im Mund gebildeten Körperflüssigkeiten *Xian* (Speichel) wird nach der TCM-Theorie als Flüssigkeit der Milz zugeordnet, dagegen wird *Tuo* (Spucke), der dickflüssige Anteil, als Flüssigkeit der Niere zugeordnet.
Die Produktion unterscheidet sich zwar tatsächlich, indem Spucke in den Unterzungendrüsen und Speichel in den anderen Speicheldrüsen gebildet wird, jedoch enthalten beide Enzyme wie Ptyalin und Hormone wie Parotin, welche die Verdauung unterstützen und Krankheiten vorbeugen.
Hierzu gibt es eine Anekdote gibt es vom Ernährungswissenschaftler *Lino Stanchich*, welcher die erstaunliche Geschichte seines Vaters erzählt, der in ein Konzentrationslager in Deutschland gebracht worden war. Sein Vater war ständig hungrig und fror. Zum Frühstück gab es nur eine Scheibe Brot und Kaffee, mittags und abends Suppe. Sein Vater fand heraus, dass er durch das mehrfache Kauen von Nahrung und einspeicheln von Wasser mehr Energie hatte. Er teilte seine Entdeckung mit zwei anderen Gefangenen und alle drei fühlten sich wärmer und energiegeladener, nachdem sie ihr Essen und Wasser bis zu 150-mal gekaut hatten, bevor sie es hinunterschluckten. Am Ende überlebten den Hunger nur diese drei Insassen.[302]

302 *Power Eating Program: You Are How You Eat,* by Lino Stanchich. Asheville, NC: Healthy Products Inc. 1989, pp.3-4.

Zu dieser einfachen Übung empfiehlt Li übrigens eine Erweiterung der vier Zusätze:

a. Man soll die Hände zum Yin-Yang-Knoten (wie oben) falten.
b. Wenn möglich, sollte man bei jedem Einatmen die Muskeln im Perineum anspannen, als wollte man Urin einhalten.
c. Die Zunge sollte bei fast allen Übungen hinter den Zähnen am Gaumen liegen, ohne diese zu berühren.
d. Fortgeschrittene können bei geschlossenen Augen nach oben schauen, als wollten sie etwas am Scheitel anschauen.

Reibe den Nierenhof

Halten Sie die Augen geschlossen, halten Sie den Atem an für etwa 12 Herzschläge oder atmen Sie ein und danach langsam wieder aus bis der Atem verbraucht ist. Danach reibt man die Hände, bis sie heiß sind. Die warmen Handflächen reiben anschließend in kreisenden Bewegungen 48-mal über den Nierenbereich, am unteren Rücken, links und rechts vom Akupunkturpunkt *Ming Men* (Tor des Lebens).

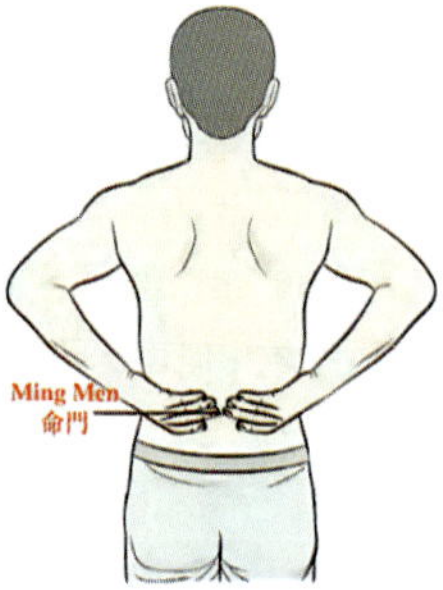

Atmen Sie einen Atemzug vollständig aus – halten Sie den Atem für zwei Herzschläge an und atmen Sie über zwölf Herzschläge aus. Spüren Sie, wie sich die Wärme im Rücken ausbreitet und stellen Sie sich zugleich auch Wärme so vor, dass sie auch nach vorne in den ganzen Bauch ausstrahlt, besonders unter dem Bauchnabel.

Die »Kurbel« nach links und rechts

Mit der Kurbel kommt nun wieder eine kontroverse Version ins Spiel. Während die stehenden acht Brokate die Übung »auf dem Pferd sitzen und mit dem Bogen Geier schießen« machen, welche ich selbst ebenfalls so gelernt habe, ist die hier nun folgende Version von Li weitaus seltener zu finden. Sie konzentriert sich mehr auf das Schultergelenk:

Der zweithäufigste Schmerzort nach der LWS ist der obere Rücken an der Brustwirbelsäule, oft zwischen den Schulterblättern. Diese sitzende

Form sieht die Mobilisierung der Schultern und Schulterblätter vor. Man kann hierbei die unbewegliche Hand als Faust hinter den Rücken halten oder auch auf das Knie legen. Dann dreht man den Oberkörper zur Seite und macht mit dem aktiven Arm 90° zur Seite gedreht, große kreisende Bewegungen als würde man seitlich von sich eine große Kurbel drehen oder eine große Fensterscheibe sich mit einem Lappen rund wischen.
Diese Bewegung 36-mal: 18-mal gegen den Uhrzeigersinn und 18-mal im Uhrzeigersinn auf der einen Seite. Dann nochmals das Gleiche auf der anderen Seite (18/18), also insgesamt 72-mal.
Wichtig ist hier vor allem, dass das Schultergelenk gleichmäßig runde Bewegungen macht. So manch ein Rechtshänder wird hier bereits feststellen, dass sich der rechte Arm schon weniger gut bewegen lässt als der linke. Höchste Zeit zum Üben!
Während es in den meisten Formen des *Ba Duan Jin* nicht vorgesehen ist, folgt laut den Anweisungen von *Li Qing-Yun* an dieser Stelle eine Anweisung zu Entspannung der Beine, denn gerade für Anfänger im höheren Lebensalter ist das lange Sitzen im Schneidersitz mit der Zeit schmerzhaft und anstrengend, vom einfachen oder doppelten Lotossitz gar nicht erst zu reden. Nach zwei Monaten üben schaffe ich immerhin wieder eine Stunde…

Pause für die Beine und das Feuerrad am Nabel

Jetzt falten Sie sich wieder auseinander, strecken also die Beine aus und klopfen sanft auf die Ober- und Unterschenkel, um das Blut und Qi wieder in Bewegung zu bringen.
Falls Sie die Acht Brokate auf dem Stuhl sitzend ausüben, wird diese Übung einfach ausgelassen. Sie kann aber auch jederzeit zwischen den einzelnen Abschnitten eingeschoben werden. Wenn Sie – wie ich – zum Zeitpunkt des Schreibens bereits auf die 70 zugehen, werden Sie feststellen, dass die Beine mit der Häufigkeit des Übens immer weniger müde und steif werden und die Übung irgendwann ganz weggelassen werden kann. Anschließend wird wieder die zuvor geübte Sitzposition eingenommen.

Man kann sich in dieser Zeit auf den Bauch in Höhe unterhalb des Nabels konzentrieren und in Gedanken beim Einatmen den Atem dorthin hinunterzuschicken. Wenn man bereits eine gewisse Wärme verspürt, ist es hilfreich, sich dort einen feurigen Kreis unter dem Nabel vorzustellen. Man kann sich eine Glut vorstellen, welche von jedem Atemzug wie von einem Blasebalg heller und heißer wird. Dieser Teil der Übung kann bei allen anderen ebenfalls zusätzlich verwendet werden.

Verschränkte Hände stützen den Pfeiler des Himmels

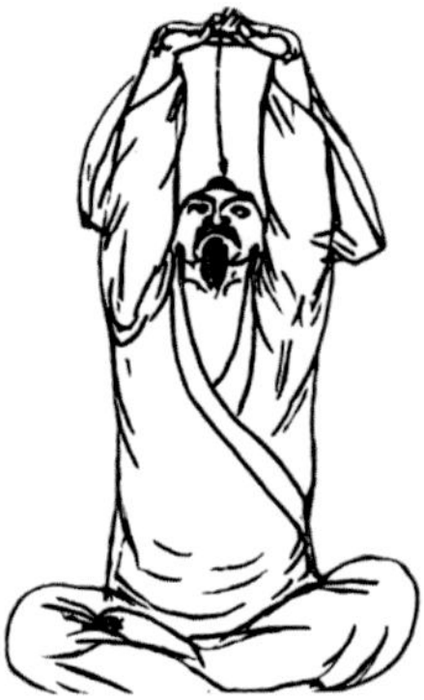

Während des Einatmens dreht man die in »Gebetshaltung«, mit verschränkten Fingern vor dem Bauch befindlichen Hände nach unten und dann nach außen, so dass die gestreckten Arme mit den verschränkten Händen schließlich am Ende des Atemzugs ein Dach über dem Kopf bilden. Die Augen folgen dabei den Händen beim nach oben gehen. Die Wirbelsäule wird auch nach oben gereckt.
Wenn Einatmung und Bewegung koordiniert sind, und die Hände sich über dem Kopf befinden, wird die Luft für zwölf Herzschläge (oder länger) angehalten und die Beckenbodenmuskulatur anspannen und halten und die Zunge zugleich an den Gaumen hinter die Zähne legen.
Das erste stimuliert den Du-Mai (Gouverneursgefäß) und das zweite verbindet die Gefäße Du-Mai mit Ren-Mai, in welchen das Qi hinten aufsteigt und vorne wieder absteigt.
Während des Ausatmens bewegen sich die Arme wieder nach unten und die Hände drehen sich wieder nach innen und landen wieder auf dem Schoß. Hierbei kann man sich vorstellen, wie das Qi durch den Ren-Mai wieder vorne im Körper absteigt. Wenn man vom Luft anhalten etwas außer Atem ist, so kann man wieder einige normale Atemzüge machen, bevor die Übung wiederholt wird. Insgesamt sollte sie neunmal gemacht werden.

Greifen von *Yong Quan* und *Lao Gong* (Handflächen und Fußsohlen)

Nachdem die Wirbelsäule nach oben gestreckt wurde, wird sie in dieser

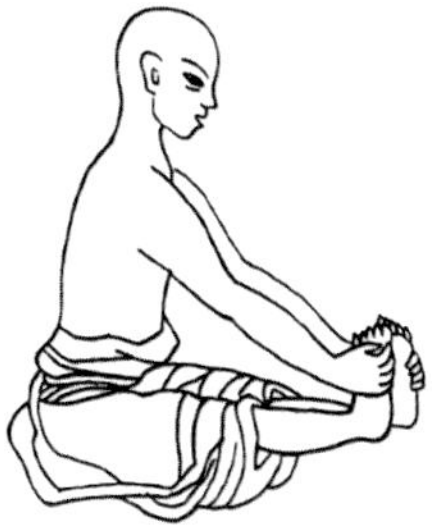

Übung nach vorne gedehnt: Hier zeigt sich, wie flexibel der Körper noch ist, da man die Sehnen der Beine und die ganze Wirbelsäule dehnt.

Wer es schafft, sich mit gestreckten Beinen an die Niere-1 Punkte (*Yong Quan*, ewige Quelle) zu fassen, hat entweder ein Ehlers-Danloss-Syndrom[303] der Überdehnbarkeit, übt Kundalini-Yoga, oder ist kein Anfänger.

Der alte Li zumindest hat bei dieser Übung die Beine nicht gestreckt, was man jemand aber nach über zweihundert Jahren zugestehen muss.

Auch alle, die diese Übung zum ersten Mal machen, dürfen die Knie anwinkeln, um mit den Händen an ihre Fußsohlen zu kommen. Tipp: Nach vorne wippend, erreichen wir eine allmähliche Dehnung unserer alten Knochen und Sehnen. Aber nicht mit Gewalt bitte, das geht schief, wie ich selbst herausgefunden habe.

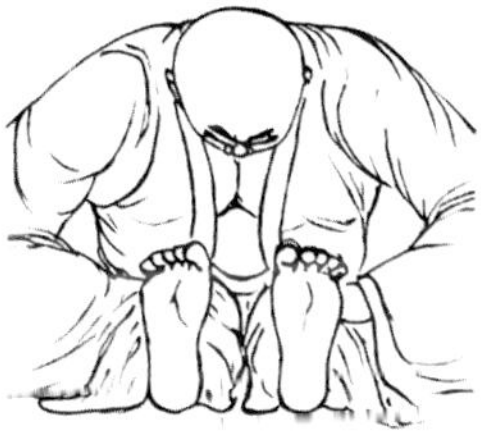

Anekdote zur Abschreckung:

Nachdem ich ja immer stolz war, noch mit 40 den doppelten Lotossitz zu können, sah ich im Zimmer meiner Schwiegereltern in Taiwan ein Time-Magazin liegen, auf der eine junge Frau auf den Handflächen »stehend« den Lotossitz zeigte, also ihre Arme noch zwischen die beim Lotossitz eng überkreuzten Beine passten und unter ihren Beinen wieder herauskamen. »Das kann ich auch«, flexte ich vor der ganzen Familie im vollen Wohnzimmer. Was für eine Challenge! (Heute würde ich sagen: Was für ein Idiot!)

Nun ist ja bereits beim doppelten Lotossitz nur wenig Platz im Spalt zwischen Ober- und Unterschenkel. Immerhin schaffte ich es noch, den einen Arm dazwischen zu quetschen, so dass er unter den gekreuzten Beinen wie-

303 https://de.wikipedia.org/wiki/Ehlers-Danlos-Syndrom

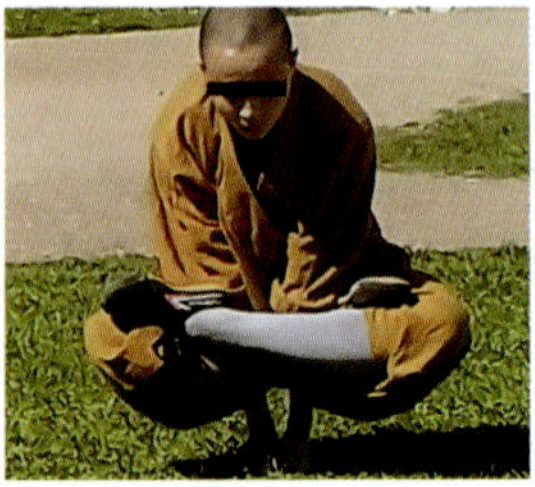

Die Arme müssen zwischen Ober und Unterschenkel auf den Boden! (Nachmachen wird dringend abgeraten...)

der herauskam. Für den zweiten allerdings musste ich Gewalt anwenden: Ich schob die Handfläche zwischen den Beinen hindurch, und versuchte dann mit Hebelkraft den dickeren Rest des Arms durchzustecken: Mind over Matter?

Bedauerlicherweise endete an dieser Stelle meine Karriere als Schlangenmensch im Zirkus mit einem lauten Knacken, leichtem Schmerz und einem betretenen Gesichtsausdruck meinerseits, der aber von lautem Gelächter der ganzen Familie begleitet wurde.

Bis heute finde ich keine Fotos im Internet, um zu zeigen, wie das korrekt aussieht. Vielleicht habe ich meine Kreuzbänder für ein Photoshop-Bild ruiniert? Zur Strafe bekam ich von meiner Frau das Blutstase-Dekokt *Zhe Shi Tu Bie Chong* (Hematit und Eupolyphaga Dekokt) direkt aus der Apotheke. Die muffig schmeckenden Kellerasseln schwammen immer oben beim Dekoktierten und lachten mich aus, weil ich unbedingt mit meiner Gelenkigkeit angeben wollte...

Korrekt ist es also (auch), mit angewinkelten Knien den Kopf nach vorne zu beugen und die Handflächen um die Fußsohlen zu legen.

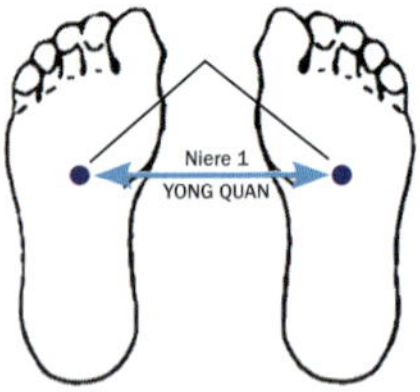

Massieren Sie die den Akupunkturpunkt *Ni 1 (Yong Quan)* 49-mal mit den Daumen in kreisenden Bewegungen. Er befindet sich am Fußballen. Wenn möglich, sollte man die Luft anhalten[304] und für 12 Herzschläge lang diese Massage durchführen.

304 Sicher fragt man sich: Immer wieder Luft anhalten, so lehren chinesische, tibetische und indische Traditionen, obwohl es doch sicher gesünder zu sein scheint, wenn der Körper mehr Sauerstoff erhält. Die Erklärung hierzu liegt im Bohr-Effekt, bei welchem durch den allmählich ansteigenden pH-Wert im Blut (Kohlensäure), mehr Sauerstoff im Gewebe gelöst werden kann, was sich manchmal durch ein Kribbeln bemerkbar macht. Ein schnelleres Atmen dagegen bewirkt, dass die Affinität des Hämoglobins zum Sauerstoff steigt, so dass dieser es weniger dem Gewebe zur Verfügung stellen kann.
Siehe auch: https://www.youtube.com/watch?v=dHi9ctwDUnc (englisches Video) oder in deutsch https://medlexi.de/Bohr-Effekt

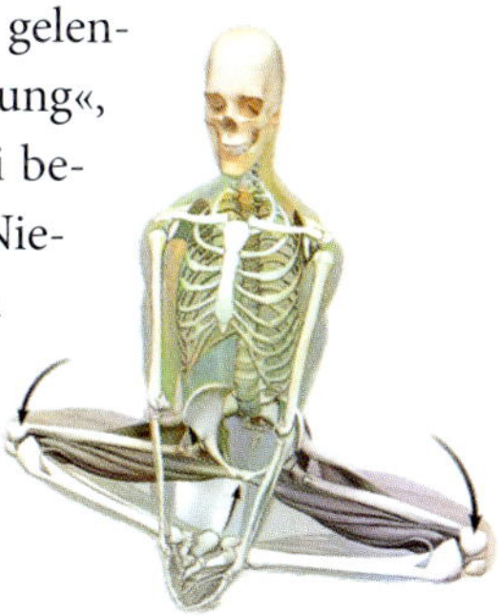

Anschließend kann man die Fußsohlen, wenn man gelenkig ist, zusammenlegen, wie in der »Butterfly-Stellung«, oder wie es im Yoga heißt, beim Titli-Asana. Dabei berühren sich die in der chinesischen Medizin beiden Nierenpunkte, während laut Yoga das Wurzel-Chakra (Muladhara) gestärkt wird. Es soll auch helfen die Hüfte und den Bauch zu reduzieren!
Danach zieht man wieder die Rektal- und Perineumsmuskulatur zusammen und geht wieder nach oben, und versucht dabei langsam die Wirbelsäule Wirbel für Wirbel wieder gerade zu machen, bis man schließlich wieder gerade sitzt, wie zu anfangs, als ob der Kopf an der Schädeldecke nach oben gezogen sein würde. Das Ganze wird insgesamt zwölfmal gemacht.

Ich muss dazu nochmals anmerken, dass es viele Versionen, aber keine authentische Quelle zum *Ba Duan Jin* gibt. Fest steht, dass die derzeit verbreitete *stehende* Form aus neuerer Zeit stammt, während die ursprüngliche *sitzende* Form immerhin siebenhundert Jahre alt ist. Andere Versionen sind demnach nicht *falsch*, sondern nur *anders*. Der Kernpunkt der *Acht Brokate* ist es in jedem Fall, Wirbelsäule und Gelenke, Sinnesorgane und Geist gesund zu halten. Daran ist nichts esoterisches und wer ein mystisches Brimborium darüberstülpt, dem ist wohl eher an anderem gelegen als an der Gesundheit der Übenden.
Wir im Westen dürfen nicht vergessen, dass mit der Kulturrevolution Maos fast alle daoistischen (und andere) Mönche vertrieben, und alle Tempel und Klöster zerstört wurden, einschließlich vieler Bücher und Schriften.
Erst mit der Renaissance der chinesischen Kultur setzte eine Wiederentdeckung ein, in welcher natürlich die mündlich überlieferten Inhalte verloren waren und viele chinesischen Neu-Daoisten ihr Wissen aus Büchern erhielten.
Dies führte zwar nicht zu allzu großen Fehlern, aber so manche tieferen Bedeutungen sind schwer wiederzufinden und der Übende muss sie selbst herausfinden.

Zum Glück blieb auch in Hong Kong, Taiwan und bei vielen Übersee-Chinesen ein Teil der mündlich gelehrten Traditionen erhalten und mischt sich mit dem Revival aus erhaltenen Texten in China.
Die weiter hinten folgenden Übungen zur Langlebigkeit sollten daher auch nicht verbissen dogmatisch studiert werden wie ein Stück Schiefer, sondern mit der flexiblen Toleranz eines grünen Bambus, der sich bei Wind nur biegt, aber nicht bricht.

An dieser Stelle sieht Li Qing-Yuns Buch auf Seite 126 eine Pause vor und wiederholt nochmals die Sammlung des Speichels durch den roten Drachen. Tatsächlich neigen gerade die »Adreanalin-Junkies« unter uns dazu, ihre Yin-Flüssigkeit zu vernachlässigen. Je länger aber harntreibende Substanzen wie Kaffee das Yin verringern und der im Alter häufige Mangel an Schlaf hinzukommt, desto eher finden sich trockene Schleimhäute, faltige Haut und räuspernde Stimmen unter den Älteren. Dass der Durst im Alter nachlässt, liegt an der nachlassenden Sensibilität des Subfornikalorgans im Gehirn[305]. Eine Möglichkeit, das Yin wieder aufzufüllen ist es natürlich, genug zu trinken und sich mit Yin-Nahrungsmitteln zu helfen.

Daher folgt nun ein weiteres Stück aus dem Buch des »Unsterblichen« zum Thema Ernährung:
Lis Ernährung war hauptsächlich vegetarisch. Er aß vorwiegend Obst, Gemüse und Reis und nicht zu viel Fleisch und Fisch, obwohl er sagte, dass diese nicht viel Schaden anrichten würden[306]. Da er als Kräutersammler in der Wildnis arbeitete, aß er manchmal keine gekochten Speisen, sondern oft nur Rohkost. Eines der Geheimnisse für ein langes Leben ist die Art und Weise, wie man isst: *Li Qing-Yun* empfahl, das Essen immer langsam zu kauen, anstatt schnell hinunterschlucken, da dies der Verdauung schadet.

»Kauen Sie langsam und nehmen Sie sich Zeit, um es zu genießen«

lehrte er.

305 https://www.nature.com/articles/nrn.2017.71 und https://flexikon.doccheck.com/de/Subfornikalorgan
306 https://pubmed.ncbi.nlm.nih.gov/39125421/ und https://deutsch.medscape.com/artikelansicht/4914105

»Dies wird dazu beitragen, Ihre Magen- und Milzenergie zu erhalten.«

Er bestand darauf, langsam zu essen, seine Mahlzeit zu genießen und Speichel zu erzeugen und zu schlucken.

Was Lebensmittel betrifft, die man vermeiden sollte, so wies Li darauf hin, dass der Buddhismus davon abrät, Frühlingszwiebeln, Schalotten, Schnittlauch, Knoblauch und Asant zu essen, da sie dazu neigen, das sexuelle Verlangen bei Menschen zu stimulieren. Auch der chinesische Daoismus rät aus ähnlichen Gründen vom Verzehr von Schnittlauch, Knoblauch, Raps, Schalotten und Koriander ab.
Schließlich rät oftmals auch die traditionelle chinesische Medizin von scharfen, anregenden Lebensmitteln wie Zwiebeln, Knoblauch, Schnittlauch, Staudenknöterich und Senf ab, wenn diese nicht der passenden Konstitution entsprechen. Diese Lebensmittel sind scharfe Gewürze, die den Körper anregen und lüsterne Gedanken hervorrufen. Da diejenigen, die ein langes Leben anstreben, ihr Jing (Lebensessenz, konkret auch Samenflüssigkeit) sammeln und bewahren sollten, riet man diesen in vielen Religionen auf solche Zutaten zu verzichten.
Es wird berichtet, dass Li oft gar nichts zu essen hatte, wenn er in den Bergen Kräuter sammelte, so dass er und seine Gefährten fasten oder ihren Hunger mit den gesammelten Kräutern stillen mussten, die zu ihrer Mahlzeit wurden. Wer Spaß daran hat, und es einmal selbst ausprobieren möchte, dem lege ich die Bücher[307] von Steffen Guido Fleischhauer ans Herz. Damit ausgerüstet (sicher gibt es auch Apps, wer sich ohne Handy im Wald verirrt) durch Wald und Wiese zu streifen, ist ein neues spannendes Abenteuer für die ganze Familie. Li jedenfalls sagte, dass er mit etwas Übung schließlich monatelang fasten konnte, ohne Hunger zu verspüren.
Schon vor 2000 Jahren rieten daoistische Ärzte wie *Ge Hong* und *Sun Si-Miao* dazu, zu fasten, oder wie es wörtlich heißt »die Körner zu meiden« (Bi Gu).

307 Steffen G. Fleischhauer Jürgen Guthmann und Roland Spiegelberger: »Enzyklopädie Essbare Wildpflanzen: 2000 Pflanzen Mitteleuropas« oder in Midi: »Kleine Enzyklopädie der essbaren Wildpflanzen: 1000 Pflanzen tabellarisch« oder in Mini: »Essbare Wildpflanzen: 200 Arten bestimmen und verwenden«, alle im AT-Verlag

Die Fähigkeit, allein von Luft und dem eigenen Qi zu leben, wird oft von spirituellen Praktikern verschiedener Traditionen erlangt, oder zumindest behauptet. Heutzutage haben moderne Forscher die Vorteile des intermittierenden Fastens für die Lebensverlängerung nachgewiesen, aber der Unsterbliche Li fügte einige zusätzliche Prinzipien hinzu, die von der Wissenschaft noch nicht bewiesen wurden. Zum Beispiel sagte er, dass man im Winter, also bei Kälte morgens nicht hungern, sondern immer frühstücken sollte; und im Sommer, wenn es schülwarm ist, sollte man spät abends nicht zu viel essen.
Dies sind Lebensprinzipien, die es wert sind, in Betracht gezogen und als Änderung des Lebensstils übernommen zu werden. Auch riet er, niemals zuviel zu essen. Dieser Ratschlag ähnelt der typischen chinesischen Ermahnung, niemals zuviel zu essen, sondern immer etwas Platz im Magen zu lassen, da dies der Gesundheit zuträglich ist. Schon meine Schwiegereltern kannten die Maxime »nur so lange zu essen, bis man **fast** satt ist.« In manchen Klassikern ist von maximal 7 von 10 Teilen Sattheit die Rede.
Da Li lange in der Wildnis lebte und Kräuter sammelte, hat er auf seinen Reisen bestimmt Hunderte von Kräutern gekostet. Er lernte, ihre medizinischen Eigenschaften kennen, da er sie manchmal Dorfbewohnern in Not verschrieb. Er erwähnte ausdrücklich *He Shou Wu* (*Polygonum multiflorum*), *Huang Jing* (*Polygonatum*) und *Bai Ji* (*Bletilla*), letzteres ein Kraut, das er sofort nach dem Pflücken roh verzehren sollte.
Beeren wie *Gou Qi Zi* (Goji-Beeren) und chinesische Datteln (*Da Zao*) waren seine größte Kohlenhydratquelle, plus stärkehaltige Arzneiwurzeln wie Salomonssiegel (*He Shou Wu*[308]), Yamswurzel (*Shan Yao*) und Polygala (*Huang Jing*) und natürlich Reis; die Eiweiße kamen aus Pilzen und kleine Mengen Fleisch als würzende Beilage. Vermutlich ergänzten die Nüsse und Körner wie Sesam (*Zhi Ma*) und Hanf (*Hu Ma*) den Bedarf an Fett. Die meisten dieser Kräuter wurden auf ihre lebensverlängernden Eigenschaften untersucht, und das chinesische medizinische Arzneibuch empfiehlt auch andere Langlebigkeitskräuter.

308 https://www.terraelements.de/blog/Fo-Ti-die-Wurzel-des-Mannes-mit-den-schwarzen-Haaren/

Atemübungen

Ein gängiges daoistisches Prinzip für ein langes Leben besagt, dass die innere Lebensenergie oder das Qi, frei im Körper zirkulieren sollte. Dies erfordert eine große Menge an innerer Energiekultivierung: Wenn die äußere Atmung reibungslos verläuft, trägt dies aufgrund einer verbindenden Wechselbeziehung dazu bei, dass die Lebensenergie stärker wird und reibungslos fließt.

Nach daoistischer Auffassung können Atemprobleme zu einer kurzen Lebensspanne führen, aber mit etwas Übung kann jeder seine normalen Atemgewohnheiten ändern und so seine Lebenserwartung erhöhen. Dies kann durch das Erlernen einer tieferen Bauchatmung erreicht werden, die Dan Tian also »Elixierfeld«-Atmung genannt wird, welche ebenfalls von Li empfohlen wurde. Dazu sollte man tief in Ihren Unterbauch einatmen und verschiedene Atemübungen zur Atemanhaltung durchführen, um die Kapazität Ihrer Lunge zu erweitern. Mit der Zeit wird dies definitiv sowohl das Qi als auch die Qi-Zirkulation in Ihrem Körper verbessern. Dies ist laut dem Daoismus ein wichtiges Geheimnis der chinesischen Langlebigkeitspraktiken. Dieses Buch richtet sich in erster Linie an Therapeuten und/oder vom Alter betroffenen. Es würde daher dessen Rahmen sprengen, hier ausführlich daoistische oder buddhistische Atemübungen darzustellen.

Im Einzelnen folgt daher weiter hinten im Buch eine Kombination aus Atem- und Bewegungsübungen, die **daoistische Schildkrötenübung** (*Gui Gong*), welche leichter durchzuführen ist als die fortgeschrittenen Techniken, wie beispielsweise großer und kleiner Himmelskreislauf (*Xiao Zhou Tian* und *Da Zhou Tian*), auf deren Grundlagen Lis Atemübungen basieren.

Die geistige Haltung

Der unsterbliche Li riet, dass man im Leben ein ruhiges Herz bewahren und übermäßige Wünsche vermeiden sollte, wenn man länger leben wolle. Er erklärte auch, dass man einen friedlichen Geist bekommt, wenn man einen ruhigen Geist kultiviere. Mit einem friedlichen Geist wäre man immer glücklich, der Körper bliebe stark und man würde sich von allen Arten von Krankheiten fernhalten, sodass man immer gesund wäre. Ein ruhiger Geist würde es einem ermöglichen, den Verlust des Qi zu vermeiden, und das Qi zu bewahren. Dies ist eines der Grundprinzipien für ein langes Leben. Daher führt das Erlernen von geistigem Frieden und Ruhe zu einem robusteren Qi, besserer Gesundheit und überlegener Langlebigkeit.

Die Idee, die Li vorbrachte, war, dass es nicht unmöglich ist, den Weg der chinesischen Unsterblichen zu erreichen, die unglaublich lange lebten, aber man muss damit beginnen, zu lernen, wie man seinen Geist reinigt und schädliche Wünsche verringert, was wiederum auf natürliche Weise auch Ihr Qi beruhigen wird. Die gleiche Aussage finden wir auch in indischen und tibetischen Traditionen, wo die Ethik des Alltags besondere Bedeutung hat.

Normalerweise ist ein friedlicher Gleichmut ein positives Ergebnis regelmäßiger Meditationspraxis, weshalb jeder, der nach Gesundheit strebt, die – am besten von seinen Lehrern – gelehrte ruhige Entspannungspraxis ausführen sollte.

Die Ethik von Li Qing-Yun

In der chinesischen Kultur ist die Lehre weit verbreitet, dass ein Mensch, um ein längeres Leben zu führen, tugendhaft leben, eine ethische Haltung im Leben einnehmen und viele gute Taten vollbringen sollte. Folglich würde ein Mensch dann aufgrund der Ansammlung von Tugend und Verdienst länger leben.

Li hat dieses Prinzip in seinem Leben tatsächlich umgesetzt, denn trotz der Schwierigkeiten, die seine Arbeit als Sammler von Wildkräutern mit sich brachte, verschenkte er die gesammelten Kräuter oft kostenlos an bedürftige Menschen. So sagte er beispielsweise:

> Der Sinn der Medizin ist es, Menschen zu retten. Wie kann ich Geld dafür nehmen, dass ich Menschenleben rette?

Mit anderen Worten: Er weigerte sich, aus dem Elend der Menschen Geld zu machen, obwohl er selbst nur wenig Geld hatte. Dies zeugt von einem sehr hohen Maß an Ethik und Tugendhaftigkeit und dient als Beispiel, dem alle nacheifern sollten.

Li spielte auch ab und zu Karten und achtete darauf, dabei genug Geld zu verlieren, damit sein Gegner genug Geld für seine Mahlzeiten an diesem Tag gewann. Diese Art von Verhalten – absichtlich zu verlieren, um Bedürftige nicht in Verlegenheit zu bringen – waren klare Zeichen seiner Großzügigkeit und seines großen Herzens. Er erklärte, dass, wenn wir eine gute Tat vollbringen, unser innerer Zustand auf natürliche Weise um einen Punkt zunimmt, also sich verbessert. Wenn wir jedoch eine schlechte Tat vollbringen, dann »fliegt unser Dao davon«. Dies liegt daran, dass wenn wir wissentlich Gutes oder Schlechtes tun, dies unserem Qi sofort hilft oder schadet. Denken wir nur an den Schaden durch Leber-Qi Stagnation oder das Holz-attackiert-Erde-Syndrom.

Bewegung: Wer rastet, der rostet

Wie moderne Forscher pries auch der Unsterbliche Li die Vorteile sanfter Bewegung und erklärte, dass man die Muskeln und Knochen seines Körpers trainieren müsse, um gesund zu bleiben. Andernfalls würde die Gesundheit nachlassen. Bewegung ist auch im Alter von großem Nutzen, denn dann muss man vor allem weiterhin Bewegungsübungen durchführen, um flexibel und gesund zu bleiben.

Dehnen Sie Ihren Körper wie ein kletternder Bär, riet Li, oder wie ein Vogel, der seine Beine ausstreckt. Das Taijiquan und andere sanfte Kampfsportarten oder Yoga sind ähnliche Möglichkeiten, Ihren Körper sanft zu dehnen und gleichzeitig beweglich und beweglich zu halten. Zusätzlich zum Dehnen können Sie Ihre Muskeln und Knochen massieren, um Ihren Körper stark zu halten.

Li selbst erlernte die Kampfkunst *Baguazhang* (Acht Trigramme Kampfstil), betonte sie aber nie in seinem Unterricht. Seine eigene Hauptübung bestand einfach darin, zu gehen und sich zu bewegen und die gewöhnlichen Angelegenheiten der Welt mit einem ruhigen Geist zu erledigen. Dies praktizierte er, indem er in der Wildnis Kräuter sammelte, in der Natur lebte und täglich über Berge und Bergrücken kletterte.

Die Lebenskräfte sammeln und erhalten

Nach den traditionellen Lehren des Daoismus besteht der menschliche Organismus aus drei Teilen, die als *Jing*, *Qi* und *Shen* (精-, 氣-, 神) bezeichnet werden, oder von diesen abhängen. Diese entsprechen unserem physischen Körper (der aus Samen oder *Jing* besteht), der inneren Lebensenergie (die unsere Lebenskraft oder *Qi* ist) und den mentalen Denkenergien (die *Shen* oder Geist genannt werden).

Wenn ein Mensch lange leben möchte, so muss er diesen Bestand an diesen Energien ständig auffüllen, aber es wird immer schwieriger, sie aufrechtzuerhalten, wenn wir älter werden.

Deshalb legte Li besonderen Wert auf die Kultivierung von Atem- und Bewegungsübungen, da diese nicht nur dabei helfen, das Qi zu regulieren und in einen harmonischen Gleichgewichtszustand zu bringen, sondern auch dabei helfen, die Energie wieder aufzufüllen. Wenn Sie nach einem langen Leben streben, sollten Sie versuchen, nicht zu viel Qi durch übermäßige Sorgen oder verausgabende Tätigkeiten wie Stress zu verlieren, da dies laut Daoismus die Lebenserwartung verkürzt.

So wie ein in die Luft geworfener Stein allmählich zu Boden fällt, wenn seine Kraft erschöpft ist, so wird der menschliche Körper mit der Zeit auch schwächer. Er wird nicht lange halten, wenn zu viel von seinem belebenden Qi verloren geht. Diese Analogie zeigt, wie wichtig es ist, die drei Essenzen von *Jing* (körperliche Essenz), *Qi* (Lebenskraft) und *Shen* (Geist) so lange wie möglich zu erhalten, wenn man ein längeres Leben anstrebt. Doch wie macht man das?

Li erklärte, dass insbesondere das *Jing* (in seiner substanziellen Form als Sperma) bewahren sollte, welches normalerweise durch Ejakulation verloren geht und ebenso das *Qi*, das wiederum durch Wut und Stress verbraucht werden kann. Er erklärte, dass man sich stattdessen nicht von Emotionen mitreißen lassen sollte, sondern sich an die Umstände anpassen und die Dinge mit Gelassenheit nehmen sollte, um das *Qi* zu bewahren, wie es auch *Chen Li-Fu* in seinem obigen Essay bereits erklärt hat.

Nach daoistischen Grundsätzen hilft es dem *Shen* (den mentalen Energien), wenn man seinen Geist von übermäßigen abschweifenden Gedanken freihält und sich in Gelassenheit übt (was durch Meditationsübungen erreicht werden kann). Wenn man sein *Shen* oder seine mentalen Energien kultiviert, so wird sich das positiv auf das *Qi* auswirken, was wiederum dazu beiträgt, auch das *Jing* (Essenz) wiederherzustellen. Daher sollten diejenigen, die ein längeres Leben anstreben, solche Methoden anwenden, um ihre Lebenskräfte *Jing*, *Qi* und *Shen* harmonisch zu steigern.

Interessanterweise erwähnte Li auch, dass er in der Wildnis die Essenzen von Sonne und Mond empfangen würde, was sich auf eine spezielle Übung zur Aufnahme ihrer Energien bezieht, um seine eigenen zu ergänzen.

Es gibt verschiedene Praktiken aus Indien und China, um die Yin- und Yang-Energien von Sonne und Mond aufzunehmen, um die eigenen Energien zu steigern und das Leben zu verlängern. Die beste Zeit für den Mond ist während der drei oder vier Tage um den Vollmond herum, und Sie können die Energien der Sonne während der Morgen- und Abenddämmerung eines jeden Tages aufnehmen. Dies sind keine Praktiken, die gewöhnliche Menschen normalerweise kennen, aber es ist interessant, sie auszuprobieren. Die Anweisungen – aus daoistischen Quellen übersetzt – folgen daher im letzten Teil dieses Buches.

Ist es also Zufall, dass beide Langlebigen die Lebensweisen der chinesischen Daoisten befolgten? Auch bei uns im Westen gibt es Langlebige, und China ist ein bevölkerungsreiches Land, sollten uns also zwei Fälle davon überzeugen, dass es sich lohnt, solche Übungen zu befolgen? Anders als andere Religionen, versuchen Daoisten, nicht zu missionieren. Sie suchen keine Anhänger, sondern – ganz im Gegenteil – die potenziellen Schüler müssen sich Mühe geben, dass sie zur Ausbildung akzeptiert werden. Daher findet man nur selten Schlagzeilen über langlebige Daoisten.

Dennoch, hier folgen weitere zehn Beispiele, damit man nicht glaubt, Langlebigkeit sei einer Minderheit vorbehalten:

Zehn weitere langlebige Daoisten[309]

Die Lebenserwartung in China lag im Jahr 1850 bei nur 32 Jahren und auch 1945 bei 40 Lebensjahren und hat sich aber bis heute im Laufe der folgenden Jahre bis 2020 auf 76 Jahre verdoppelt. Einige Ereignisse, wie die Taiping-Rebellion und der Dunganenaufstand im 19. Jahrhundert, führten jedoch zu einer Verringerung der Lebenserwartung um einige Jahre, ebenso wie der chinesische Bürgerkrieg und der Zweite Weltkrieg in der ersten Hälfte des 20. Jahrhunderts. Ab 1950 stieg die Lebenserwartung der Chinesen stark an, da das Land stärker industrialisiert wurde und der Lebensstandard stieg. Für die hier angeführten Beispiele von Daoisten war die Wahrscheinlichkeit 100 Jahre oder mehr zu leben also weit niedriger als heute. Dennoch wurden auch diese Fälle zufällig entdeckt und von den Behörden nachgeprüft. Hier die zehn Beispiele in aufsteigender Reihenfolge ihrer Lebenszeit.[310]

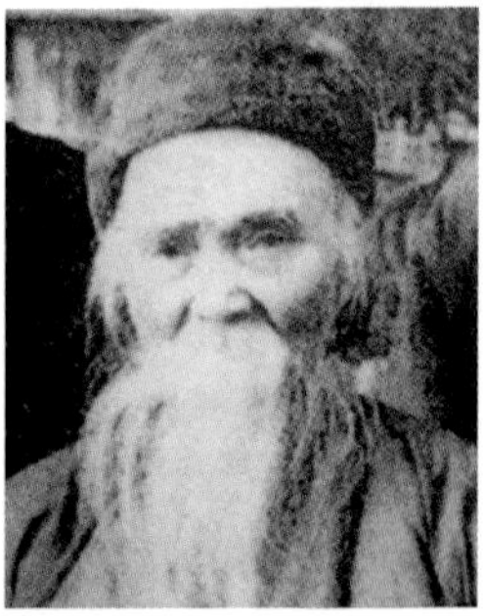

Zhu Zhihan (1873–1973) trat als junger Mann dem daoistischen Orden bei und erhielt den daoistischen Namen »*Zhihan*«. Die Welt nannte ihn respektvoll »*Zhi Hanzi*« und wegen seiner Liebenswürdigkeit wurde er »*Alter Daoist Zhu*« genannt. Er wurde am 14. Tag des 7. Monats des Tongzhi-Jahres (1873) der Qing-Dynastie geboren und starb am 13. Tag des 8. Monats des Guichou-Jahres (1973) des neuen China im Alter von 100 Jahren. *Zhu Zhihan* war ein Kampfkunstlehrer, der sein Leben dem Daoismus widmete und sich in den Kampfkünsten auszeichnete. Er hatte ein schwieriges Leben, aber seine Kampfkunstethik war in ganz Sichuan bekannt.

309 Die Schreibweise in diesem Abschnitt weicht vom Rest des Buches ab, in dem sie die zusammengesetzte Namensschreibung ohne Bindestrich verwendet. Quellen: https://kknews.cc/culture/ am 14.5.2017 in Culture and History von Minmin Loves History und https://kknews.cc/culture/n32pxo5.html

310 Geburtstagsdaten waren in China nie wichtig und wurden nur für die kaiserliche Familie aufgezeichnet. Auch mein 1932 in Kanton geborener Schwiegervater, eines von 6 Kindern, kennt sein Geburtsdatum nur deshalb, weil er am Neujahrstag geboren wurde. Meine Schwiegermutter, in Hebei geboren, ist sich nicht mal sicher, ob sie im Jahr des Ochsen geboren wurde.

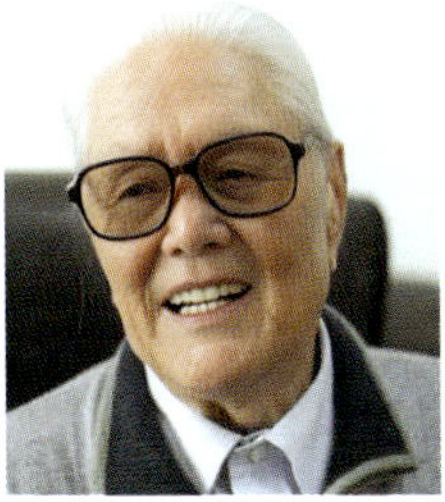

Li Shaobo (1910–2011) wurde 101 Jahre alt, widmete sich der Forschung und praktischen Diagnose und Behandlung der Inneren Medizin, Akupunktur und Qi-Zirkulation der chinesischen Medizin. Er war ein berühmter Praktiker der chinesischen Medizin in der Provinz Gansu, Professor am Gansu College of Traditional Chinese Medicine und Begründer der Qi-Zirkulation.

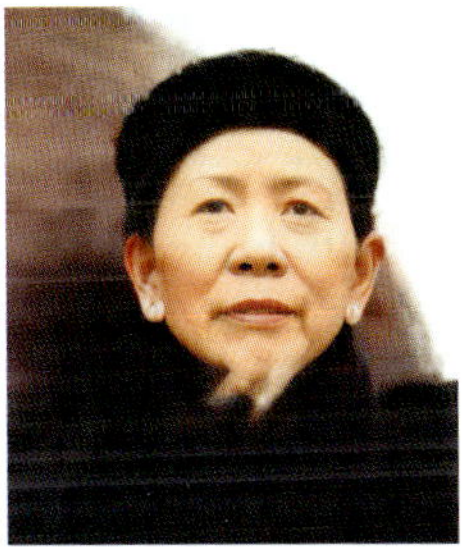

Liu Lihang (1906–2007), früher bekannt als *Liu Dingguo*, war ein Kampfkünstler und Gelehrter der daoistischen Kultur. Er wurde 1906 in Wuchang, Hubei, geboren und übte schon in jungen Jahren Kampfkunst aus. Später besuchte er Hunderte von Kampfkunstschulen. Danach wurde er Großmeister der Wudang-Schule. *Liu Lihang* legte großen Wert auf die Kultivierung kämpferischer Tugenden. Bei der Auswahl von Nachfolgern für die Kampfkunst achtete er sowohl auf Können als auch auf Integrität. Später wurde *Liu Lihang* ein erfolgreicher Schüler und ging an die *Quanzhen Longmen-Schule*, um als Kampfsporttrainer zu arbeiten. Nach seinem 101. Lebensjahr zog er sich zurück und lebte bis zu seinem Tod zurückgezogen am Fuße des Wudang-Gebirges.

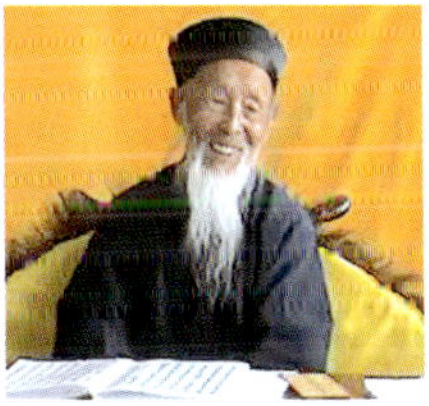

Zhang Zhishun[311] (1912–2015) daoistischer Priester, daoistischer Name *Mijingzi*, auch bekannt als *Jiuquhuayang Daoren*. Er war Ehrenpräsident der Daoistischen Vereinigung der Provinz Hainan, Ehrenabt des *Xi'an Wanshou Baxian-Tempels* und Abt des *Yuchen-Tempels* der Provinz Hainan. Er

311 Eine Aufnahme mit Zhen Ren (Wahrer Mönch) Zhang Zhishun in chinesisch (mit Untertiteln), wie er mit 101 Jahren auf dem Mao-Shan 2013 das Qing Jing Jing erklärt (清靜經 dt. Jan Silberstorff: Das Qingjingjing: Das heilige Buch von der Stille und der Klarheit, Lotus-Press 2016): https://www.youtube.com/@%E5%8C%97%E7%87%95%E4%BA%91%E4%BE%9D/videos und https://www.bilibili.com/video/BV1H4411C75H/?spm_id_from=333.788.recommend_more_video.3

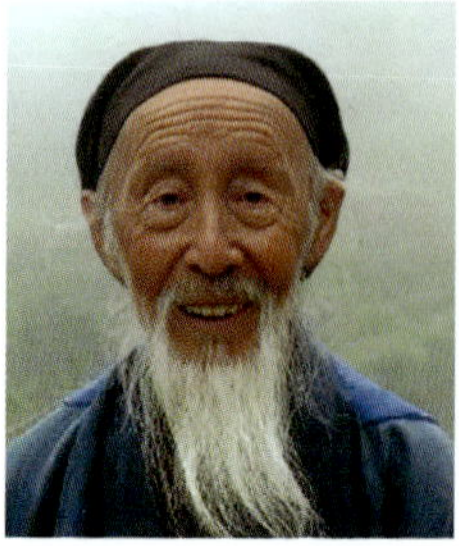

wurde 1912 in Shenqiu, Henan, geboren. Im Alter von zwölf Jahren begann er, die Künste von einem Meister zu erlernen. Mit siebzehn Jahren traf er seinen Meister, den daoistischen Priester *Liu Mingcang*, auf dem Berg Hua in der Provinz Shaanxi und wurde Mönch. Er ist der Schüler der einundzwanzigsten Generation der *Quanzhen-Schule* des chinesischen Daoismus. Vor der 1945 lebte er zurückgezogen und kultivierte sich. In späteren Jahren begab er sich oft auf den Zhongnan-Berg, um sich dort weiter zu verbessern. 1993 weihte *Zhang Zhishun* die Geheimnisse des Gründers und seine lebenslange Kultivierung der Welt und lehrte *Vajra Longevity Qigong* und innere Alchemie an verschiedenen Orten. Er stellte auch die geheimen Methoden zusammen und bereicherte sie, die mündlich überliefert worden waren, sodass das *Vajra-Langlebigkeits-Qigong* zu einem systematischen Text wurde, der von Menschen auf der ganzen Welt genutzt werden konnte. Am 28. Juli 2015 um 12 Uhr mittags erlangte er in Zhangjiajie im Alter von 104 Jahren »Unsterblichkeit«.[312]

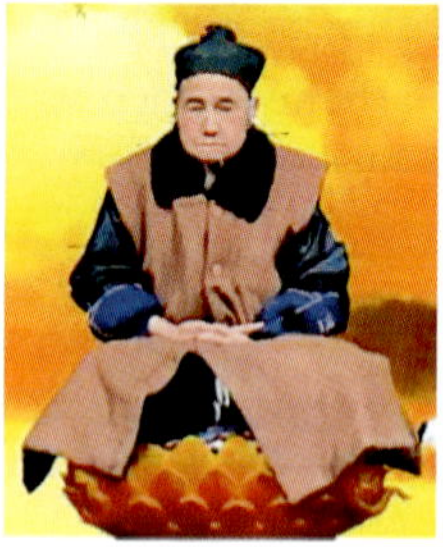

Cao Mingxian (1905–2010) wurde 105 Jahre alt. Sein weltlicher Name war *Cao Shuliang*. Er war ein berühmter daoistischer Arzt aus West-Sichuan und die Leiter der Ahnenhalle am Qingcheng-Berg und die direkter Nachfahre der *Dantai-Bidong-Sekte* der *Quanzhen-Longmen-Schule* am Qingcheng-Berg in der 20. Generation. Er verlor seinen Vater in jungen Jahren und aufgrund der schwierigen Lebensbedingungen folgte er im Alter von 14 Jahren dem Wunsch seiner Mutter und wurde buddhistischer

312 Eine einstündige Doku für das chinesische TV von seiner Bergwanderung im *Dong Nan Shan* (mit chinesischen Untertiteln) aus dem Jahr 2011 (damals 99 Jahre alt) und über die Kultivierung des Dao und die Suche nach Arzneipflanzen in den Bergen findet sich unter: https://www.youtube.com/watch?v=aUZcOzqquCI&ab_channel=spiritHarmony. Es gibt auch viele neuere Videos von ihm, z.B. einen Film über seine Qi-Gong-Übungen unter: https://www.youtube.com/watch?v=U1et0MyZOqM&ab_channel=%E9%81%93%E5%AE%B6%E9%A4%8A%E7%94%9F%E9%95%B7%E5%A3%BD%E5%85%A7%E4%B8%B9%E5%8A%9F

Mönch. Drei Jahre später traf er *Zhang Yongping*, einen daoistischen Unsterblichen (Xian), erkannte dessen übernatürliche Fähigkeiten, und wechselte daraufhin zum Daoismus. Er beherrschte innere und äußere Kultivierungstechniken (*Nei Dan* und *Wai Dan*) und war besonders geschickt in Akupunktur, Massage und Volksheilmitteln. Am Qingming-Fest am 5. April 2010 stieg *Meister Cao Ming* in der Ahnengalerie auf dem Berg Qingcheng zur Unsterblichkeit auf.

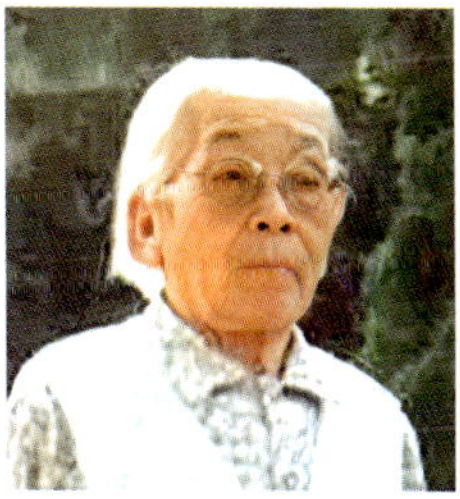

Yang Meijun (1896–2002) wurde in Shanghai geboren. Im Alter von drei Jahren folgte sie ihrem Großvater nach Peking. Im Alter von 13 Jahren wurden ihr von ihrem Großvater *Yang Deshan* (dem Nachfolger von Dayan Qigong in der 26. Generation) die Prinzipien von *Dayan Gong* beigebracht. Seit 1978 lehrte sie öffentlich die geheime Kunst des Yang-Stil Tai Ji Quan ihres Clans und heilte Kranke. 1980 unterrichtete sie die *Dayan Gong-Methode* öffentlich in Peking und verbreitete sie im ganzen Land. In den letzten 12 Jahren hat die Zahl der Dayan Gong-Praktizierenden mehr als 2 Millionen erreicht, darunter Chinesen aus Übersee und Landsleute aus Hongkong. Sie starb am 23. Juli 2002 im Alter von 106 Jahren in Peking.

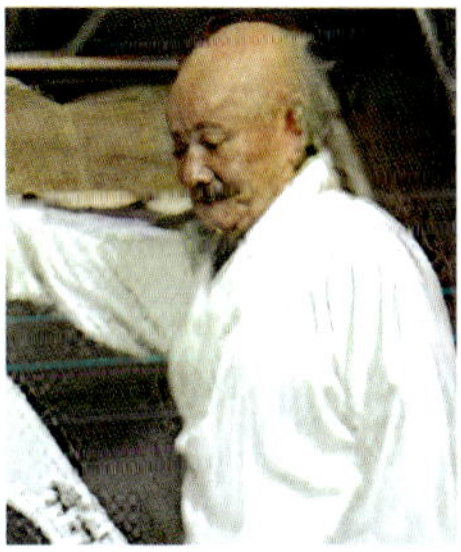

Jiang Xinping (1902–2013) wurde im Landkreis Lezhi in der Provinz Sichuan geboren. Im Alter von 25 Jahren wurde er Mönch und studierte Daoismus bei einem Meister. Er ist seit 86 Jahren mit dem Qingcheng-Berg verbunden. Er wurde der Meister der ersten Generation der *Quanzhen Longmen-Schule* des *Dantianbidongzong* und beherrscht die Kampfkünste der *Quanzhen Longmen-Schule* des Daoismus. *Jiang Xinping* lebte mehr als 80 Jahre lang ein daoistisches Leben. Er war Vegetarier, widmete sich der Kultivierung und war ein Experte für Kampfkunst und innere Alchemie der *Quanzhen-Schule* der *Longmen-Sekte*. Am 24. Juni 2013 um 0:40 Uhr verstarb *Meister Jiang Xinping* friedlich im Alter von 111 Jahren im Taiqing-Palast auf dem Berg Qingcheng in Sichuan.

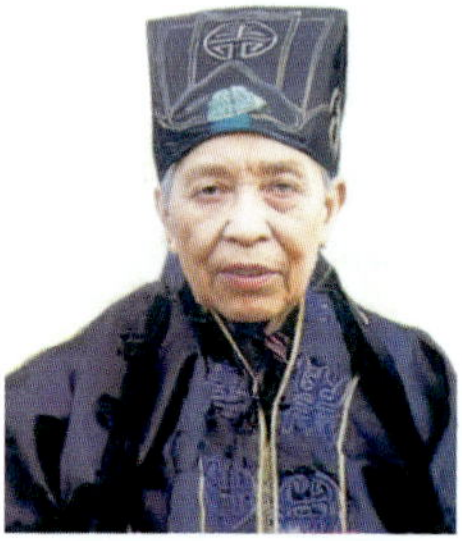

Li Chengyu (1885–2003) wurde am Fuße des Berges Wudang in der Provinz Hubei geboren. Im Alter von sechs Jahren wurde sie von ihrem Vater mit einer wohlhabenden Familie aus der Gegend verlobt, um als Kindsbraut die zweite Frau zu werden. Sie wurde von der ältesten Ehefrau oft misshandelt. Sie heiratete ihren Ehemann im Alter von 17 Jahren, aber die guten Zeiten hielten nicht lange an. Innerhalb von drei Jahren wurde *Li Chengyu* schwer krank und konnte sich nach langer Behandlung nicht mehr erholen. Ihr Ehemann verließ sie, und sie wurde später von einem daoistischen Priester vom Berg Wudang geheilt. Aus Dankbarkeit für das wiedergeschenkte Leben wurde *Li Chengyu* Mönch auf dem Berg Wudang und später Schüler der 24. Generation der *Xuanmen-Schule* des Berges Wudang. In der Nacht des 13. Februar 2003 ließ sie sich von ihren Schülern anständig ankleiden und zurechtmachen. Ihr Gesichtsausdruck war würdevoll. Nachdem sie das Sutra der Reinheit und ein Gebet rezitiert hatte, öffnete sie plötzlich die Augen und blickte aus dem Fenster auf die Schneeflocken, die im Wind tanzten und sagte »Ich gehe...« Um 5 Uhr morgens starb Li Chengyu im Alter von 118 Jahren aufrecht sitzend im Yuxu-Palast.

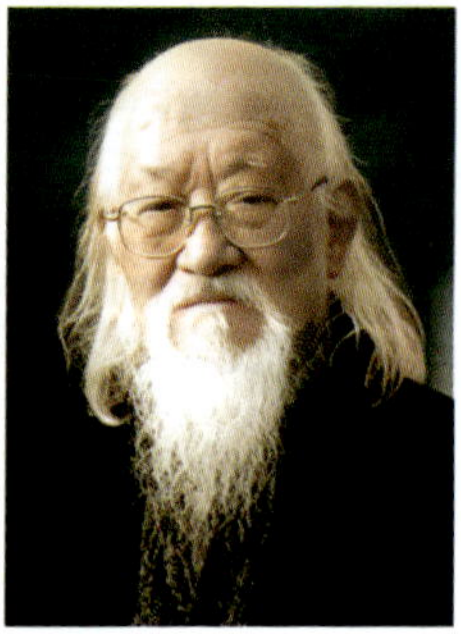

Lü Zijian (1893–2012), bekannt als »Held des Jangtsekiang«, wurde 1893 geboren. Zusammen mit *Huo Yuanjia* und *Du Xinhua* war er einer der »drei Helden« der Kampfkunstwelt in der späten Qing-Dynastie. Er war für seine Kampfkunstfähigkeiten und seinen Gerechtigkeitssinn bekannt. Er veröffentlichte Werke wie »Chinesisches Wudang-Boxen« und »Ba Gua-Methode zur Erhaltung der Gesundheit«

und schuf seine eigene »*Ba Gua Hun Yuan Yang Sheng Gong*« (»Ba Gua-Übung zur Erhaltung der Gesundheit«, Foto dazu im ersten Teil dieses Buches). Im Jahre 2009 war er einer der ältesten Menschen der Welt. Am 21. Oktober 2012 verstarb *Lü Zijian* im Alter von 119 Jahren.

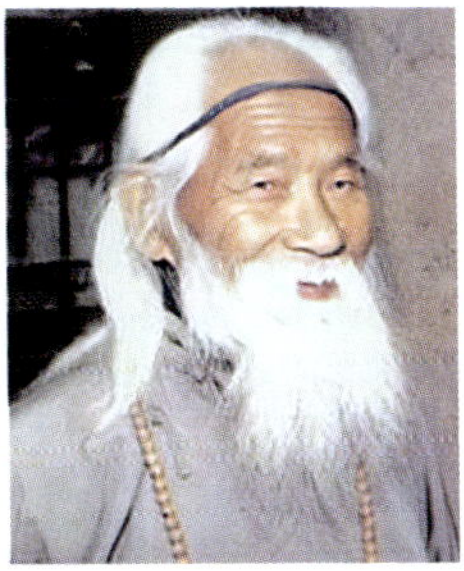

Wu Yunqing (1838–1998) wurde in Henan geboren. Nachdem seine Eltern gestorben waren, als er 15 Jahre alt war, begann er, seinen Lebensunterhalt mit Betteln zu verdienen. Im Alter von 18 Jahren wurde er Mönch und reiste um die Welt, um Daoismus und Buddhismus zu studieren. Er studierte und praktizierte die Geheimnisse der traditionellen chinesischen daoistischen Gesundheits- und Langlebigkeitslehre von *Huangdi* und *Laozi* in den berühmten daoistischen Bergen Chinas: Huashan, Songshan, Wangwushan und Wudangshan. Gleichzeitig studierte er die wahre Bedeutung der buddhistischen Meditation, besuchte viele Klöster, Tempel, daoistische und buddhistische Altäre, berühmte Berge und Flüsse sowie tiefe Berge und Wälder in China, wie den Tempel des Weißen Pferdes in Luoyang, Provinz Henan, den Shaolin-Tempel in Dengfeng, den Guanyin-Tempel der Erlösung in Kaifeng und das Waisenhaus in der Bao-Straße in Peking. Später ging er zum *Qinghua-Tempel* in Yan'an, Shaanxi, wo er Mönch wurde, und Kampfkunst studierte. Im Alter von 36 Jahren begann er, die daoistische Neun-Drehungen-Innere-Alchemie. Im Alter von 62 Jahren ging er zum *Qinghua-Tempel* im Qinghua-Dorf in Yan'an, Provinz Shaanxi, um Buddhismus zu lernen und daoistische innere Alchemie (*Nei Dan*) zu praktizieren. Er zog sich in seinen späteren Jahren in den *Hunwangdu-Buddha-Tempel* in den nördlichen Vororten der Stadt Anyang zurück, um Buddhismus und Zen zu praktizieren. Am 21. September 1998 (dem ersten Tag des achten Mondmonats), begann der

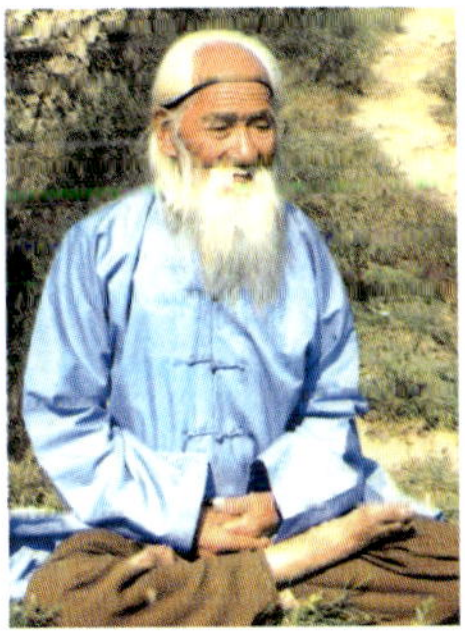

alte Langlebigkeitsstar *Wu Yunqing* nach Einbruch der Dunkelheit an diesem Tag zu meditieren und sich zu kultivieren. Am Ende der Stunde verließ er seinen Körper und stieg in den Himmel auf. *Wu Yunqing* starb am frühen Morgen des 22. September 1998 im Alter von 160 Jahren.

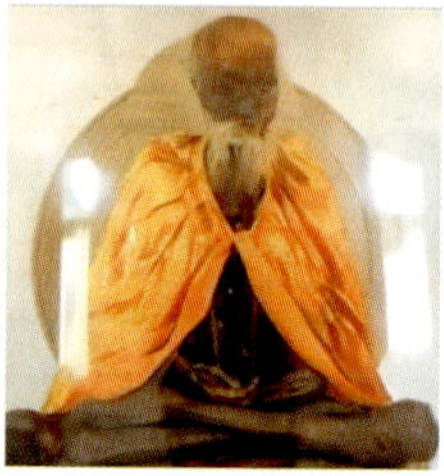

Wu Yunqing wurde in ein Porzellangefäß gelegt und versiegelt, um den Körper zu konservieren. In der Nacht des 24. Dezember 2000 wurde das Gefäß geöffnet und *Wu Yunqing* herausgenommen. Sein Körper war immer noch ohne Verwesung erhalten, mit elastischen Muskeln und bis heute immer noch durchsichtig, mit dem Skelett darunter sichtbar. Dieser »Vajra-Körper« ist seitdem zu einer Sehenswürdigkeit geworden. Vielleicht ist das einer der Gründe, warum viele Daoisten es vorzogen, in der Welt unerkannt und versteckt zu bleiben, anstatt von Touristen angestarrt zu werden.

Diese weiteren Beispiele sollen zeigen, wie es Menschen geschafft haben, aus eigener Kraft die durchschnittliche Lebensspanne ihrer Zeitgenossen um oftmals das vierfache zu übertreffen. Daher dürfen in diesem Buch einige Hinweise darüber, welche Methoden sich für uns heute anbieten, nicht fehlen.

Weitere daoistische Praktiken zur Langlebigkeit aus verschiedenen chinesischen Quellen

Schlafen

Li Qing-Yun empfahl wie gesagt, »zu schlafen, wie ein Reh« oder manchmal empfahl er auch »zu schlafen, wie ein Hund.« Ausreichender Schlaf spielt eine wichtige Rolle für die Biochemie von Qi und Blut sowie für die Aufrechterhaltung des Jing, der Nierenessenz. In diesem Zusammenhang ist interessant, dass, basierend auf klinische Untersuchungen, viele Patienten mit Nierenversagen unter übermäßig langen Nächten, übermäßiger Müdigkeit und Schlafmangel leiden.

Bleiben Sie daher nicht zu lange auf, entwickeln Sie gute Arbeits- und Ruhegewohnheiten, gehen Sie früh zu Bett und stehen Sie früh auf, was sich positiv auf die Aufrechterhaltung des Jing oder der Nierenessenz auswirkt.

Während in anderen Übungen ebenfalls das Qi (Energie) und das Shen (Geist) gestärkt werden, heißt es im Daoismus, dass guter Schlaf das *Ling* (靈 Seele) verbessert, was auch immer das heißt. Vielleicht die geistige Leistungsfähigkeit: Denn da der Schlaf enorm wichtig für unser Gehirn ist, wie wir auch schon im Kapitel über Demenz erklärt haben, hatten daher bereits die Daoisten vor langer Zeit bestimmte »Schlafübungen« zur Nährung des Lebens (養生 Yang Sheng) empfohlen.

1. Auf dem Rücken liegend

So ist bei Einschlafstörungen mit *kalten Füßen und Frieren* ist *Huan Yang Wo* (Yang zirkulierendes Schlafen) eine nützliche daoistische Übung des Daoisten *Chen Tuan* (陳摶 871-989):

Hierbei liegt man auf dem Rücken und zieht die Beine so dicht wie möglich ans Perineum, so dass sich die Fußsohlen mit den beiden Niere-1-Punkten *Yong Quan* möglichst berühren. Man muss etwas üben, bis es funktioniert. Die Beine werden mit der Zeit dehnbarer, so dass sich die Knie mehr absenken.

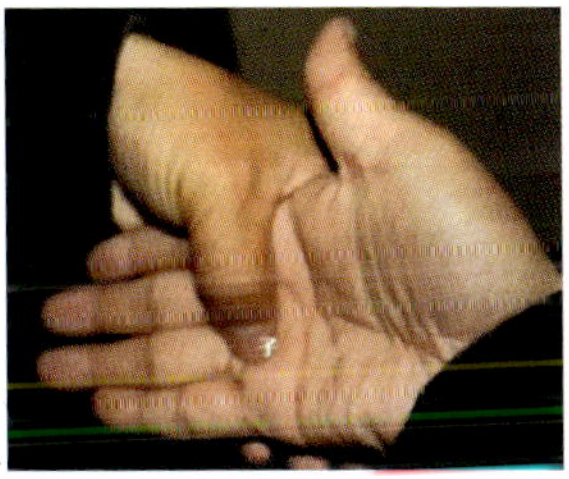

Die beiden Daumen werden von den geschlossenen Händen umfasst, so dass die Daumenspitze einen Ring mit der Spitze des Ringfingers bildet. Dann liegt Daumen der linken Hand liegt innen auf dem Mittelhandknochen unterhalb des rechten Ringfingers (siehe Bild). Der Mittelfinger liegt außen auf dem Knöchel des Ringfingers. Die Daumenspitze der anderen Hand bleibt auf dem Mittelfinger. Aus der Sicht des Übenden sieht es von oben aus, wie ein Yin-Yang Symbol. Man nennt das *Shou Qia Zi Wu* (Hand verbindet Leitbahnen) oder auch *Taiji Yinyang Bagua Lianhuan Jue* (Hexagramm Siegel der Verbindung von Yinyang und dem großen

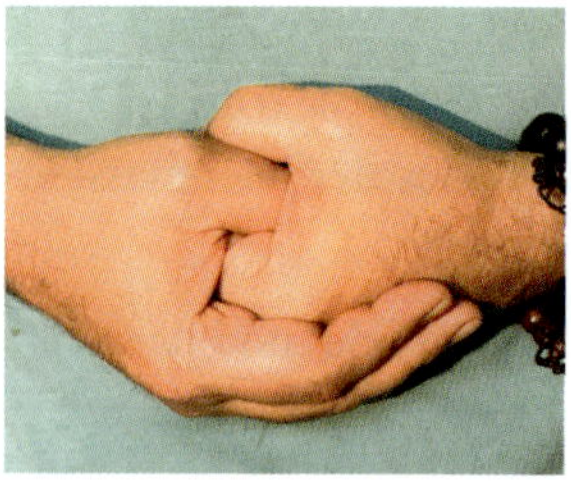

Einen 太极阴阳八卦连环诀) oder weniger schwülstig: *Taiji Jue* (Siegel des großen Einen 太极诀). Nennen wir es mal die Yin-Yang-Knoten (Bild links).

Wem auch dies zu kompliziert ist, der klappt einfach in jeder Hand den Daumen nach innen, so dass er auf dem *Lao Gong Punkt* (Pericard 8) zu liegen kommt und beide Hände eine Faust bilden. Man nennt das »Faust machen«, chinesisch *Wo Gu* (握固), auch Milz-Mudra genannt, weil der Daumen die Wurzel des Ringfingers berührt, welcher in der chinesischen Medizin für die Milz (also Wandlungsphase Erde) steht, während der Daumen die wärmespendende Sonne repräsentiert.

Fakt ist, am Punkt *Lao Gong* wird wohl ein größerer Anteil Infrarotstrahlung abgegeben,[313] als beispielsweise am Handgelenk. In Indien gilt die Wo Gu Faust sogar als das erster aller Mudras (Hand-Gesten), das Adi-Mudra, weil es Neugeborene bereits so machen.

In China hieß es, dass diese Geste dazu beitragen kann, die Seele und den Geist zu beruhigen, Essenz (Jing) zu sammeln, Qi und Blut zu verteilen, manchen Krankheiten vorzubeugen und sogar böse Geister abzuwehren (vermutlich, wenn man die Faust drohend in deren Richtung schüttelt...).

Zum Schlafen kommen die beiden Fäuste jedenfalls möglichst über dem Dan Tian zum Liegen. Auch im Liegen auf dem Rücken legt man die Fäuste der ausgestreckten Arme einfach in die Kuhle der Leisten. Meist entsteht in den Händen zuerst ein Wärmegefühl, dann im Bauch und zuletzt auch in den Füßen. Wenn alles wieder gemütlich warm ist, kann man sich auf die Seite drehen und schlafen oder auf dem Rücken einschlafen. Es kann allerdings passieren, dass Schweiß ausbricht. Fast jeder Mensch verspürt schon bald die Wärme in den Fäusten und nach häufigem Üben, auch wie diese sich in den Bauch verteilt. Oft wird dies von einem leichten Kribbeln (anders als ein eingeschlafenes Bein) begleitet.

313 https://pubmed.ncbi.nlm.nih.gov/1767800/, https://pubmed.ncbi.nlm.nih.gov/34199174/ und https://pubmed.ncbi.nlm.nih.gov/15285273/

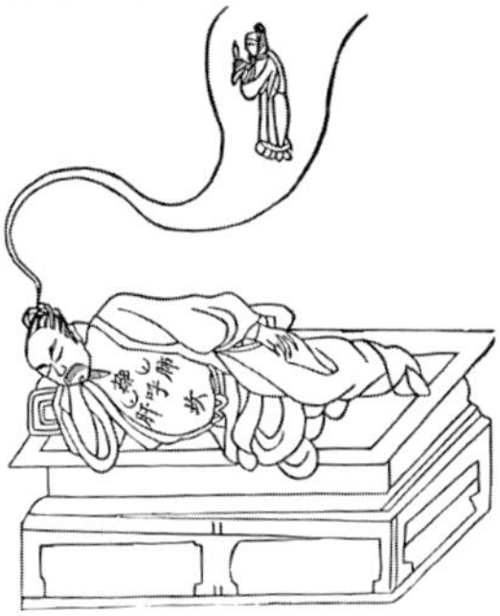

2. Auf der Seite liegend

Seitlich liegend empfehlen die Daoisten[314] das *Ji Xiang Wo* (吉祥卧 Glückverheißendes Schlafen) mit beiden Daumen in der Wo Gu-Faust wie oben und einer Hand (auch flach) unter dem Ohr oder Kopfkissen.

Egal auf welcher Seite man einschläft, man sollte immer zuerst auf der linken Seite liegen,

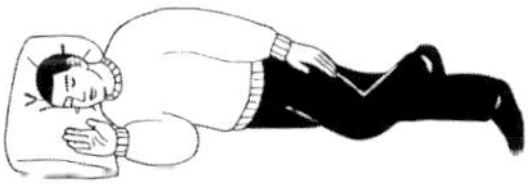

damit sich angestaute Gase aus dem Magen lösen können, welche ansonsten Druck auf das Herz ausüben könnten.

Cao Ting-Dong aus der Qing-Dynastie erklärte dazu:

> Ich glaube, es gibt zwei Methoden zum Schlafen: Meditieren und Loslassen. Ersteres beinhaltet beispielsweise, sich auf die Oberseite des Kopfes zu konzentrieren, die Atmung in Stille zu zählen oder auf den Unterbauch zu schauen, damit der Geist fokussiert ist und nicht abschweift und man einschlafen kann.

Leider ist es beim Meditieren gerade nicht erwünscht, dabei einzuschlafen, was auch der Grund ist, weshalb in der Regel im Sitzen meditert wird.

> Loslassen beinhaltet hingegen, dass man seinen Geist an einen entfernten und unbekannten Ort schweifen lässt und allmählich in einen schläfrigen Zustand übergeht.
> Das Schlimmste, was man tun kann, ist, unbedingt jetzt schlafen zu wollen, denn dann wird es noch schwieriger, einzuschlafen.
> Die Grenze zwischen Wachsein und Schlaf ist nicht etwas, das man sich vorstellen kann. Wenn man jedoch die Intension zu schlafen vergisst, kann der Geist kontrolliert werden oder locker man lässt ihn umherschweifen, und beide Wege führen ins Land des Schlafes.
>
> Es heißt auch: ‚Wenn man wach sitzt und Schlaf vortäuscht, fühlt man sich noch erfrischter und belebter, was vorteilhafter ist, als ins Bett zu gehen und sich hinzulegen.

314 Tom Bisio: „Daoist Sleeping Meditation: Chen Tuan's Sleeping Gong", Outskirts Press, 2018

> Ferner gibt es Menschen, die im Sitzen nicht schlafen können, aber wenn sie den Mund und die Augen schließen und Geist und Seele sammeln, ist eine kurze Ruhepause (genannt Bi Mu Yang Shen[315]) gleichbedeutend mit einem Tagesschlaf und kann auch den Tag überdauern.'

Das oben Gesagte kann als eine Möglichkeit zum Einschlafen betrachtet werden.

3. Einschlafen bei hohem Blutdruck

Diese Methode ersetzt natürlich keine Arznei, aber ist dennoch hilfreich, wenn der Blutdruck nicht ständig erhöht ist, sondern nur durch aktuelle Umstände (Stress, Sport) gerade dann erhöht ist, wenn der Schlaf ansteht. Sie stammt aus dem Arsenal der Drachentor-Schule (*Long Men Pai*) des Daoismus:

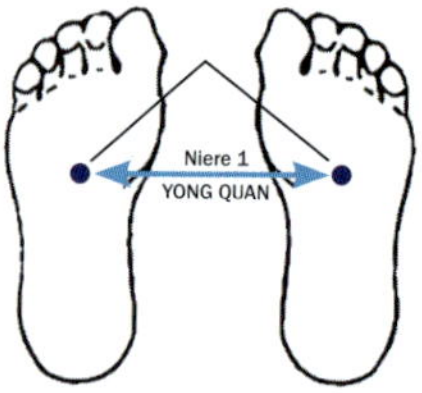

Hierzu liegt man auf dem Rücken, atmet ruhig und richtet seine Aufmerksamkeit auf die Mitte der Fußsohlen. Dort liegt der erste Akupunkturpunkt Niere *Yong Quan*, die sprudelnde Quelle, welcher auch massiert werden kann.

Hierbei allerdings richtet man lediglich seine volle Aufmerksamkeit auf die Fußsohlen und stellt sich dabei vor, wie beim Einatmen eine warme Energie (das Qi) durch diese in die Beine bis in den Unterbauch fließt.

Beim Ausatmen stellt man sich dann vor, wie eine Energie vom Bauch durch die Beine nach unten fließt und durch die Fußsohlen wieder verlässt. Mit dem Abfließen dieser Energie soll auch der Druck aus Kopf und Körper abfließen und sich der Blutdruck senken.

315 閉目養神 = Die Augen schließen und den Geist nähren.

Kämmübungen

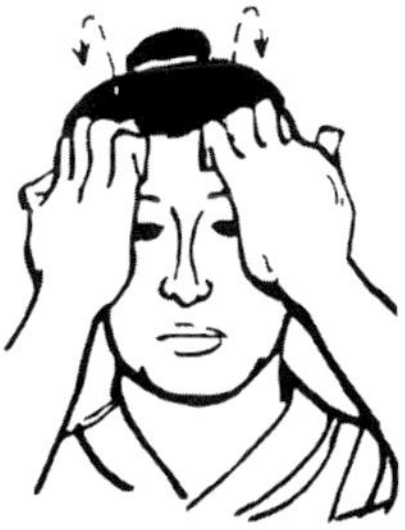

Zum ersten Mal habe ich von Dr. Liu Li-Hong[316] über die Kämmtherapie gehört. Er berichtete, dass er über lange Zeit eine 80-jährige buddhistische Nonne getroffen hat, welche schon seit Jahrzehnten täglich diese Kämmübungen gemacht hat und noch immer schwarze Haare hat. Man kann diese Übungen sowohl trocken durchführen oder mit einem *Fu Zi* (aconithaltigen) Haarwasser, in dem die Wurzel einige Monate gezogen hat. Ich selbst verwende diese Methode immer beim Haare waschen, nachdem ein Shampoo aufgetragen wurde. Ich »kämme« die Kopfhaut meist 108 Male, und wechsele alle 12- oder 24-mal ab, mit den Fingernägeln kräftig von vorne nach hinten oder von hinten nach vorne zu fahren.
Für die anderen Gelegenheiten kann man einen gut verarbeiteten Kamm aus Holz oder Horn verwenden. Holzkämme verhindern statische Elektrizität und ziehen nicht am Haar. In China wird häufig Pfirsichholz für die Herstellung von Kämmen verwendet, da der Pfirsich (Taozi) in China auch ein Symbol für Langlebigkeit ist. Andere gängige Optionen für Kämme sind gelbes Weidenholz, Dattelholz, Birnenholz, Sandelholz, Buchsbaumholz oder Bambus.
Auch Kämme aus Ochsen- und Schafshorn werden für die Kämmtherapie empfohlen. Sie bestehen aus Keratin, dem gleichen Material wie menschliches Haar und lässt Ihr Haar seine natürlichen Öle behalten.
Es können verschiedene Kämme verwendet werden: Wenn Sie dickes, lockiges Haar haben, benötigen Sie möglicherweise einen Kamm mit größeren Zahnabständen, im Gegensatz zu jemandem mit dünnerem Haar, der einen Kamm mit engeren Zahnabständen verwenden kann.

Kämmtherapie nach einem Schlaganfall

Eine moderne Entwicklung in der Akupunktur, die mit der Kämmtherapie in Zusammenhang steht, ist die Verwendung der Kopfhautnadelung, die häufig bei der Behandlung von Schlaganfallpatienten eingesetzt wird.

316 Autor von *Si Kao Zhong Yi* (思考中医), einem interessanten Buch über die Rückkehr der chinesischen Medizin zu ihren klassischen Quellen. Liu Lihong: Classical Chinese Medicine, Chinese University Press, 2019

Diese Therapie stimuliert die Kopfhautpunkte über Regionen im Gehirn, die neurologischen Funktionen wie motorischen Nerven, sensorischen Nerven, Sprache, Gleichgewicht und Sehvermögen entsprechen. Es hat sich gezeigt, dass die Stimulierung der Kopfhaut in einigen Fällen auf wundersame Weise die normale Funktion bei Hemiplegie wiederhergestellt. Obwohl die Akupunktur eine stärkere Stimulation der Kopfhaut bewirkt, ist die Kämmtherapie eine nützliche Zusatztherapie.

Kämmtherapie zur Stresslinderung und Revitalisierung von Körper und Geist

In der heutigen Zeit bewegen wir uns weniger und sitzen mehr, während wir Informationen auf dem Computer oder dem Mobiltelefon verarbeiten. Diese Konzentration von Aufmerksamkeit und Energie auf Kopf und Augen kann zu einer Blockade der Leitbahnen im Nacken und Kopf führen, was wiederum zu Kopfschmerzen, Augenschmerzen, Müdigkeit, Nacken- und Schulterverspannungen und Rückenschmerzen führt. Durch die Stimulierung der Kopfhaut kann die normale Funktion der Leitbahnen wiederhergestellt werden, wodurch Verspannungen gelöst, das Gehirn stimuliert und die Funktion des gesamten Körpers verbessert wird.

Wirkung der Kämmbehandlung

Wenn sie am Morgen angewendet wird, wie es die obige buddhistische Nonne beschrieben hat, so weckt sie das Gehirn nach dem Aufstehen und führt zu erhöhter geistiger Schärfe. Je nach Haarwasser oder Shampoo, stimuliert sie auch die Haarfollikel und somit die Gesundheit der Haare. Am Abend beruhigt sie Körper und Geist vor dem Schlafen, entspannt die Nackenmuskulatur und kann den Blutdruck senken.

Sie soll auch zur Verbesserung der Sehschärfe beitragen und gegen bestimmte Kopfschmerzen wirken, die Nasennebenhöhlen frei machen und Erkältungen vorbeugen.

Durchführung der Kämmbehandlung

Bei der Kämmbehandlung wird die Kopfhaut durch Kämmen mit einem weichen Holz- oder Hornkamm stimuliert. Die Kopfhaut kann in beide Richtungen gekämmt werden, beginnend am hinteren Haaransatz und in Richtung des vorderen Haaransatzes. Halten Sie den Kamm mit dem Zeigefinger entlang der Rückseite des Kamms und üben Sie leichten Druck mit dem Finger aus, wobei der Kamm senkrecht zum Kopf gehalten wird. Dies bedeutet, dass sich der Winkel des Kamms ändert, wenn er über die Kopfhaut geführt wird.

Kämmen Sie das Haar von vorne nach hinten und dann von hinten nach vorne. Kämmen Sie zuerst die Mittellinie und dann eine Seite des Kopfes in überlappenden Abschnitten, gefolgt von der anderen Seite des Kopfes. Wiederholen Sie jede Linie mehrmals. Das Haar kann auf diese Weise Dutzende oder Hunderte von Malen gekämmt werden, bis die Kopfhaut warm ist. Kämmen Sie langsam und gleichmäßig mit gleichmäßigem Druck. Für eine maximale Wirkung ist es am besten, morgens nach dem Aufwachen und abends vor dem Schlafengehen jeweils 5 bis 10 Minuten lang zu kämmen.

Diese Therapie kann mit anderen Praktiken wie Dao Yin/Gesundheitserhaltungsübungen oder Meditation kombiniert werden. Wenn Sie keinen Kamm haben, können Sie die Kopfhaut auch mit den Fingern kämmen und massieren

Wenn Sie die Finger benutzen, spreizen Sie die Finger der Hände und kneten Sie in kreisenden Bewegungen vom vorderen Haaransatz zum hinteren Haaransatz und massieren Sie dann die Kopfhaut von den Seiten bis zum Oberkopf. Wenden Sie dabei etwas Kraft an.

Beispiele für Kurbehandlungen durch Kämmen

Bei Schlaflosigkeit: Nur vom vorderen zum hinteren Haaransatz kämmen, jeden Abend für 5–10 Minuten oder 100 Striche vor dem Schlafengehen.

Bei Augenschmerzen: Zwei bis drei Mal täglich von der Stirn zum hinteren Haaransatz kämmen

Bei Kopfschmerzen: Nach dem oben beschriebenen Grundkämmen auch mit mehr Kraft den Bereich der Kopfschmerzen oder den Bereich, in dem die Kopfschmerzen normalerweise auftreten, kämmen. Dies sollte man dreimal täglich tun.

Die Augen rollen und wärmen

Diese Übung ist einfach und überall durchzuführen (ob im Zug, oder Schlafzimmer, in der Badewanne oder auf der Toilette) und hilft, die trockenen und von den Medien überanspruchen Augen zu erholen:
Man kann (muss aber nicht) mit einer kurzen Entspannung durch tiefes Ein- und Ausatmen beginnen. Anschließend reibt man die Handflächen gegeneinander, bis sie warm sind und legt diese mit den jeweiligen *Lao Gong Punkten* (Handflächenmitte) leicht gewölbt auf die geöffneten Augen.
Um so wenig sichbares Licht wie möglich durchzulassen, damit sich die Pupillen erweitern, sollte man probieren, wie die Hände am dichtesten aufliegen. Dazu hilft es oft, diese zu überkreuzen oder falls möglich einfach die Umgebung dunkel zu machen. Die Pupillen sollten geweitet sein, da vom *Lao Gong-Punkt* Nah-Infrarotstrahlung[317] ausgeht, welche für die Augen besonders gut ist. Es wurden nämlich klinische Studien bei Degeneration der Lichtrezeptoren und Makuladegeneration gemacht[318], wenngleich das dort eindringende künstliche Licht nur mit Vorsicht eingesetzt werden darf[319].
Der nächste Schritt ist es, die Augen hinter den gewölbten Handflächen kreisen zu lassen: Zwölfmal (oder 24 Mal) im Uhrzeigersinn und zwölfmal dagegen.[320] Das ist schon alles – aber täglich ein- oder mehrmals wiederholt tut den oftmals trockenen Augen wirklich gut, wie ich es selbst bestätigen kann.

317 https://pubmed.ncbi.nlm.nih.gov/1767800/, https://pubmed.ncbi.nlm.nih.gov/34199174/ und https://pubmed.ncbi.nlm.nih.gov/15285273/, sowie https://pubmed.ncbi.nlm.nih.gov/16893670/

318 Shinhmar Harpreet et al. „Weeklong improved colour contrasts sensitivity after single 670 nm exposures associated with enhanced mitochondrial function." In: Scientific reports vol. 1,11 22872. 24 Nov. 2021, doi:10.1038/41598-021-02311-1 und https://pubmed.ncbi.nlm.nih.gov/21421867/, sowie https://pubmed.ncbi.nlm.nih.gov/18588438/

319 Núñez-Álvarez C, Osborne NN. Blue light exacerbates and red light counteracts negative insults to retinal ganglion cells in situ and R28 cells in vitro. Neurochem Int. Feb. 27, 2019

320 Wie bei allen Zahlenangaben sollen die Zahlen nur eine Art Eselsbrücke sein, damit man sich merken kann, wieviele Wiederholungen es gibt, bzw. wie lange die Übung gemacht werden sollte. Wenn man sie nur elfeinhalb oder dreizehn komma fünfundsiebzigmal macht, kommt man dafür nicht ins Fegefeuer...

Andere Sinnesorgane massieren

Einer der Gründe, welche die Demenz im Alter fördern, ist die abnehmende Menge an Informationen, die das Gehirn von den Sinnesorganen erhält. Hier sind insbesondere der nicht dauerhaft benötigte Geschmacks- und Geruchssinn, vor allem aber die Funktion der Augen und Ohren gemeint, welche – außer beim Schlafen – dem Bewusstsein ununterbrochen Informationen liefern. Beim Tinnitus tun sie dies zum Leidwesen des Patienten auch in der Nacht.
Für die Augen hat man sich im Alten China bereits Methoden ausgedacht, wie die obige und die Empfehlung, oft an den Horizont zu blicken, um die größtmögliche Fokussierung auf die Entfernung zu erreichen. Letzteres wirkt auch der Altersweitsichtigkeit entgegen.
Natürlich, so mag man einwenden, bietet heute ja die Technik sowohl in der Augenheilkunde als auch in Form von Hörgeräten einen Ersatz an. Aber ist besser als das Ergebnis jahrzehntelanger Forschung? Die Erprobung eines Sinnesorgans durch eine Millionen Jahre lang erfolgte Evolution. Außerdem kann man ja auf beides zurückgreifen.
Daher hier die Methode für Gesicht und Ohren, die sich täglich nach dem Zähneputzen gut in den Tagesablauf integrieren lassen:

1. Die Ohren

Das erste Organ, das sich beim Ungeborenen bildet, nämlich die Nieren, haben die gleiche Form und Größe wie die Ohren. Im Daoismus heißt es, dass diese mit der mentalen Funktion des Nierenfunktionskreises zusammenhängen – der Willenskraft. Ist diese schwach, so kann daraus leichter das Gefühl von Angst und Ängstlichkeit entstehen. Im Mahayana-Buddhismus, welcher in China entstand, haben die Statuen und Bilder der Buddhas oft lange Ohrläppchen, welche für ein langes Leben stehen.
Auf dem und um das Ohr herum befinden sich viele Punkte in der Akupunktur, die dem Namen nach mit Horen zu tun haben, wie
a: *DE 21* Tor des Ohres, b: *Dü 19* Palast des Gehörs, c: *Gb 2* Versammlung des Hörens. Hinter dem Ohrläppchen ist der Punkt *DE 17* – Wind-Schatten.

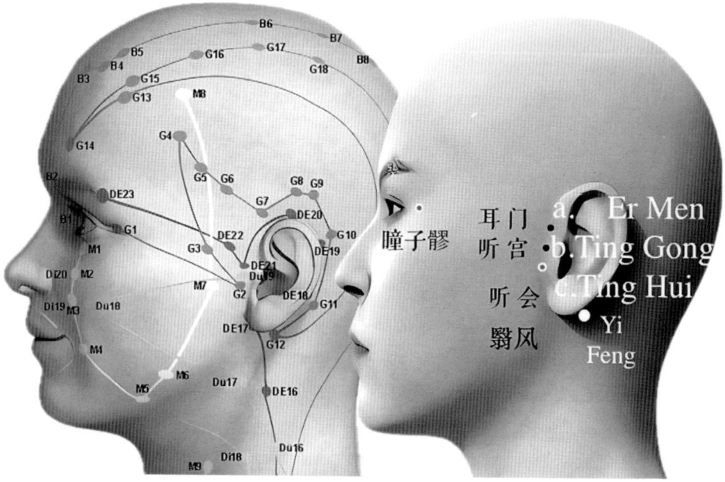

Die dreifache Erwärmer-Leitbahn (hier: DE) und die Leitbahn der Gallenblase (Gb) gehören zu den Abschnitten des Shaoyang, wenngleich auch andere Leitbahnen wie Dünndarm (Dü) und Magen (hier nicht hervorgehoben), so dass sich Akupunktur ebenso wie Akupressur sinnvoll anwenden lassen.
Wie die moderne Medizin feststellt, nimmt die Fähigkeit unseres Gehörs, hohe Frequenzen zu hören mit zunehmendem Lebensalter ab: Während ein neugeborenes Kind noch Frequenzen bis zu 20 Kilohertz hören kann, nimmt – diese Fähigkeit alle 10 Jahre um ca. 2000 Hertz ab. Ein 40-jähriger kann daher noch etwa 15.000 Hz wahrnehmen, während mit 70 Jahren noch etwa 9000 Hertz übrig bleiben.

Warum also nicht mit einer kleinen Übung versuchen, die Schwerhörigkeit hinauszuzögern? Sie geht so:

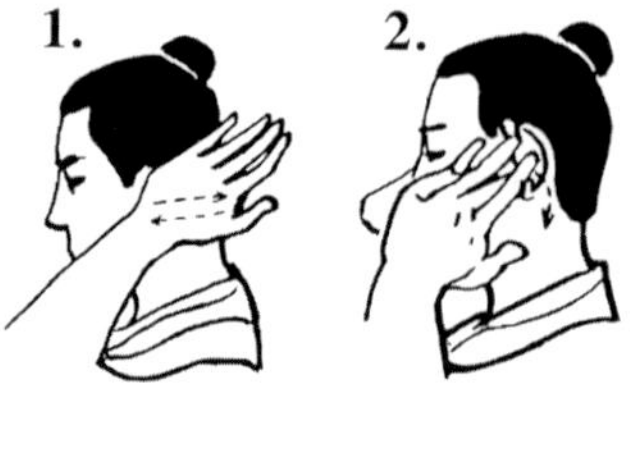

Man reibt zunächst die Handflächen kräftig gegeneinander, bis sie von der Reibung erwärmt sind. Dann legt man beide Hände über die Ohren, so dass die Mitte der Handfläche etwa am Ausgang des Gehörkanals zum Liegen kommt.

Man kann dies mehrfach wiederholen. Dann reibt man die Ohren warm durch vor- und zurückfahren. Anschließend nimmt man das Ohr zwischen Daumen und Zeigefinger und massiert von oben nach unten einschließlich des Ohrläppchens den ganzen Gehörknorpel. Dann spreizt man Zeige- und Mittelfinger, so dass das Ohr zwischen beiden liegt und reibt dann mehrfach von unten nach oben bis sich eine angenehme Wärme in den Ohren spüren lässt. Das Ganze muss nicht länger als eine Minute dauern und kann täglich nach dem Zähne putzen wiederholt werden.

2. Gesicht und Nase

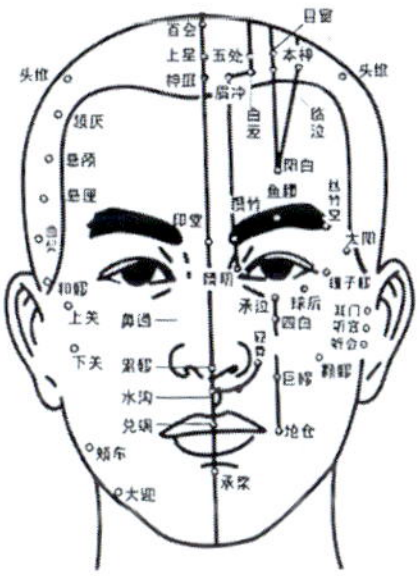

Leider lasst, wie viele professionelle Köche wissen, mit zunehmendem Alter auch der Geruchssinn nach, so dass bei vielen Köchen sowohl das Salz als auch die Gewürze immer stärkere Verwendung finden.

Im Gesicht und um die Nase herum befinden sich ebenfalls viele Punkte der Leitbahnen, wie z. B. *Ying Xiang* (Dickdarm 20), *Shang Ying Xiang* (Extra 8) oder *Bi Tong Xue* (Nasen Durchgangigkeitspunkt), welcher in der Akupunktur bei verstopfter Nase verwendet werden kann.

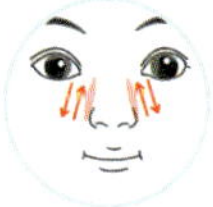

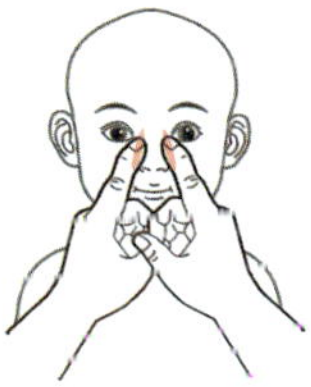

Man kann daher die Nase zwischen die Zeigefinger der beiden Hände nehmen, und dann sanft hoch und herunter massieren.

Zuletzt kann man die Schläfen und den Rest des Gesichtes massieren, was sowohl der Haut als auch der Durchblutung für rosige Wangen guttut. Insgesamt ist ein Erwärmen und Massieren der Sinnesorgane, gerade weil sie im höheren Alter weniger benutzt werden, immer sinnvoll und kostet kaum Zeit.

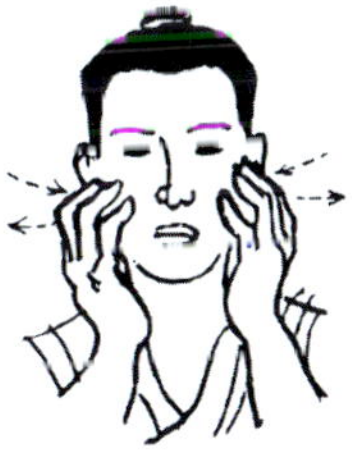

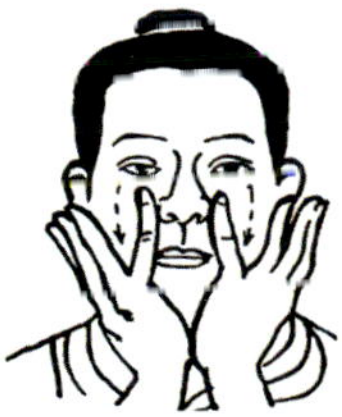

Weiter oben finden sich die Übungen für die Zunge (siehe: Der rote Drache bewegt das Meer) und die Augen (siehe: Die Augen rollen und wärmen), so dass die Sinnesorgane stimuliert werden können, um sie vor vorzeitigem Altern zu schützen.

Die Schildkröten-Übungen (Gui Xi Gong)

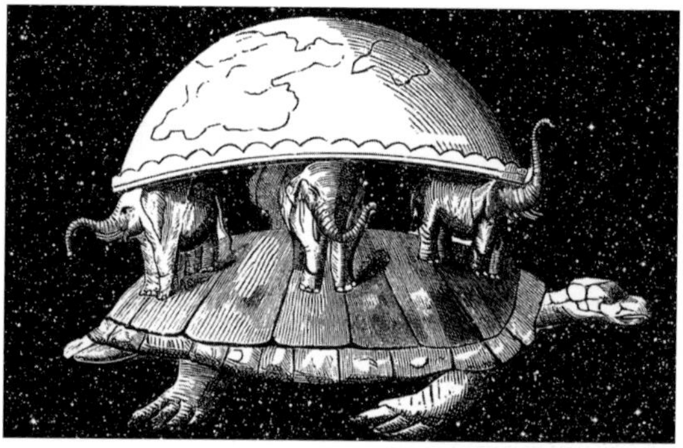

Wie wir durch den englischen Satiriker Terry Pratchett alle wissen, ruht ja die Erdkugel auf dem Rücken von vier Elefanten, welche wiederum auf einer durchs All fliegenden Schildkröte namens *Groß-A'Tuin* stehen[321]. Diese These gab es in vielen Ländern und Kontinenten: In Indien heißt sie allerdings *Akūpāra* und in China *Ao*, da die Göttin *Nü Wa* laut der Sage ihr die mythologischen Beine abgeschnitten hatte. Autsch. Selbstverständlich wurden alle diese Thesen von Wissenschaftlern bestritten, da sie spitzfindig fragen, worauf denn nun aber die Schildkröte selbst stehen würde, woraufhin sie mit der Antwort »auf anderen Schildkröten, immer weiter – bis in alle Ewigkeit« abgespeist wurden.

Doch Spaß beiseite, die Langlebigkeit und Langsamkeit dieser Urtiere hat viele Kulturen zur Nachahmung angeregt, da beides in Zusammenhang stehen könnte.

Li Qing-Yun riet jedenfalls dazu, wie eine Schildkröte zu sitzen, indem man die fünf Sinne wie bei einer Schildkröte Kopf und Beine (= 5) nach innen zurückzieht und so wie in einer schützenden Schale in sich ruht.

321 https://en.wikipedia.org/wiki/World_Turtle

Einer meiner Lehrer in Tianjin hielt sogar zuhause zwei riesige, mehrere hundert Kilo schwere Schildkröten als Haustiere, um sie zu beobachten und den nun folgenden *Gui Xi Gong* (Schildkröten-Atmungsübung) besser nachahmen zu können.
Gui Xi Gong ist eine Methode zur Kultivierung des Inneren in der daoistischen Wudang-Tradition, auch bekannt als »Xuanwu Ding« oder »Guixi Zhen Ding Gong« (玄武定 oder 龟息真定功). Es ahmt die Atemtechnik der Schildkröte nach, um die innere Energie zu kultivieren und eine Lebensverlängerung zu erreichen.

Sitzende Version
(Es gibt auch Versionen auf dem Bauch und auf der Seite liegend[322])

1. Bewusstsein

Anfänger sollten mit geradem Oberkörper im Schneidersitz sitzen und darauf achten, dass der ganze Körper entspannt und natürlich ist, denn Entspannung führt zu einem ruhigen Geist und zur Entspannung aller Gefäße. Liegen locker auf den Knien, die Handflächen nach unten. Schließen Sie die Augen oder schauen wie im Za-Zen mit halb geschlossenen Augen nach unten und drücken Sie die Zunge wieder an die Ausbuchtung am Gaumen hinter den Zähnen. Atmen Sie natürlich, langsam, ein und aus.

2. Atmung und Bewegung

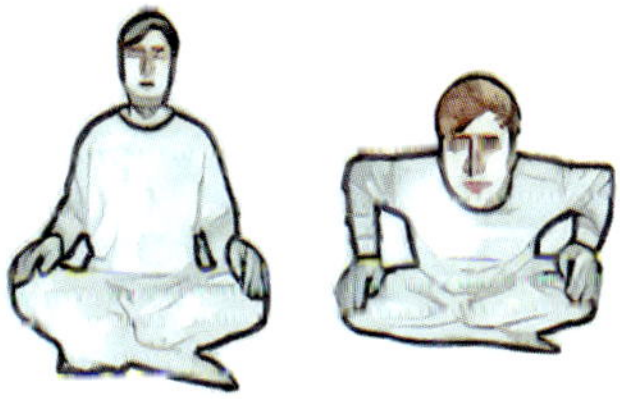

Die Atmung geht, wie in allen Übungen dieses Buches immer durch die Nase, nie durch den Mund. Stellen Sie sich nun vor, ihr Kopf wäre eine Kelle zum Wasser schöpfen und würde wie ein Vogel Wasser trinken, mit einer Bewegung, bei der das Kinn mit einer runden Bewegung zunächst herunter auf die Brust geht (Wasser schöpfen) und sich dann nach vorne

322 Video, in chinesisch in Liegender Version:
https://www.bilibili.com/video/BV1XP411g78C/?uid=425631585034313167373843

und oben bewegt, so dass das Gesicht vorgestreckt ist und der Hals maximal nach vorne gestreckt, und schließlich der Kopf sich nach hinten bewegt (Schlucken) und leicht nach oben schaut.
Während des „Wasser schöpfens" wird eingeatmet, dann beim Hochschauen die Luft angehalten und – wenn anschließend der Kopf die runde Bewegung macht, wieder nach unten und vorne und dabei ausatmet. Das Ganze soll in einer runden Bewegung stattfinden und zwölfmal (oder ein Vielfaches davon) wiederholt werden.
Die schaufelnde Bewegung kann auch rückwärts gemacht werden, um Hals und Brustwirbelsäule zu trainieren. Insgesamt sollte die Übung 5-10 Minuten gemacht werden.

Eine ganz ähnliche Übung im Qi-Gong heißt „*Der Kranich schluckt das Wasser*", wird aber ohne die Brustwirbelsäule gemacht.

Beide Methoden wirken gut gegen Schwindel, Nackenschmerzen, Kopfschmerzen und manche Formen von Tinnitus.

»Der Kranich spreizt die Flügel«-Übung

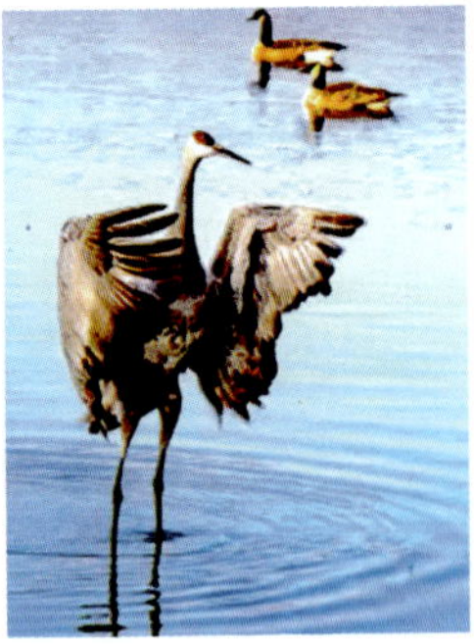

In der chinesischen Mythologie steht der Kranich (鶴), genannt *He*, nicht nur für eines der vier himmlischen Urtiere, sondern auch für Weisheit und Unsterblichkeit, so dass die Unsterblichen Weisen, genannt *Xian* (仙) auf ihm zum Himmel fliegen. Der Vogel spreizt beim Laufen manchmal die Flügel auseinander, so dass er als Vorbild für eine Übung dient, die das Qi in den Brustkorb fließen lässt:

Man legt hierbei die Hände auf den Bauch, die Daumen oberhalb des Nabels. Beim Ausatmen durch die Nase wird dort mit leichtem Druck das Gefühl kompletter Entleerung gefördert. Dann lässt man den Bauch und Brustkorb sich wieder auf natürliche Weise mit Luft füllen, ohne bewusst einzuatmen, so dass sich der Brustkorb wie von selbst öffnet wie der Kranich, der die Flügel spreizt. Der Brustraum soll sich mit klarer Luft und Qi füllen, was mit einer Visualisation begleitet werden kann. Diese Übung wird siebenmal wiederholt.

Nachdem man sie im Stehen beherrscht, kann sie auch beim Laufen angewendet werden. Es sollten dann immer drei oder sechs Schritte (je nach Laufgeschwindigkeit) für einen Ein- und Aus-Atemzug verwendet werden.
Sie ist besonders geeignet für Menschen mit Atemproblemen und sollte dann täglich wiederholt werden.

Anweisungen zur Aufnahme der Energie von Sonne und Mond[323]

Während die bisherigen Übungen vorwiegend kombinierte Bewegungs- und Atemtechniken, oft mit Visualisierung waren, gibt es im Daoismus auch Übungen, welche die Energien aus der Natur aufnehmen sollen. In diesem Falle von Sonne und Mond. Obwohl dies zunächst sehr obskur klingt, zeigt die Wissenschaft, dass es hier tatsächlich um die Absorption von Nah-Infrarotlicht handelt, welches der Gesundheit sehr zuträglich ist. Nach den Übungen folgt daher die Erklärung aus Forschung und Wissenschaft.
In einem der ältesten erhaltenen daoistischen Texte, dem *Huai Nan Zi* heißt es:

> Die Ansammlung der heißen Energie brachte das Feuer hervor. Die Essenz (Jing) des Feuer-Qi ist die Sonne. Die Ansammlung der kalten Energie brachte das Wasser hervor. Die Essenz (Jing) des Wasser-Qi ist der Mond.[324]

Diese Art von Meditation geht über die alltäglichen Übungen hinaus und wird auch nur zu bestimmten Tagen und Tageszeiten verwendet. Da sie die Muskeln und die gesamte Energie des Körpers stärken kann, habe ich sie hier bereits aufgeführt, obwohl sie eigentlich in ein künftiges Buch über daoistische Übungen gehört.

323 Aus den Quellen der Long-Men Pai (Drachentor-Schule), einem Zweig der daoistischen Quan Zhen Pai (Schule der Vollständigen Wirklichkeit).

324 Original: https://ctext.org/huainanzi und http://www.chinaknowledge.de/Literature/Daoists/huainanzi.html In Englisch: Liu An (179-122 v.Z.): »The Huai Nan Zi« Übersetzt von John S. Major et al., Columbia University Press, 2010

Ausführliche daoistische Meditation »Die Essenz der Sonne sammeln«

Dies ist eine mächtige Meditation, welche früher nur den Eingeweihten vorbehalten war. Sie können auch die später folgende Light-Version verwenden, wenn Sie von dieser überfordert sind. Wenn der Übende mit der folgenden daoistischen Praxis beginnt, Energie und Licht von der Sonne zu absorbieren, sollte er dies zunächst bei Sonnenaufgang und Sonnenuntergang tun, wenn die Spitze der Sonne beginnt, den Horizont zu überragen. Dies ermöglicht es dem Dao-Schüler, in die Sonne zu schauen und ihre Essenz durch seine Augen aufzunehmen, ohne die Augen zu schädigen. Die stehende Meditation zum Sammeln der Essenz der Sonne wird wie folgt beschrieben:

1. Stehen Sie an einem klaren, sonnigen Tag draußen, wenden Sie sich der Sonne zu und nehmen Sie eine **Wuji-Standhaltung** ein: Die Knie nicht durchgedrückt, sondern leicht gebeugt, die Wirbelsäule so, als werde sie vom Kopf nach oben gezogen.
   Bringen Sie dann die **Zunge** in die Position des Feuerelements, die sich am oberen Gaumen hinter den Zähnen befindet. Die Hände liegen entspannt an den Körperseiten, die Knie sind gebeugt und die Füße etwas weiter als **schulterbreit** auseinander. Lassen Sie Ihren Geist im Stehen entspannen und zur Ruhe kommen. Atmen Sie gleichmäßig und natürlich und befreien Sie Ihren Geist von allen abschweifenden Gedanken.

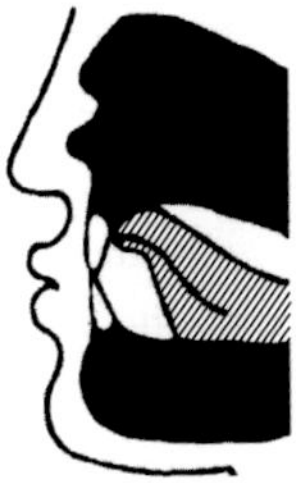
Feuerposition

2. Wenn die Sonne beginnt, über den **Horizont** zu steigen, **öffnen Sie die Augen** ein wenig. Sie sollten das sanfte, rötliche Glühen des Sonnenlichts sehen können. Wenn die Sonne bereits aufgegangen ist, schließen Sie die Augen und verwenden Sie die innere Sicht, um das strahlende Licht der Sonne zu sehen und zu fühlen.
3. Atmen Sie durch die Nase ein und stellen Sie sich vor, wie Sie die Sonnenstrahlen **absorbieren**. Spüren Sie, wie diese Strahlen den Mund mit der kraftvollen Energie der Essenz des Sonnenlichts fül-

len. Richten Sie Ihren Blick weiterhin auf die Sonne, halten Sie die Augen halb geöffnet, atmen Sie ein, das heißt **„nehmen Sie einen Schluck Sonnenlicht"** und absorbieren Sie die Sonnenenergie in den Augen. Sammeln Sie die von den Augen absorbierte Energie in Ihrem **oberen** Dantian zwischen den Augenbrauen, im sogenannten „dritten Auge".

Schließen Sie nun die Augen und stellen Sie sich vor, wie Sie die goldene Lichtenergie der Sonne mit dem durch die Nase **eingeatmeten Qi vermischen**. Halten Sie den Atem an und konzentrieren Sie sich darauf, beide Energien zu vermischen und das kombinierte Qi in einen **goldenen Tropfen** zu verwandeln.

4. Strecken Sie als nächstes Ihre Hände in Richtung Sonne und stellen Sie sich vor, wie Sie diese umarmen. Richten Sie Ihre Zeigefinger auf die Mitte von der Sonne und stellen Sie sich vor, wie Sie **die Sonne vor dem Körper zu Ihrem unteren Dantian nach unten** ziehen. Halten Sie sie dort für einige Minuten.

5. Stellen Sie sich vor, wie sich die Sonne sanft vor Ihrem **unteren Dantian dreht** und wendet. Halten Sie Ihre Ellbogen an Ihren Seiten und **schwingen** Sie sich sanft von einer Seite zur anderen; stellen Sie sich vor, dass es die Bewegung der Sonne ist, die sowohl Ihre Arme als auch Ihren Körper bewegt. Mit diesem Bild können Sie die Sonne in Position halten.

6. Legen Sie beide Hände um die Sonne, als ob Sie einen mächtigen **Lichtball umarmen** würden. Stellen Sie sich als Nächstes vor, wie sich die Sonne langsam über Ihren **Nabel hinein in Ihren Körper bewegt**. Lassen Sie beide Hände **die Sonne in den Nabel drücken**, wobei die linke Handfläche auf der rechten Handfläche liegen sollte (bei Frauen umgekehrt).

   Während Sie die Sonne komprimieren, nehmen Sie mit einem **tiefen Atemzug die Sonnenenergie in das untere Dantian** auf. Stellen Sie sich vor, wie sich die Energie der Sonne in eine leuchtende **Kugel aus goldenem Qi** verwandelt. Mit jedem Atemzug leuchtet dieses goldene Qi hell in Ihrem unteren Dantian unter dem Nabel; mit jedem Ausatmen **breiten sich die hellen Strahlen der Sonne aus** und strahlen innerlich im ganzen Körper.

7. Um die Meditation zu beenden, entspannen Sie sich und stellen Sie sich vor, wie sich das Qi vom Scheitel hinunter bewegt bis zum unteren Dantian, und Körper, Geist und Seele in einen Zustand der Ruhe und Entspannung versetzt.
8. Stellen Sie sich dann vor, wie die Sonne vom Perineum zwischen Anus und Geschlecht senkrecht durch den Körper zum Scheitelpunkt des Kopfes **hinaufsteigt** (die sogenannte Taiji-Himmelsäule), Ihren Körper über Ihr **oberes Dantian** (auch Aku-Punkt *Yintang*, auch *drittes Auge* genannt) wieder verlässt und zurück in den Himmel steigt.

Vorsichtsmaßnahmen

Es darf nur an einem klaren Tag praktiziert werden, an dem die Sonne nicht verdeckt ist. Vermeiden Sie es, diese Meditation bei Nebel, Smog, dichten Wolken und Sonnenfinsternissen zu praktizieren, da die Energiekultivierung in diesen Zeiten eine unnatürliche Kultivierung von trübem Qi verursacht, wie mich auch mein Meister Lee schon belehrte. Übungen, bei welchen Energien aufgenommen werden, können bei falscher Umgebung auch zur Aufnahme schädlicher Energien führen. Daher eignet sich die freie Natur, z. B. ein Wald besser hierzu als Balkone oder andere Umgebungen.

Außerdem kann die Aktivität von Sonnenflecken zu heftigen magnetischen Explosionen auf der Oberfläche der Sonne führen. Diese Aktivität kann zu zusätzlicher Sonneneinstrahlung führen, die wiederum geomagnetische Störungen und – bei sensiblen Menschen – auch mentale Störungen wie Migräne oder Stimmungsschwankungen verursachen kann, wie die junge Wissenschaft der Heliobiologie zu berichten weiß[325].

325 https://link.springer.com/book/10.1007/978-3-031-22548-2 und https://www.mdpi.com/2073-4433/12/3/346 und https://www.spaceweatherlive.com/en/news.html sowie https://en.wikipedia.org/wiki/Chronobiology

Wie bereits im Kapitel über Demenz aufgeführt, kann Sonnenlicht, oder sein Ersatz durch Tageslichtlampen zu einer Verbesserung des Schlafes und der Stimmung beitragen.[326]

Die Meditation »Die Essenz des Mondes sammeln«

Für einen Daoisten ist das Wissen über die verschiedenen Mondphasen wichtig, um seine spirituelle Praxis zu stärken. Das Qi und das Blut des physischen Körpers werden durch die Anziehungskraft von Sonne und Mond beeinflusst, genauso wie die Gezeiten des Meeres durch die Anziehungskraft dieser Himmelskörper beeinflusst werden.
Der Mond hat spezifischen Einfluss auf die menschliche Energiephysiologie.
Mondlicht hingegen enthält nur wenig blau, aber viel Licht im Bereich grün-gelb-rot. Dadurch entsteht zwar die gleiche Farbtemperatur, Mondlicht hat aber kaum Einfluss auf unseren *täglichen* Rhythmus, aber auf den mon(at)lichen Rhythmus.[327]

Wie es scheint, absorbiert der Körper im Alter weniger von der IR-Strahlung. Alte Menschen sind auch Temperaturen gegenüber empfindlicher, und ihre Haut ist dünner und die Durchblutung schlechter. Mehr dazu im Abschnitt »Wissenschaft von Wärme und Licht« weiter unten
Wenn also der Mond die Menge des von ihm reflektierten Lichts erhöht, werden das Qi und das Blut des Körpers stärker genährt. Bei Vollmond werden Qi und Blut substanziell.
Umgekehrt heißt es, wenn der Mond beginnt, weniger Licht zu reflektieren, verlieren die Muskeln ihre energetische Substanz. Diese Abnahme der Energie führt dazu, dass sich die acht außerordentlichen Gefäße und die zwölf Hauptkanäle des Körpers entleeren, um die Muskeln zu unterstützen, die langsam einen Energiemangel aufweisen.

326 Seok JW, Kim JD: Light Therapy for Older People with Depressive Symptoms: Systematic Review and Meta-Analysis.J Clin Med.(2024 Nov 20), https://pubmed.ncbi.nlm.nih.gov/39598126/

327 https://www.cell.com/current-biology/fulltext/S0960-9822(13)00754-9?_returnURL=https%3A%2F%2Flinkinghub.elsevier.com%2Fretrieve%2Fpii%2FS0960982213007549%3Fshowall%3Dtrue, DOI: https://doi.org/10.1016/j.cub.2013.06.029

Die Energie des Mondes bestimmt die Gezeiten der Ozeane, beeinflusst den Menstruationszyklus einer Frau und den Flüssigkeitsspiegel des Körpers, der sich über einen 28-tägigen Zyklus ebenfalls hebt und senkt. Die alten Daoisten glaubten, dass das Qi des Menschen wie Feldfrüchte bei zunehmendem Mond (steigend) gepflanzt werden sollte und nicht bei abnehmendem Mond (sinkend). Dies lag daran, dass man annahm, dass die Energiefelder der Erde durch den Einfluss des Mond-Qi an Größe und Stärke zunehmen.

Im alten China erzählte man, dass die Zeit des »Mondfestes« und des »Erntemondes« die Zeit war, in der der Mond der Erde am nächsten war. Zu dieser Zeit übte der Mond die stärkste magnetische Anziehungskraft aus, sowohl auf die Gewässer der Ozeane als auch auf die inneren Gewässer des menschlichen Körpers. Die Daoisten stellten fest, dass dies die Zeit war, in der das Ling Zi (magisches/spirituelles Selbst) eines Menschen in seinem Körper am aktivsten war, was seine energetische und spirituelle Stärke erhöhte und die Wirksamkeit seiner fokussierten Absicht verstärkte.

Ausführliche daoistische Meditation »Die Essenz des Mondes sammeln«

Bei Vollmond nutzt ein Freund des Dao die kraftvolle Yang-in-Yin-Energie des Mondes, um die eigene spirituelle Kraft zu stärken und zu entfalten. Daoistische Schüler wenden die Meditation ‚Die Essenz des Mondes sammeln' traditionell in Verbindung mit der Meditation ‚Die Essenz der Sonne sammeln' an, um erschöpfte Yin- und Yang-Energie wieder aufzufüllen. Die lebenswichtige Mondessenz wird manchmal auch als »Mondkühlung« oder »Kühllicht« bezeichnet und wird verwendet, um die Nieren zu nähren und das Mark (*Gu Sui*) und das Gehirn zu stärken, während sie gleichzeitig zur Langlebigkeit des Schülers beiträgt.

Gemäß bestimmten daoistischen Lehren wird die folgende spezielle Vollmond-Kultivierungsmeditation traditionell nur an neun Tagen im Monat praktiziert, nämlich an den hellsten Nächten des Monats:

Die drei Tage vor dem Vollmond: Dies ist der Zeitpunkt, an dem das Yang (Sonnenlicht) im Yin (Mond) maximales Wachstum repräsentiert.
Die drei Tage des Vollmonds: Dies ist der Zeitpunkt, an dem das Yang (Sonnenlicht) im Yin (Mond) maximale Strahlkraft repräsentiert.
Die drei Tage nach dem Vollmond: Dies ist der Zeitpunkt, an dem das Yang (Sonnenlicht) im Yin (Planet Mond) den Beginn von Yin darstellt.

Diese besondere Mondkultivierungsmeditation ist während der Neumondphase verboten, da zu diesem Zeitpunkt zu wenig Mondessenz gesammelt werden kann. Auch sollte »Die Essenz des Mondes sammeln« nur in klaren Nächten praktiziert werden, wenn der Mond nicht verdeckt ist. Vermeiden Sie es, diese Meditation bei Nebel, dichten Wolken und Mondfinsternissen zu praktizieren, da die Kultivierung in diesen Zeiten zu einer unnatürlichen Absorption von trübem Qi führt.

Die *Meditation zum Sammeln der Mondessenz* wird wie folgt beschrieben:

1. Beginnen Sie die Meditation, indem Sie draußen an der frischen Luft stehen und in Richtung Mond blicken.
2. Bringen Sie die Zunge in die Wasserelement-Position, die sich am oberen Gaumen im Rachen befindet, im hinteren Teil des Mundes. Die Wasserelement-Zungenposition entspricht dem Funktionskreis Nieren. Die Zunge wird auf den weichen Gaumen gelegt, der sich hinten am oberen Gaumen befindet. Wenn ein Würgereiz entsteht, ist die Zunge zu weit hinten. Sie sollte locker anliegen.

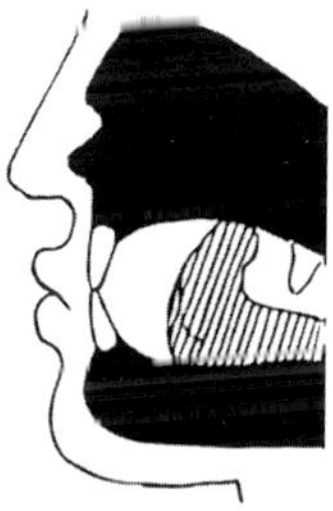
Wasserposition

3. Nehmen Sie eine entspannte und ruhige Haltung ein, atmen Sie gleichmäßig und befreien Sie Ihren Geist von allen abschweifenden Gedanken.
4. Stellen Sie sich mit dem Gesicht zum Mond. Senken Sie Ihre Augenlider, bis Sie das Mondlicht gerade noch sehen können.

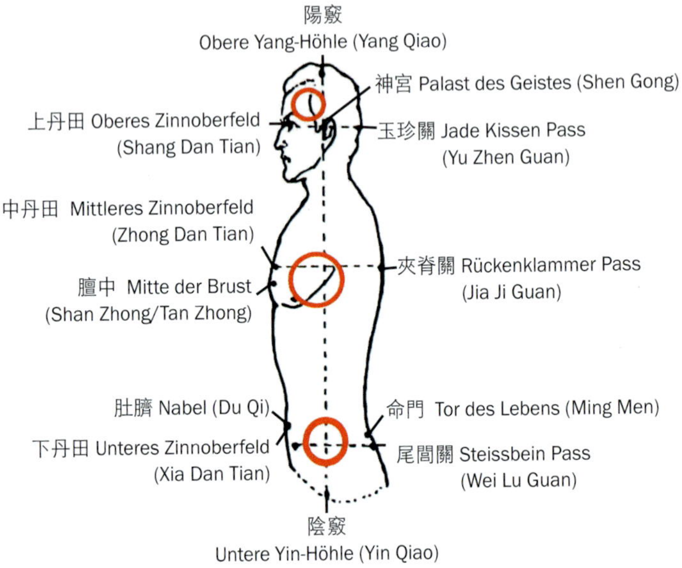

Atmen Sie durch die Nase ein und stellen Sie sich vor, wie Sie einen Schluck der Mondessenz trinken. Gleichzeitig stellen Sie sich mit halb geschlossenen Augen vor, wie Sie die Energie der Mondessenz mit Ihren drei Augen (d.h. Ihren natürlichen Augen und Ihrem dritten »Himmelsauge«) in Ihren oberen Dantian »einatmen«.

Schließen Sie dann Ihre Augen vollständig und stellen Sie sich vor, wie Sie die Mondessenz mit der Energie, dem Qi mischen, welches Sie durch die Nase eingeatmet haben.

Halten Sie den Atem leicht an und konzentrieren Sie sich darauf, die Kraft des silbernen energetischen Lichts der Mondessenz zu spüren. Vermischen und kombinieren Sie das durch die Nase eingeatmete Qi und das in den oberen Dantian eingesaugte Mondlicht. Formen Sie die kombinierte Essenz zu einer kleinen Silberperle und schlucken Sie diese magische Pille dann langsam hinunter in den **unteren Dantian** (auf der **Kreuzung** der gedachten Linie von *Hui-Yin* [Perineum] zum *Bai-Hui* [Scheitel] und von drei Finger breit unterhalb des Nabels bis zum Punkt *Ming Men* zwischen den Nieren).

5. Als Nächstes strecken Sie Ihre Hände in Richtung des Mondes. Stellen Sie sich vor, Sie umarmen den Mond und ziehen ihn vom Himmel herunter, sodass er sich direkt über Ihrem **oberen Dantian** an Ihrem *Bai-Hui* befindet. Halten Sie dieses Bild für einige Minuten geistig fest.
6. Stellen Sie sich dann vor, wie sich aus dem ersten Mond ein zweiter Mond bildet, und bringen Sie diesen mit beiden Händen nach unten, bis er sich auf Höhe und vor dem **mittleren Dantian** in der Mitte der Brust, am Akupunkturpunkt *Tan Zhong* befindet. (In der Mitte zwischen den Brustwarzen, siehe Bild). Halten Sie dieses Bild für einige Minuten im Geist.
   Stellen Sie sich schließlich vor, wie sich aus dem zweiten Mond ein dritter Mond bildet, und bringen Sie ihn auf die Höhe des **unteren Dantian**, der vor dem Unterbauch schwebt. Halten Sie diese Position einige Minuten lang im Geiste fest.
7. Stellen Sie sich weiterhin vor, wie alle drei Monde vor Ihren **drei Dantian** schweben (zwei vor Ihrem Körper und einer über Ihrem Kopf).
8. Halten Sie dieses Bild ebenfalls einige Minuten lang im Geist.
   Stellen Sie sich schließlich vor, wie sich aus dem zweiten Mond ein dritter Mond bildet, und bringen Sie ihn auf die Höhe des unteren Dantian, der vor dem Unterbauch schwebt. Halten Sie diese Position ebenfalls mehrere Minuten lang.
9. Stellen Sie sich weiterhin vor, wie alle drei Monde vor Ihren drei Dantian schweben (zwei vor Ihrem Körper und einer über Ihrem Kopf).
10. Atmen Sie ein und beginnen Sie, beide Arme über den Kopf zu heben. Als Nächstes stellen Sie sich vor und fühlen Sie, als würden Sie den ersten Mond in Ihren Kopf drücken und das obere Dantian mit dem silberweißen Licht der Mondessenz füllen
    Während beide Hände das Mond-Qi in das obere Dantian drücken, halten Sie die linke Hand auf der rechten Hand (bei Frauen um-

gekehrt). Während Sie ausatmen, stellen Sie sich vor, wie das Licht des Mond-Qi die neun Kammern des oberen Dantian füllt und von innen erleuchtet.

11. Während das Licht des Mond-Qi in Ihren Körper sinkt, stellen Sie sich vor und fühlen Sie, wie das silberweiße Licht des Mondes auch den Bauchraum füllt. Während Sie ausatmen, stellen Sie sich vor, wie das Licht des Mondes die neun Kammern des unteren Dantian füllt und erleuchtet.

12 Lassen Sie beide Hände einige Minuten lang an Ihren Seiten ruhen. Dann heben Sie langsam Ihre linke Hand (bei Frauen die rechte) und beginnen, neunmal sanft auf Ihren Kopf zu klopfen.
Stellen Sie sich beim Klopfen vor, dass die in allen drei Monden enthaltene Energie sich auflöst und sofort zu einer strahlend weißen Lichtenergie verschmilzt, die ihr kraftvolles Licht über Ihre zentrale *Taiji-Säule*[328] ausstrahlt und die kraftvolle Energie aller drei Dantians miteinander verbindet.

13. Nach ein paar Minuten entspannen Sie sich und führen die Meditation »Himmel herunterziehen« durch. Sie stellen sich dabei vor, wie sich das Qi vom Scheitel hinunter bewegt bis zum unteren Dantian, und Körper, Geist und Seele in einen Zustand der Ruhe und Entspannung versetzt.

Wenn Sie nicht gleich die vollen daoistischen Methoden probieren wollen, oder körperliche Einschränkungen bestehen, können Sie auch erst die einfachen »light« Versionen, der Essenz-Aufnahme üben.

328 Selbst auf die Gefahr hin, dass ich hier nur die Kundalini-Fans beglücke, aber der zentrale Kanal, die Taiji-Säule – chinesisch Chong-Mai (冲脈)– entspricht der mittleren Nadi, dem Sushumna-Kanal. Im Daoismus heißt dies unter anderem ›die Tai Ji (太極) Säule‹ und wird – um die Verwirrung zu vervollständigen – auch in manchen Büchern ›Zhong-Mai ‹(中脈 geschrieben mit Z) also ›Mittlerer Kanal‹ genannt. Wenn dann noch die im Festland üblichen Kurzzeichen verwendet werden, steht dort entweder 冲脉 oder 中脉.

Vereinfachte Version von Sonne und Mond Essenz absorbieren

Sonnenlicht (Morgen- und Abenddämmerung)
Drei einfache Methoden

Erste kurze Methode
Öffnen und aufnehmen: Nachdem Sie Ihren Geist zur Ruhe gebracht haben, öffnen Sie Ihre Augen und lassen Sie Ihren Blick so weit wie möglich in die Ferne schweifen. Während sich Ihr Blick in die Ferne ausdehnt, lassen Sie das strahlende Licht (*Shen Guang*) Ihres Wahren Geistes (*Yuan Shen*) die drei grundlegenden Muster des jeweiligen Energiefeldes des Horizonts (d. h. sein einzigartiges Licht, seine energetischen Farben und seine Formen und energetischen Muster) erleben und darin eintauchen.
Einsaugen und Verdauen: Atmen Sie nun ein und »saugen« Sie das Bild des Horizonts langsam in Ihr Gehirn. Dies wird erreicht, indem Sie Ihre Augen nach oben in Richtung Ihres *Yintang-Bereichs* (Drittes Auge) rollen, während Sie einatmen und die Energie aus der Umgebung in Ihr *Yintang* (Drittes Auge) ziehen.
Schließen Sie sanft die Augen und konzentrieren Sie sich darauf, die gesamte aufgenommene Energie zu genießen und aufzunehmen. Lassen Sie die Energie, die Sie von den entfernten Bildern aufgenommen haben, tief in Ihren Geist eindringen und die verschiedenen Farben, Formen und Bilder weiter in die innersten Kammern im Kopf (oberer Dantian) senden.
Öffnen und projizieren: Öffnen Sie als nächstes Ihre Augen und verwenden Sie das gesammelte Licht Ihres Gedächtnisses, um die aufgenommenen Bilder in der Vorstellung schnell hinaus zu projizieren und zum Horizont zurückzubringen. Beobachten Sie, ob das Bild im Gedächtnis die äußere Umgebung mit ihren verschiedenen Lichtern, Farben und Mustern überlagert.
Ende: Nachdem Sie diese »Einsaugen-Ausstoßen«-Technik einige Minuten lang wiederholt haben, lassen Sie das Licht des Shen, also die

verschiedenen Bilder schließlich im Kopf (im oberen Dantian), aufzunehmen und festzuhalten.
Als Nächstes stellen Sie sich vor wie die Energie des absorbierten Bildes aus der Mitte des Kopfes in den oberen Gaumen hinabsickert und sich mit dem Speichel (Jadesaft, *Yü Lu*) vermischt.
Nach einiger Zeit atmen Sie durch den leicht geöffneten Mund ein und Mischen die Luft mit dem energiegeladenen Speichel, schlucken alles hinunter und stellen sich vor, wie das Qi mit allem durch den *Ren-Mai* (Konzeptionsgefäß) nach unten fließt, wo Sie alles in Ihrem unteren Dantian unter dem Nabel sammeln.

Zweite kürzere Methode

Die erste Methode der Absorption stammt besteht darin, dass Sie einatmen, während Sie die Sonnenenergie durch den Scheitelpunkt Ihres Schädels in Ihren Körper »einatmen«. Sie ziehen die Energie der Sonne bis in die Mitte Ihres Gehirns (*Ni Wan*) und dann in Ihren gesamten Kopfbereich, und stellen sich vor wie sie auch in die Speicheldrüsen im Oberkiefer eindringt.
Sammeln Sie die Energie in Ihrem Mund und vermischen Sie sie mit dem dort angesammelten Speichel. Stellen Sie sich vor, wie sich die Energie zu einer goldenen Kugel verdichtet, und schlucken Sie diese Kugel aus Yang-Qi dann beim Ausatmen in Ihren Unterbauch hinunter. Wiederholen Sie diesen Vorgang drei- oder viermal und konzentrieren Sie sich dann beim Atmen auf Ihren Unterbauch (Dantian), um die Wärme der Sonne zu spüren, die dort verweilt.

Dritte, ganz kurze Methode

Als Alternative können Sie sich auch in die Sonne stellen und spüren, wie die Sonne von oben in Sie eindringt und den gesamten Körper ausfüllt, sich in Ihnen ansammelt, so wie Sand in den Boden einer Sanduhr fließt, um sie zu füllen. Wenn Sie spüren, dass Ihr ganzer Körper mit dieser Sonnenenergie gefüllt ist, bleiben Sie in diesem Zustand, halten Sie die Energie leicht fest, spüren Sie sie überall und lassen Sie Ihre Gedanken los.

Man kann jede der kurzen Methoden ausprobieren und je nach Vorliebe auch kombinieren.

Auch in Indien wurde eine Art der Sonnenenergieaufnahme praktiziert und wird als *Sonnenessen* bezeichnet. Allerdings muss man es dabei nicht übertreiben und wie einige Yogis zu versuchen, *ausschließlich* von Sonnenlicht zu leben.[329]

Dabei wird Sonnenlicht zu den sichersten Tageszeiten (mit dem niedrigsten UV-Index und dem höchsten NIR-Index), d. h. bei Sonnenaufgang und Sonnenuntergang, wenn die Sonne tief am Horizont steht, allmählich in die Augen aufgenommen wird. Diese Methode kann nur innerhalb der ersten Stunde nach Sonnenaufgang und direkt vor Sonnenuntergang praktiziert werden, da sonst die Gefahr besteht, dass Sie Ihre Augen schädigen[330]. Sie sollten dabei niemals direkt oder dauerhaft in die Sonne blicken oder sich auf sie konzentrieren, da Sie sonst Ihre Augen verletzen.

Auch sollte man möglichst barfuß stehen während man diese Übung durchführt, und zwar auf der Erde selbst, zum Beispiel im Garten. Die Daoisten erklären dazu, dass – weil diese Methode die Aufnahme von solarer Yang-Qi-Energie beinhaltet – man auch mit dem Yin-Qi der Erde verbunden sein sollte, um einen Energiekreislauf zu schließen.

Um diese Technik des »Sonnenessens« zu praktizieren, sollten Sie am ersten Tag nur wenige Sekunden lang üben und die Zeit jeden Tag um etwa 10 Sekunden erhöhen, insgesamt aber nie länger als ein paar Minuten.

Mondlicht (Nächte um Vollmond bei klarer Sicht)

Wenn man eine Technik wie die obige anwendet, um Yang-Qi zu absorbieren, dann sollte man diese auch mit der Praxis der Absorption der Yin-Qi-Energie des Mondes kombinieren. Die besten Ergebnisse bei der Absorption von Yin Energie werden um die Vollmondperiode

329 https://www.imdb.com/title/tt1424769/ und https://web.archive.org/web/20150903213334/http://www.thehindu.com/2005/12/10/stories/2005121011610400.htm

330 https://en.wikipedia.org/wiki/Sungazing

jedes Monats herum erzielt, wenn das Mondlicht am hellsten ist. Zu dieser Zeit können Sie am besten spüren, wie die Yin-Qi-Energie durch die Oberseite Ihres Kopfes in Ihren Körper aufgenommen wird, (ähnlich wie bei der ersten Sonnenlicht-Methode) in diesem Falle aber auch das Mondlicht wieder durch die Augen aufzunehmen, es in das Gehirn ziehen und sich vorzustellen, dass es in gerader Linie in dem Hinterkopf ankommt.

Natürlich klingt das alles erst mal sehr esoterisch und absurd, aber wie die Forschung zu den verschiedenen Einflüssen von Licht zeigt, ist die Wirkung diese Methoden nicht aus der Luft gegriffen. Auch ein skeptischer Wissenschaftler sollte erst mal für traditionelle Methoden offen sein, und – was kann schon passieren, wenn man sich mal darauf einlässt?

Die Wissenschaft von Licht und Wärme

Nach dem etwas esoterisch anmutenden Teil daher nochmals zurück zur Wissenschaft: Warum sollte man sich überhaupt dem Sonnenlicht besonders aussetzen, als die wenigen Minuten, die uns die Sonne gelegentlich erreicht? Können wir nicht heutzutage auf Sonnenwärme verzichten, da wir doch Heizungen haben? Brauchen wir noch Sonnenlicht, wo wir doch alle Lichtquellen, einschließlich Tageslichtbirnen und Infrarotlampen jederzeit einschalten können?

Wie wir wissen, strahlt sogar der menschliche Körper Wärme in Form von Infrarot-Strahlung aus, ebenso wie fast alle Säugetiere und sogar Spinnen und Insekten. Wir strahlen also selbst die Infrarotstrahlung ab, sozusagen unser »Lebensfeuer«. Brauchen wir denn überhaupt noch Wärme von außen?

Die von außen kommende Infrarotstrahlung dringt ca. 1cm in die Haut ein, Nah-Infrarot (NIR) sogar bis 2cm und mehr, unsichtbare Frequenzen von 900-1400nanometer sogar bis 2,5cm. Man setzt diese Strahlen aus künstlichen Lichtquellen auch bei Psoriasis, Akne und anderen Hautkrankheiten ein.[331]

Auch mit dem für das Auge teilweise schädlichen blauen UV-Licht, am anderen Ende des Spektrums wurde in der Dermatologie viel experimentiert,[332] weil die Frequenz 215-315nm die Bildung von natürlichem Vitamin D anregt und die höhere Frequenz von 315-400 nm zur Bräunung und Therapie von Neurodermitis beiträgt.

Das gilt auch für die Behandlung von Depression, besonders S.A.D. (Saisonale Depression) mit Blaulicht-Lichtbestrahlungen[333], deren Er-

331 https://pubmed.ncbi.nlm.nih.gov/21435024/, https://redlighttherapyhome.com/blogs/news/light-therapy-red-vs-blue#Red_Light-Emitting_Diode_LED https://pubmed.ncbi.nlm.nih.gov/29067616/#:~:text=A%20clinical%20review%20of%20phototherapy%20for%20psoriasis%20Psoriasis,scalp%2C%20arms%20and%20legs%2C%20and%20partial%20nail%20psoriasis.%20target=, https://pubmed.ncbi.nlm.nih.gov/17903156/ und https://www.liebertpub.com/doi/full/10.1089/pho.2013.3616

332 https://pubmed.ncbi.nlm.nih.gov/17254034/, https://pubmed.ncbi.nlm.nih.gov/21687679/, https://pubmed.ncbi.nlm.nih.gov/27537360/

333 https://pubmed.ncbi.nlm.nih.gov/23841684/ , https://pubmed.ncbi.nlm.nih.gov/16165105/ , https://pubmed.ncbi.nlm.nih.gov/25246779/

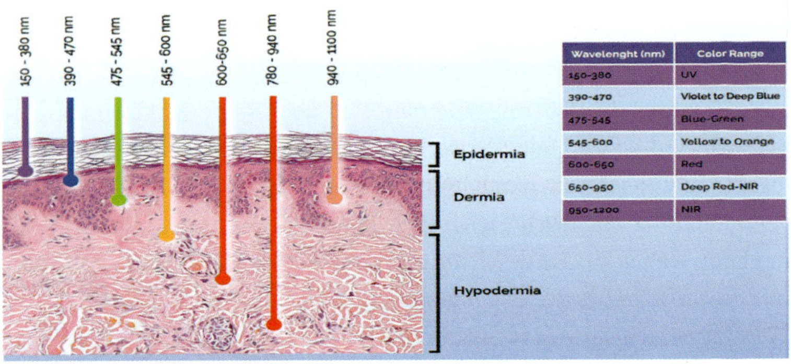

forschung aber im Gegensatz zur Sonnenlicht-Meditation der Daoisten noch in den Kinderschuhen steckt. Der Neurochirurg Dr. Jack Kruse befürwortet ebenso die Nutzung natürlicher Quellen wie Sonnenlicht als Behandlungsansatz.[334]

Auch dort, wo das Licht tiefer in den Körper eindringt, nämlich in den Augen haben rotes Infrarot und blaues UV-Licht offenbar heilende Wirkungen, wie z.B. hier in dem Experiment mit älteren Senioren.

Es wurden auch klinische Studien bei Degeneration der Lichtrezeptoren und Makuladegeneration gemacht[335], wenngleich das dort eindringende künstliche Licht nur mit Vorsicht eingesetzt werden darf[336].

"**Single exposures to** 670nm **(red) light delivered in the morning**, at only 8 mW/cm^2 **have the ability to improve cone photoreceptor function** in aged subjects to levels commonly found in much younger individuals **and can be sustained for up to a week.**"

Shinhmar, Harpreet et al. "Weeklong improved colour contrasts sensitivity after single 670 nm exposures associated with enhanced mitochondrial function." *Scientific reports* vol. 11,1 22872. 24 Nov. 2021, doi:10.1038/s41598-021-02311-1

Aber auch im Körper selbst hat das viel tiefer als das blaue UV-Licht eindringende Infrarotlicht (780 nm bis 1.000 µm) enorme Effekte im Zusammenhang mit dem Immunsystem (Krebs, Autoimmunerkran-

334 https://www.qualialife.com/healthy-mitochondria-scientific-benefits-of-being-outdoors

335 https://pubmed.ncbi.nlm.nih.gov/21421867/ und https://pubmed.ncbi.nlm.nih.gov/18588438/

336 Núñez-Álvarez C, Osborne NN. Blue light exacerbates and red light counteracts negative insults to retinal ganglion cells in situ and R28 cells in vitro. Neurochem Int. Feb. 27, 2019

kungen, Immunabwehr) neurologischen und Alterserscheinungen[337]. Von dem vollständigen Sonnenspektrum (280–3.000 Nanometer) nehmen wir zwar nur einen kleinen Ausschnitt wahr (380-780 nm), aber ebenso, wie wir das kurzwellige blaue Tageslicht als Taktgeber und Vitamin-D Anregung benötigen, brauchen wir das langwellige rote Licht für die Energie in den Mitochondrien und unsere Zellen (s.u.).
Dies gilt auch für Bäume und alle Pflanzen nur umgekehrt: Die Blätter brauchen das blaue UV-Licht zur Energieerzeugung durch Chlorophyll und die Wurzeln brauchen das Infrarotlicht für das Wachstum in den Wurzeln[338].
Während zuviel UV-Licht Schäden an unserer Haut erzeugen können, kann zu viel IR-Licht den Wurzeln der Bäume schaden.
Zumindest beim Menschen ist ein Mechanismus bekannt, durch welchen das morgendliche Rotlicht die Zellen vor Schäden durch das mittägliche UV-Licht schützt, und abends zur Zellreparatur führt, nämlich dann, wenn Zellen geschädigt wurden.[339]

Infrarot in Mitochondrien – der Schlüssel zum Lebensfeuer?

Während das sichtbare Licht beim Auftreffen und Eindringen in unseren Körper *Reaktive Sauerstoffspezies* (ROS), also freie Radikale produziert, sowie Nitrogen-Spezies, welche zwar auch die DNA von Bakterien und Viren zerstört, leider aber auch unsere Zellen zerstören kann, sorgt die Strahlung aus dem Nahinfrarot-Bereich (NIR) für die Produktion von Melatonin in unseren Mitochondrien, welches eben vor den Schäden durch UV-Licht schützt.

Dieses subzelluläre Melatonin macht 95% des gesamten Melatonins aus, während die 5% aus unserer Zirbeldrüse nur bei Dunkelheit produziert

337 Siehe hierzu Bücher wie die 4. Ausgabe von Dr. Michael Belkowskis »Red Light Therapy Treatment Protocols« (E-Book, Amazon) oder Ari Whittens »The Ultimate Guide To Red Light Therapy« (CreateSpace Independent Publishing Platform) oder als E-Book und viele andere zu diesem Thema

338 https://www.hunker.com/12000225/the-effect-of-infrared-light-on-plant-growth

339 https://de.wikipedia.org/wiki/Alexander_Leonidowitsch_Tschischewski und http://www.wfg-gk.de/glacialkosmos41.html, sowie https://www.allversum.com/die-sonne-und-der-verheimlichte-mega-flare-2012/

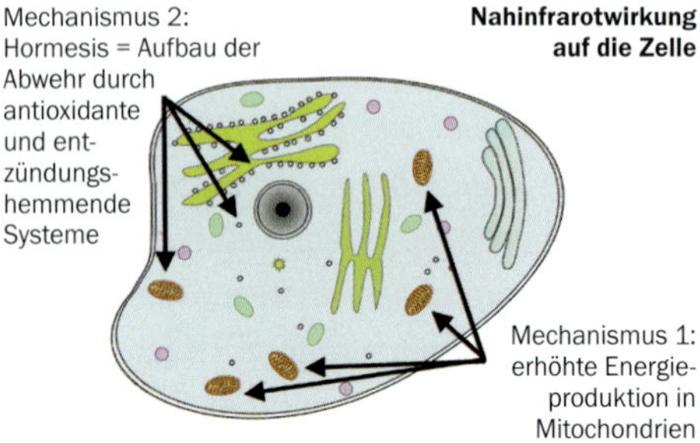

wird und als Zeitgeber für unsere innere Uhren und den Schlaf wirkt.[340] Stattdessen hilft es dem Immunsystem[341] und der Reparatur geschädigter Zellen, durch eine Tunnelbildung von gesunden zu kranken Mitochondrien. Auch andere Antioxidantien werden in den Zellen gebildet, wenn das Infrarotlicht auf sie trifft. Wahrscheinlich deshalb, weil Teile der Mitochondrien welche verschiedene Lichtrezeptoren haben.[342]

Doch dieses Licht schützt nicht nur vor Schäden, sondern regt auch die **Energieproduktion** an: Die Zellen werden zur Bildung von Adenosintriphosphat (ATP) angeregt. ATP ist die primäre »Währung« des Körpers für die biochemische Energieübertragung.

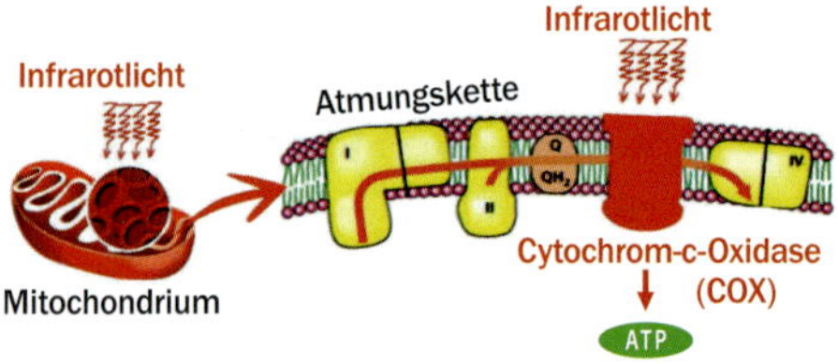

Vereinfacht ausgedrückt, werden Ihre Zellen dazu angeregt, mehr Energie zu erzeugen.
Erhöhte Energie in Ihren Zellen löst die Produktion von Fibroblasten aus, spezifischen Bindegewebszellen, die Kollagen und Elastin bilden Fibroblasten sind entscheidend für körperliche Veränderungen und den Heilungsprozess.

Die Erkrankung der »Energiefabriken«, also den Mitochondrien in unseren Zellen ist selbst noch ein sehr neues und mit vielen Fragezeichen be-

340 Um es ganz genau zu erklären: Die Photonen der NIR-Strahlung erzeugen in den Mitochondrien NF-kB Proteine (nuclear Faktor ‚kappa-light-chain-enhancer' activierter B-Zellen), was widerum das Enzym Serotonin-N-Acetyltransferase (AANAT) erhöht, welches die Umwandlung in zwei Schritten von (subzellulärem) Melatonin aus Serotonin erhöht. In: https://www.melatonin-research.net/index.php/MR/article/view/19

341 NF-κB Drives the Synthesis of Melatonin in RAW 264.7 Macrophages by Inducing the Transcription of the Arylalkylamine-N-Acetyltransferase (AA-NAT) Gene | PLOS ONE https://journals.plos.org/plosone/article?id=10.1371/journal.pone.0052010

342 https://www.ncbi.nlm.nih.gov/pmc/articles/PMC2790317/ und https://pubmed.ncbi.nlm.nih.gov/29164625/

haftetes Forschungsgebiet,[343] welches im Zusammenhang mit Long-Covid[344] und anderen Fatique-Syndromen neuen Auftrieb bekommen hat.

Da jede Zelle in unserem Körper die Mitochondrien benötigt, kann sich eine Erkrankung dieser Einheiten auch auf alles mögliche auswirken und ein Zuführen von Infrarot ist eine mögliche Antwort[345 346].

VIS sichtbares Licht NIR Nah-Infrarot (810 nm)

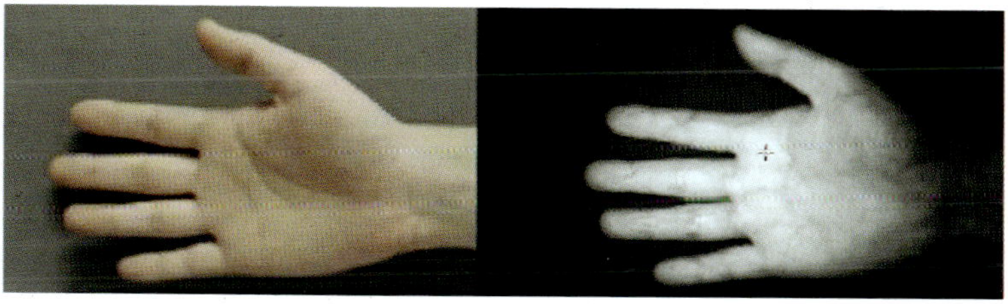

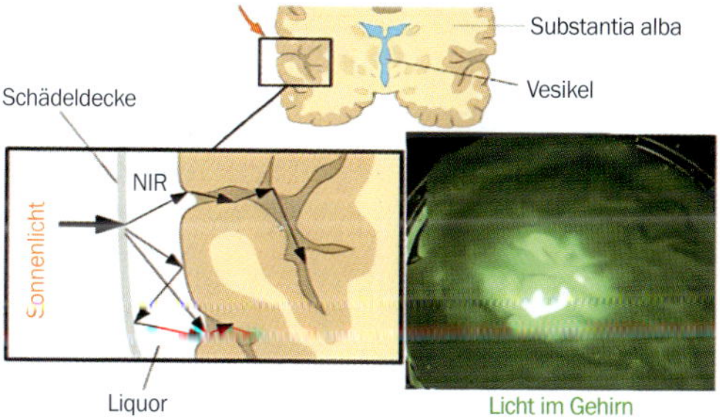

Die Rotlichttherapie erhöht zunächst den durch die Wärme den Sauerstoff-Fluss zu den Zellen, die Flüssigkeitszufuhr, die Durchblutung und die Fähigkeit der Zellen, Entzündungen zu vermeiden. Diese Faktoren stehen vermutlich in engem Zusammenhang mit Adipozyten (Fettzellen) und der natürlichen Fähigkeit Ihres Körpers, diese zu zerstören.

343 https://pubmed.ncbi.nlm.nih.gov/37516673/, https://www.ninds.nih.gov/health-information/disorders/mitochondrial-myopathies und https://pubmed.ncbi.nlm.nih.gov/15009163/ , sowie https://www.netdoktor.de/krankheiten/mitochondriopathie/

344 https://www.ifm.org/news-insights/mitochondrial-impairment-in-long-covid-19/ und https://pubmed.ncbi.nlm.nih.gov/36405232/.

345 https://platinumtherapylights.com/blogs/news/red-light-therapy-mitochondria, https://pubmed.ncbi.nlm.nih.gov/27890822/ und https://de.wikipedia.org/wiki/Mitochondriopathie

346 https://www.researchgate.net/publication/303890737_Proposed_Mechanisms_of_Photobiomodulation_or_Low_Level_Light_Therapy

Zusammenfassung:
Unser Körper gibt Wärme in Form von Infrarot-Frequenzen ab, und wir reagieren auch auf sie bei der Behandlung von außen. Das hat man auch schon im alten China gewusst: Wir haben in der Chinesischen Medizin Moxibustion und heiße Nadeln, »heiße« Arzneipflaster, Fußbäder und Wärmelampen. Denn wie es scheint, sind solche Auswirkungen von Wärme auf unsere Gesundheit von größter Bedeutung.

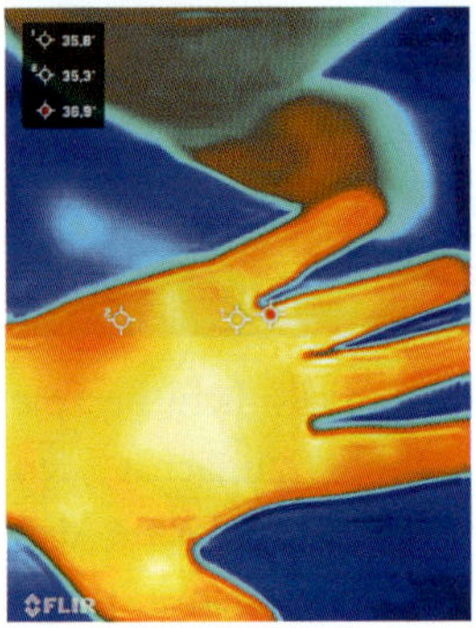

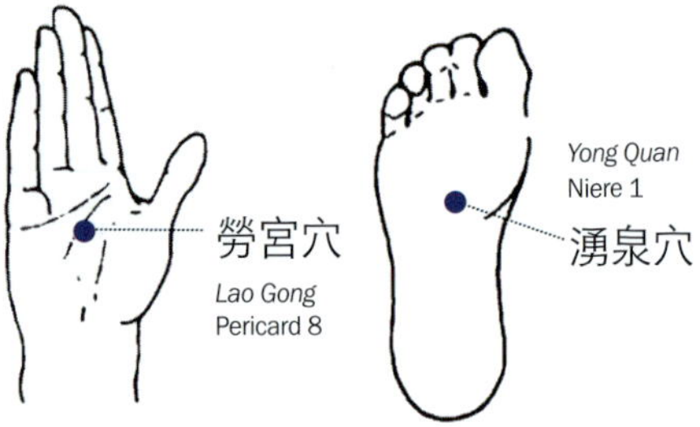

Auch im **Qi-Gong** wird am Punkt *Lao Gong* wie oben erwähnt ein größerer Anteil Infrarotstrahlung abgegeben, so dass auch andere manuelle Therapien über die Hände Wärme abgeben, aber woher bekommen wir sie von außen, wenn es keine Bestrahlungsgeräte gibt?

Aber – irgendwann gab es das alles noch nicht und man muss sich die Frage stellen: Warum überhaupt reagieren wir auf **Licht und Wärme**? Wie hat uns die Evolution dahin gebracht ?

Die Antwort der modernen Wissenschaft führt uns geradewegs wieder zurück zu unserem ursprünglichen Thema:
Aufgrund des Einfallswinkels der Sonnenstrahlen fällt auf die Erde **zur Mittagszeit der größte Anteil an Blaulicht (=Vitamin D)**, während zur Morgen- und Abenddämmerung durch die Filterung der Atmosphäre der Großteil des Lichtes im Infrarotbereich liegt!

Zu diesen Zeiten, also **bei Sonnenaufgang und Sonnenuntergang ist der Rotlichtanteil am Höchsten, nämlich dreimal so viel wie dazwischen.**

Interessant hierbei ist dass der *Nei Dan*-Lehrer *Damo Mitchell* und andere daoistische Quellen die beste Zeit für die Übungen bei **Sonnenaufgang, Sonnenuntergang** und Mitternacht bei **Vollmond** angeben, also genau die Zeit mit der höchsten NIR-Strahlung im Licht. Es gibt hier viele Schulen und Meinungen, vor allem solche, die sich rigide an die Uhrzeiten der Himmelsstämme-Erdenzweige halten. Als allgemeiner Konsens einigte man sich auf frühes Üben zur *Yinmao-Zeit* (3:00–7:00 Uhr) und spätes Üben zur *Haizi-Zeit* (21:00–1:00 Uhr). Aber Uhren, in diesem Falle zur Messung von Doppel-Stunden gab es nur in den Palästen. Das einfache Volk schaute auf die Sonne und hörte den Hahnenschrei. Das Wichtigste ist aber, dass man überhaupt konsequent übt.

Sonnenbaden oder Waldbaden?

Das Baden im Sonnenlicht ist auch in Europa im Altertum eine Therapie gewesen (Heliotherapie).[347] Ihr »modernes« UV-Gegenstück ist die Höhensonne.[348]

Interessant in diesem Zusammenhang ist die *hohe Reflektion* von Sonnenlicht durch grüne Blätter: Im nahen Infrarot (NIR) besitzt die grüne Vegetation eine ungefähr sechsfach höhere Reflexion als im sichtbaren Spektralbereich da frisches Blattgewebe ein gutes Reflexionsvermögen aufweist und die übrigen Wellenlängen vom Chlorophyll und den begleitenden Karotinoiden absorbiert werden. Liegt hierin etwa das Geheimnis des Waldbadens?

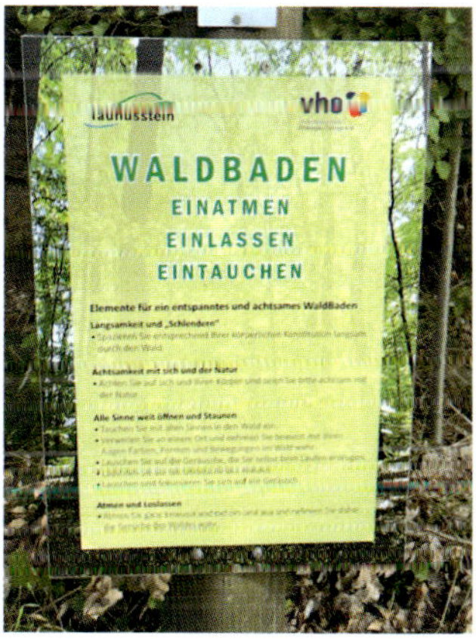

Shinrin Yoku (森林浴) orientiert sich an einem Zweig der medizinischen Wissenschaft, der behauptet, dass mehr Zeit

347 https://gembared.com/blogs/musings/does-sunlight-provide-red-light-therapy-photobiomodulation-from-the-sun-explained

348 https://infothek-gesundheit.de/heliotherapie-phototherapie/

in der Natur überraschende gesundheitliche Vorteile haben könnte.[349] In einer Reihe von Studien aus dem Jahr 2010 fanden Wissenschaftler heraus, dass es zu einer Steigerung der Immunfunktion kommt, wenn Menschen einige Stunden in einer natürlicheren Umgebung (Wälder, Parks und andere Orte mit vielen Bäumen) verbringen.
Aus diesem Grund kann eine Person, die in einen Wald geht und tief durchatmet, zahlreiche Vorteile genießen, darunter niedrigere Cortisolkonzentrationen, eine Senkung der Herzfrequenz und des Blutdrucks, eine Verringerung von Stress und die Heilung von Depressionen.

In Finnland empfehlen Forscher fünf Stunden pro Monat in der Natur, um Depressionen, Alkoholismus und Selbstmord zu reduzieren. Die Waldtherapie wird in Japan vom Staat gefördert. Südkorea verfügt über ein Naturtherapieprogramm für Feuerwehrleute mit posttraumatischer Belastungsstörung. Kanadische Ärzte können Patienten mit psychischen und physischen Gesundheitsproblemen auch »die Natur verschreiben« und sie dazu ermutigen, sich mehr mit der Natur zu beschäftigen.

Warum das so ist, darüber sind sich die Wissenschaftler noch nicht einig: Der Verdienst dem Monoterpenen des Holzes von Bäumen zugeschrieben werden, aber das Chlorophyll frischer Blätter besitzt im nahen Infrarot eine sechsfach höhere Reflexion als im sichtbaren Spektralbereich, da die absorbiert werden.
Aber wie steht es mit dem reflektierten Sonnenlicht, welches uns seit Anbeginn der Erde brav begleitet hat? Hat auch der Mond eine Wirkung?

In unserer sedentären Gesellschaft bei Home-Office, Home-Schooling und neun bis fünf Schreibtischarbeit fehlt natürlich das Sonnenlicht, welches unsere Vorfahren seit ihrer Entstehung geprägt hat, aber wir setzen ja vermehrt Blaulicht an unseren Geräten ein und genauso wenig sind wird nachts ausschließlich dem Mondlicht ausgesetzt, von den hinter der Lichtverschmutzung verblassenden Sternen ganz zu schweigen.

349 Schantz, Peter. (2022). Can nature really affect our health? A short review of studies: https://www.researchgate.net/publication/340713995_Can_nature_really_affect_our_health_A_short_review_of_studies

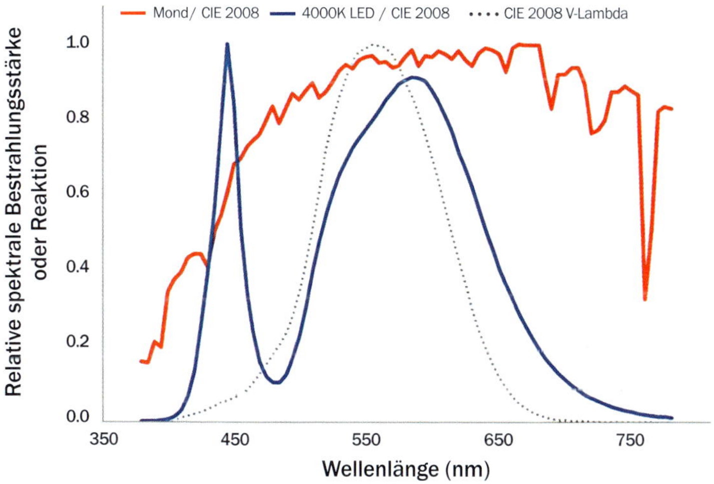

Manche Quellen vermeinen, dass das Mondlicht in etwa dem blauen Licht der LEDs entspricht. Stimmt das? Im Bild links sehen wir das Spektrum des Mondes (rot) und einer 4000 Kelvin LED (blau).

Wann immer wir über die biologische Wirkung von Licht sprechen, müssen wir über Wellenlängen nachdenken. Kurzwelliges Licht, vor allem blaues Licht, beeinflusst unseren biologischen Rhythmus und auch den aller Tiere und Pflanzen in der Umgebung, und kann diesen bei Nacht gründlich durcheinanderbringen[350]. Vereinfacht, lässt sich sagen, dass die Farbtemperatur einer LED mit dem Anteil an blauem Licht steigt, egal ob via Computer oder Handy.[351] Mondlicht hingegen enthält wenig blau, aber viel Licht im Bereich grün gelb-rot. (Siehe Bild oben). Dadurch entsteht zwar die gleiche Farbtemperatur, Mondlicht hat aber kaum Einfluss auf unseren täglichen Rhythmus, aber auf den mon(at)lichen Rhythmus, wie neben stehende Tabelle zeigt:[352]

350 https://news.osu.edu/harms of nighttime light-exposure-passed-to-offspring/ und Cisse, Y. M., Russart, K. L. G., Nelson, R. J. (2017) Depressive-like behavior is elevated among offspring of parents exposed to dim light at night prior to mating. Psychoneuroendocrinology.

351 https://www.nachhaltig-beleuchten.de/blog/technologie/mondlicht-und-4000-kelvin-leds-das-gleiche-oder-etwas-ganz-anderes/

352 Aus: .cell.com/current-biology/fulltext/S0960-9822(13)00754-9, https://doi.org/10.1016/j.cub.2013.06.029

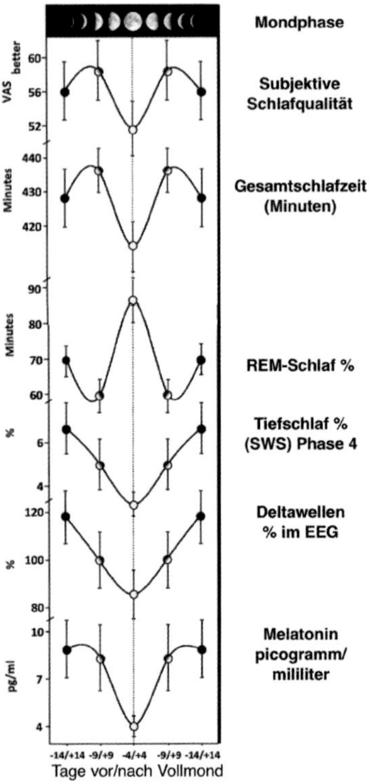

Bild: https://www.semanticscholar.org/paper/Evidence-that-the-Lunar-Cycle-Influences-Human-Cajochen-Altanay-Ekici/a184d93e18ca5b5d575b365af897a184c518ad20

Von oben nach unten: subjektive Schlafqualität, wie anhand des Leeds Sleep Evaluation Questionnaire am Morgen beim Aufwachen beurteilt, objektive Gesamtschlafzeit und Schlaflatenz in Minuten aus PSG-Aufzeichnungen, Schlaf im Stadium 4 und okzipitale EEG-Delta-Aktivität als Prozentsatz des Wertes bei –9/+9 Tagen um den Vollmond herum und der Melatoninspiegel im Speichel am Abend vor dem Ausschalten des Lichts.

Die Autoren der zugehörigen Studie mit 31 Versuchspersonen über 6 Wochen schreiben:

> Während Mondzyklen in verschiedenen Kulturen viel gefeiert werden und trotz der hartnäckigen Überzeugung, dass unser Schlaf von den Mondphasen beeinflusst wird, gibt es bisher keinen verlässlichen quantitativen Beweis dafür, dass der Mond die kortikale Aktivität während des Schlafs beeinflussen kann. Somit ist dies unseres Wissens nach, der erste Bericht über einen Einfluss des Mondes auf objektive Schlafparameter wie die EEG-Aktivität während des NREM-Schlafs und einen hormonellen Marker des zirkadianen Timing-Systems (Melatonin) beim Menschen(..). Somit haben wir Beweise dafür, dass die Entfernung zur nächsten Vollmondphase den menschlichen Schlaf und den abendlichen Melatoninspiegel erheblich beeinflusst, wenn sie unter streng kontrollierten Laborbedingungen gemessen werden, bei denen Faktoren wie Licht und persönliche Mondwahrnehmung ausgeschlossen werden können

Eine 2021 veröffentlichte Studie kam zu dem Ergebnis, dass Mondlicht in vorindustriellen Gemeinschaften wahrscheinlich die nächtliche Aktivität anregte und den Schlaf hemmte, und dass der Zugang zu künstlichem Licht die uralte Wirkung des frühabendlichen Mondlichts nachahmen könnte.[353]

Wenn wir nun wissen, dass die blauen LEDs der Farbmischung des Mondes entsprechen, wird auch klar, wieso wir auf das LED-Licht mit Veränderungen unseres Schlafes reagieren.
Nun sehen wir das Mondlicht ja nur als Reflektion des Sonnenlichtes an, aber – hier kommt wieder die Überraschung – der Mond strahlt selbst kein sichtbares Licht ab, aber dennoch durch Restwärme in seinem Kern **Infrarotlicht!**[354]

Da Infrarotlicht eine Wärmestrahlung ist, strahlen auch die Sterne solches ab, wenngleich in nur sehr kleinem Ausmaß. Der Mondkern ist längst nicht so heiß wie der Erdkern, hat aber auch um die 1400 °C (± 400 °C) an Wärme zu bieten.[355]

Unser Planet und seine Lebewesen sind also daran gewohnt, dass sie auch von außen Wärme erhalten. Natürlich hat sich die Medizin dies in Ost West zu Nutze gemacht und nachdem die UV-Bestrahlung mit der Höhensonne etwas aus der Mode gekommen ist, gibt es nun Infrarot- und Nah-Infrarot Bestrahlungen zu erschwinglichen Preisen. [356]

Es sieht auch so aus, als benötigten wir mit zunehmendem Lebensalter mehr Infrarotlicht: In den Bildern links sehen wir die Hand eines sechsjährigen Kindes, rechts die Hand eines Sechzigjährigen.

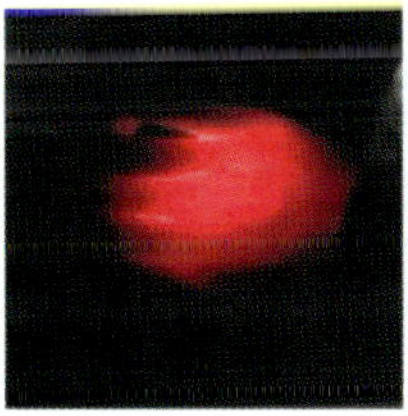

6 Jahre alt

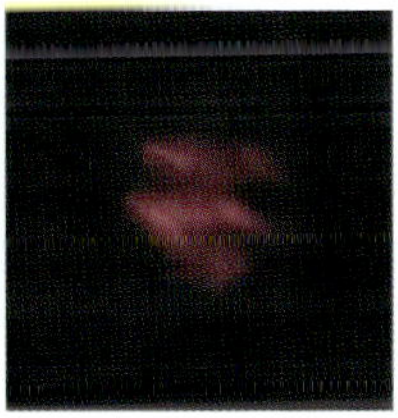

60 Jahre alt

353 »Moonstruck sleep: Synchronization of human sleep with the moon cycle under field conditions«, in: https://www.science.org/doi/10.1126/sciadv.abe0465

354 https://www.lunarsail.com/does-the-moon-emit-its-own-light/#However_The_Moon_Does_Emit_Infrared_Light , https://agupubs.onlinelibrary.wiley.com/doi/abs/10.1029/RS005i002p00229 und https://arxiv.org/abs/2103.13721

355 https://web.archive.org/web/20151015035756/http://www.earth.northwestern.edu/people/seth/351/lunarcore.2011.pdf

356 Eine Ganzkörper-IR und NIR-Matte bei Alibaba kostet etwa 600€, bei Amazon eine bessere Ausführung 800€. https://gembared.com/blogs/musings/best-time-of-day-to-use-red-light-therapy

Wie es scheint, absorbiert der Körper im Alter weniger von der IR-Strahlung. Alte Menschen sind auch Temperaturen gegenüber empfindlicher, und ihre Haut ist dünner (siehe: Dermatoporose) und die Durchblutung schlechter.

Was machte man, als es noch keine NIR-Bestrahlungen gab?

Dr. Richard Wrangham ist Professor für biologische Anthropologie an der Havard Universität. In seinem Buch »Feuer Fangen[357]« berichtet er, wie er feststellte, dass es im menschlichen Mundraum Rezeptoren (»Zungenwärzchen«) gibt, welche die Feinheit von Nahrungsmitteln beurteilen können.

Erhitztes Fleisch also, sei es gekocht oder gebraten, erhält durch die Hitze eine feinere Konsistenz und schmeckt uns daher besser als rohes Fleisch oder auch rohe Pflanzen. Aber nicht nur beim Menschen.

Versuche mit höheren Primaten (Schimpansen, Gorillas) ergaben, dass auch unsere nächsten Verwandten instinktiv die Textur des vorher erhitzten und daher leichter verdaulichen Essens dem Rohen vorzogen.[358] Nur war der frühe Mensch als *Homo erectus* aber wohl das einzige Tier, welches seine Nahrung erhitzen konnte.

Wie Anthropologen und Archäologen herausfanden, saßen die Jäger nach der Jagd zum Essen und auch zur Sicherheit in der Nacht am Lagerfeuer, das außer Wärme, Nahrungsverbesserung und Sicherheit noch einen weiteren Vorteil hatte: Es produzierte eine große Menge an Infrarot- und Nah-Infrarotstrahlung![359]

357 Original: »Catching Fire – how Cooking made us Human« Random Basic Books, New York 2009; in Deutsch »Feuer fangen: Wie uns das Kochen zum Menschen machte – eine neue Theorie der menschlichen Evolution«, Deutsche Verlags-Anstalt, 2009

358 Ibid: Feuer Fangen, Ss. 100ff.

359 Parent, Acem, et al: „Measurement of infrared radiation emitted by the flame of a vegetation fire" in: International Journal of Thermal SciencesVolume 49 Issue 3 March 2010 Pages 555-562LEMTA, Nancy-Université, CNRS, Faculté des Sciences et Techniques, BP 70239, 54506 Vandœuvre lès Nancy Cedex, France, https://www.sciencedirect.com/science/article/abs/pii/S1290072909001859

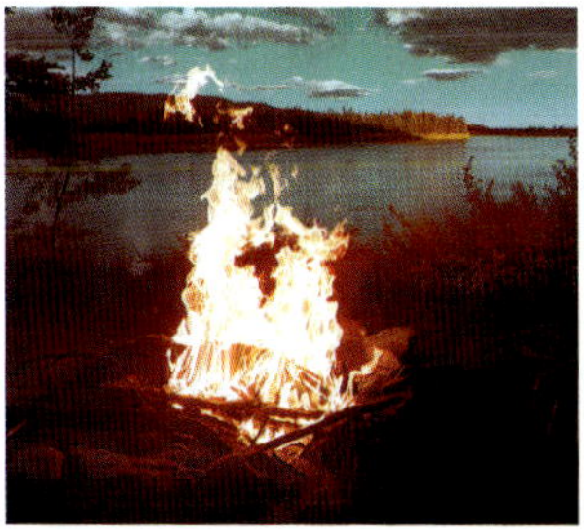

Lagerfeuer bei 590 Nanometer Infrarotstrahlung

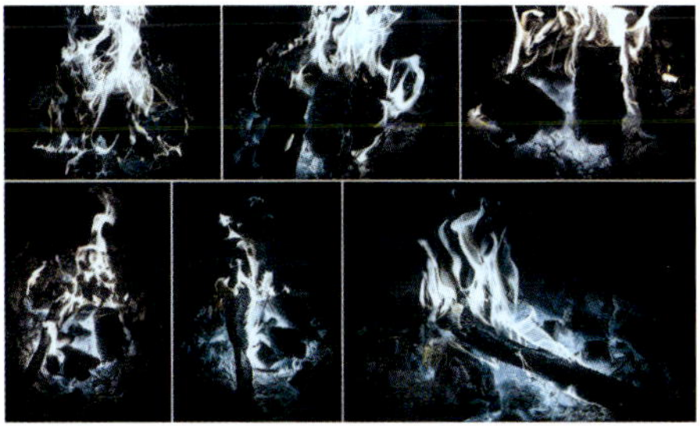

Lagerfeuer bei 720 Nanometer Infrarotstrahlung

Somit hatte das Lagerfeuer die gleiche Wirkung wie Sonnenlicht in der Dämmerung: Es schützte die Haut vor der später am Tag starken UV-Strahlung[360] welche in den Zellen die manchmal zerstörerischen ROS (reaktive oxygene species) hervorbringt. Vor Zellschäden durch die ROS schützt ein besonderes **Melatonin** als Antioxidant die Zellen und erzeugt Energie durch die ATP-Synthese[361].

Und was das Altern angeht, so können Föten und Kinder noch fast 100% des NIR absorbieren, alte Menschen nur noch etwa 60%. Altern wir also wegen dem ROS oder nimmt die Oxidation in den Zellen ab, weil wir als alter Mensch weniger NIR absorbieren und daher weniger vor dem oxidativen Stress geschützt sind?[362]

Sicher ist, Dämmerungslicht, Kerzenlicht und Lagerfeuer und sogar Mondlicht fördern durch das NIR-Licht und seine Wirkung auf unsere Zellen die Wundheilung bei Verletzungen[363] die Muskelbildung durch und vor allem dessen über die Mitochondrien[364] auch die Immunabwehr und die Zellreparatur. Das Candlelight-Dinner ist also gesunder als Arbeit am Handy oder Computer.

360 https://pubmed.ncbi.nlm.nih.gov/34698043/
361 https://www.sciencedirect.com/science/article/abs/pii/S0024320522003125
362 https://pubmed.ncbi.nlm.nih.gov/37516673/
363 https://pubmed.ncbi.nlm.nih.gov/16120414/
364 https://www.sciencedirect.com/science/article/abs/pii/S1567724913002730

Welches Licht? Original und Fälschung

Eine Kerze hat eine Farbtemperatur von etwa 1.500-1.600 Kelvin (=K), Mondlicht 4.120 K und Sonnenlicht abends und morgens um 5.000K und die Mittagssonne zwischen 5.500 K und 5.800 K. Bei den elektrischen Beleuchtungen liegen die alten Straßenbeleuchtungen[365], Natriumdampflampen, ganz unten mit 2000 K, klassische Glühlampen mit Glühfäden bei 2300–2900 K, Halogenlampen zwischen 2.800 bis 3.100 K, Leuchtstofflampen (»Neonröhre«) gibt es in allen Varianten zwischen 2300 und 8000 K, diese Flimmern jedoch, wie fast alle Kaltlichtquellen was empfindliche Menschen bewusst oder unterbewusst stört.

Test: Man kann die Lichtquelle mit dem Handy filmen, und dann in langsamer Geschwindigkeit abspielen, um das Vorhandensein von Flimmern zu testen. Obwohl nicht jeder das Flimmern bewusst wahrnimmt, wurden durch Elektro-encephalographische Tests gezeigt, dass flimmernde Frequenzen von bis zu 300 Hertz in der Hirnstromkurve erkennbar sind.[366] Alle Lichtquellen, welche mit Wechselstrom betrieben werden, flimmern, jedoch ist die Trägheit der Glühfäden bei Glühlampen von Vorteil, da diese auch bei 50 oder 60 Hz nicht flimmern, weil der Glühfaden länger braucht um dunkler zu werden als der Impuls des Stroms.

Glühlampen schneiden durch ihre niedrige Farbtemperatur die UV-Anteile des Lichts ab, aber durch »Energiesparlampen« und LEDs haben wir in der Beleuchtung auch noch das andere Ende des Spektrums, nämlich den Infrarotbereich, verloren.

Denn anders als das Sonnenlicht, strahlen LEDs weder UV- noch Infrarotstrahlung aus, sie sind in den Farbtemperaturen Warmweiß (2.700 bis 3.300 K), Neutralweiß (3.300 bis 5.300 K) und Tageslichtweiß (mehr als 5.300 K) erhältlich. Da immer mehr Lichtquellen mit preiswertem Licht emittierenden Dioden bestückt werden, sollte man annehmen, dass diese je nach Sorte ein guter Ersatz für natürliche Quellen sind.

365 https://www.nachhaltig-beleuchten.de/blog/staedteplanung/leds-als-strassenbeleuchtung-fluch-oder-chance/
366 Dr. A. Wunsch: Die Kraft des Lichts, Riva-Verlag 2019, Ss. 171ff.

Diese sind jedoch nie gleich: Denn es gibt hohe Blauanteile zur »blauen Stunde« vor Sonnenaufgang, in den Morgenstunden wärmeres rotes Licht (IR/NIR) bei Sonnenaufgang, dann ansteigende Blauanteile (UV) zum Mittag und Abnahme der Blauanteile gegen Abend mit dreimal höheren Infrarotlicht zur Abenddämmerung.

Farbtemperatur	Lichtquelle
1500 K	Kerze
2000 K	Natriumdampflampe (SON-T)
2600 K	Glühlampe (40 W)
2700 K	Glühlampe (60 W)
2800 K	Glühlampe (100 W)
2700–2800 K	Halogenlampe (230 V, Eco-Halogen, 30–60 W)
3000 K	Glühlampe (200 W)
3000–3200 K	Halogenlampe (12 V)
3200 K	Fotolampe Typ B, Halogenglühlampe
3400 K	Fotolampe Typ A bzw. S, Spätabendsonne kurz vor Dämmerungsbeginn
3600 K	Operationssaalbeleuchtung
4000 K	Leuchtstofflampe (Neutralweiß)
4120 K	Mondlicht
4500–5000 K	Xenonlampe, Lichtbogen
5000 K	Morgen-/Abendsonne, D50-Lampe (Druckerei)
5500 K	Vormittags-/Nachmittagssonne
5500–5600 K	Elektronenblitzgerät
5500–5800 K	Mittagssonne, Bewölkung
6500–7500 K	Bedeckter Himmel
7500–8500 K	Nebel, starker Dunst
9000–12.000 K	Blauer (wolkenloser) Himmel auf der beschatteten Nordseite Blaue Stunde
15.000–27.000 K	Klares blaues, nördliches Himmelslicht

Quelle: Wikipedia

Das sich verändernde Licht wirkt so über das Auge unmittelbar auf die Synchronisation der biologischen Uhr und die Ausschüttung des Schlafhormons Melatonin aus der Zirbeldrüse

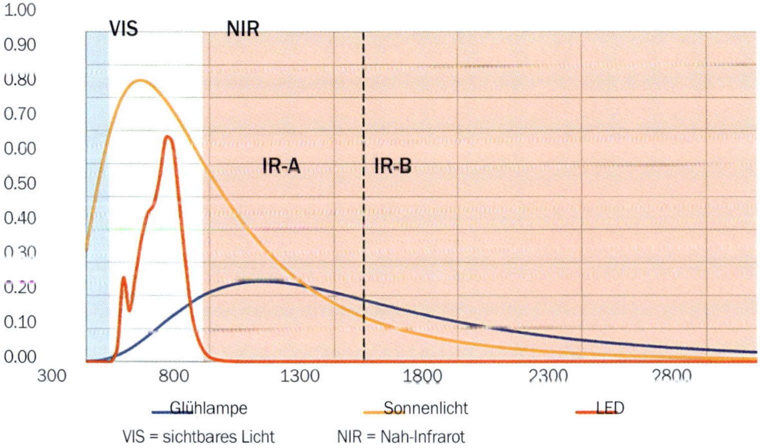

Da dieses aber auch außerhalb der Nacht für die Gesundheit (siehe oben) benötigt wird, halten die durch NIR-Quellen stimulierten Zellen das subzellulare Melatonin auch tagsüber parat.

Doch LEDs enthalten ja keinen Infrarotanteil, weder im Nah- noch im tiefen IR-Bereich. Aus Effizienzgründen werden LEDs mit einer Farbtemperatur über 4000 Kelvin installiert. Und weil der Stromverbrauch dieser LEDs so niedrig ist, leuchten diese Lampen mit maximaler Helligkeit, gemessen in Lux.

Diese spielt auch eine Rolle für die Tierwelt, welche von der menschlichen Außenbeleuchtung ebenfalls irritiert wird: Wasserlebende Insektenlarven schlüpfen nur im Schutz der mondlosen Dunkelheit. Ist ihr Gewässer künstlich beleuchtet, wie es an vielen Flüssen und Teichen in Siedlungsgebieten heute der Fall ist, warten die Larven für immer auf die richtige Menge Dunkelheit. Wenn sie aber im Licht schlüpfen, werden sie leichte Beute für Fische. Auch kleine Säugetiere kennen die Gefahren des Vollmonds. In mondhellen Nächten verkürzen sie zur Sicherheit die Nahrungssuche, wodurch sie oft Gewicht verlieren. Ein »Dauer-Vollmond« könnte für solche Tiere tödlich enden. Da Insekten von diesem Licht angezogen werden, fallen auch diese vermehrt ihren Jägern zum Opfer.

Was passiert aber mit den Menschen, welche LEDs nicht nur außen, sondern auch im Innenbereich an elektronischen Geräten nutzen?
Da kaltweißes Licht einen hohen Blauanteil hat, der die Produktion von Melatonin hemmt, stehen solche Leuchtmittel im Verdacht, Schlafstörungen, Übergewicht, Herz- und Kreislauferkrankungen und auch Krebs zu fördern und – so das Fachblatt Neuroscience – auch noch blind und dumm zu machen.[367] [368]
Wenn die junge Generation nun beginnt, nicht nur lange Zeit vor Computerbildschirmen zu sitzen, sondern sich die Augen aus größter

367 https://www.rheinpfalz.de/startseite_artikel,-blaues-led-licht-ist-%C3%BCberall-und-nicht-gut-f%C3%BCr-die-augen-_arid,833528.html

368 https://www.scinexx.de/news/biowissen/macht-schlechtes-licht-dumm/

Nähe gleich mit Virtual- oder Augmented-Reality-Brillen bestrahlen zu lassen, werden mit Sicherheit noch ganz andere Erkrankungen auf uns zukommen.

Was ist mit dem fehlenden Infrarotlicht heutzutage?

Viele Hochbetagte oder Gehbehinderte können nicht ohne weiteres in den Genuss der natürlichen Infrarotstrahlung kommen, aber hier kommt uns aber wieder die Technik zu Hilfe, und bietet Infrarot und Nah-Infrarot-Geräte zur Bestrahlung an.
Ein Wort der Warnung aber noch für alle Therapeuten, die ihre Patienten mittels künstlicher Infrarot- der NIR-Geräten behandeln möchten: Die Bestrahlungsstärke und die Dosis sind nicht mit dem Tageslicht identisch: Das Wasser und Kohlendioxid in der Atmosphäre filtert einige Frequenzen, auch des Infrarotspektrums heraus, und ist daher als natürliche Infrarotquelle vermutlich besser verträglich als die Therapiegeräte. Hierzu gibt es schon eine Menge Untersuchungen.

Bei der Gestaltung von solchen Studien müssen aber viele Parameter berücksichtigt werden, darunter die Frage, ob kontinuierliche oder gepulste Strahlung verwendet werden soll, sowie die Bestrahlungsstärke, der Zielbereich und falls pulsierend die Pulsform.
Während in der Physik eine kurze, aber intensive Bestrahlung die addierten Ergebnisse mit schwachen, über längere Zeit erhaltene Strahlung gleich sind, gibt es in der Biologie der menschlichen Haut eine sogenannt »biphasische Dosisreaktion«, dass heißt, ein höhere Bestrahlungsstärke wie bei den IR-LED-Matten kann oft weniger wirksam sein, als kleinere Dosen über längere Zeit, während es bei niedrigeren Werten einen Schwellenwert gibt, unterhalb dessen überhaupt keine positiven Effekte mehr beobachtet werden.

Baummeditation

Ganz zum Schluss noch eine ganz einfache Übung, die ich mir 1992 noch in Taiwan ausgedacht habe. Mittlerweile gibt es viele ähnliche Formen. Die Übung bringt Ruhe und Kraft in Geist und Körper:

Füße in Schulterbreite parallel zueinander stellen, Knie nicht blockieren, Schädeldecke leicht nach oben drücken, so dass die Wirbelsäule gerader wird und dabei Schultern locker hängen lassen.
Dreimal tief ein- und ausatmen und dabei die inhalierte Luft verfolgen, wenn sie durch die Nase, Hals und Lungen strömt.
Dann die Augen schließen und sich an eine angenehme, gut gelaunte Situation erinnern, so dass wir ein heiteres, entspanntes Lächeln verspüren, das sich vom Mund und den Augen über das ganze Gesicht ausbreitet.
Dieses Gefühl der heiteren Entspannung lassen wir sich nach oben bis zur Stirn ausbreiten, die sich ebenfalls entspannt und wohlfühlt, denn überall wo dieses entspannende Lächeln vorbeiströmt, lockern sich die Muskeln und das Gewebe und fühlen sich wohl.
Wir lassen das Lächeln hinauf zur Schädeldecke fließen und am Hinterkopf wieder hinabströmen und von dort ins Genick, wo sich ebenfalls alle Anspannung auflöst. Von dort strömt es weiter nach unten und teilt sich zwischen den Schulterblättern nach links und nach rechts, um dann in die Schultern zu fließen.

Die Schultern lockern sich nun noch mehr, und das heitere, entspannende Lächeln strömt die beiden Arme herunter, über die Oberarme und Ellbogen in die Unterarme, und von den Unterarmen in die Hände. Die Hände werden dann warm und mögen angenehm kribbeln, wenn das entspannende Lächeln in sie hineinfließt. Dann lassen wir es wieder an der Innenseite der Arme hinauffließen, über Unter- und Oberarme bis in die Achseln und von dort wieder zurück zur Mitte des Rückens.
Von dort strömt es an der Wirbelsäule entlang den Rücken hinunter, und verteilt sich im Kreuz und dem Rücken, bis in den Po und in die Oberschenkel, dann die Beine hinunter, an den Knien entlang durch die Waden bis in die Fersen.

Von dort fließt es in die Fußsohlen bis an einen Punkt in der Mitte der Fußsohlen (*Lao Gong*). Wir atmen bis in diesen Punkt hinunter und stellen uns vor wir die gesunde Luft beim Einatmen bis in die Füße fließt.

Dann gehen wir zurück zum Gesicht und stellen wir uns wieder vor, wie sich das heitere, entspannte Gefühl wieder vom Gesicht aus wohlig ausbreitet und nun nach vorne über das Kinn zum Hals fließt, der sich dann lockert und entspannt, ebenso wie alle Stellen, durch die unser Lächeln fließt. Vom Hals verteilt es sich bis in die Schlüsselbeine und strömt angenehm über die Brust hinab bis in den Bauch, wo sich alle Muskeln lockern und entspannen.
Vom Bauch fließt es weiter in den Unterbauch und teilt sich dort, um vorne an den Beinen hinabzufließen. Von den Oberschenkeln in die Knie, von den Knien in die Unterschenkel und von den Unterschenkeln in die Füße bis an die Zehen. Dann strömt es an der Fußsohle entlang, bis in die Mitte, um sich unter dem Fuß mit den ersten Punkt zu treffen. Wir atmen bis in diesen Punkt hinunter und stellen uns vor, wie die gesunde Luft beim Einatmen bis in die Füße fließt.

Dann gehen wir ein drittes Mal zurück zum Gesicht und stellen wir uns wieder vor, wie sich das heitere, entspannte Gefühl wieder vom Gesicht aus wohlig ausbreitet. Wir schicken es nun mit unserem Speichel beim Schlucken hinab ins Körperinnere und spüren, wie sich dieses heitere entspannte Gefühl im Inneren ausbreitet.

Es fließt wohlig warm und angenehm durch unser Herz und Lungen. Dann strömt es sich heiter und entspannend durch die Bauchhöhle und durchdringt dort klar und freundlich alle Organe mit warmem entspanntem Gefühl. Es fließt dort wie ein zärtliches Streicheln durch Leber, Galle und Milz, durch Pankreas und Magen, durch Nieren, Därme und Blase. Von dort fließt es weiter in den Unterbauch und ins Innere der Beine hinein, durch die Knochen und das Knochenmark der Oberschenkel, der Knie und der Unterschenkel, bis in die Füße. Dann strömt es an der Fußsohle entlang, bis in die Mitte, um sich unter dem Fuß mit den anderen Bahnen zu treffen.

Wir atmen bis in diesen Punkt hinunter und stellen uns vor, wie die gesunde Luft beim Einatmen bis in die Füße fließt.
Dann stellen wir uns vor, wie sich von dort, an unseren Fußsohlen dicke, tiefe Wurzeln bilden, die wie bei einem starken Baum tief hineinreichen ins Erdreich und dort wachsen und sich verwurzeln, um wie Baum das Wasser und die Nahrung die Kraft der Erde in uns hineinholen, damit wir uns stark und gesund fühlen, wie ein großer Baum. Wir lassen die gesunden Kräfte aus der Erde in uns hineinströmen und ziehen sie bis in die Mitte unseres Körpers, etwa unterhalb des Nabels (Qi Hai), wo sie sich nährend und heilend verteilen.

(Wenn wir wollen, können wir nun die Arme über den Kopf anheben und die Hände spreizen)
Dann stellen wir uns vor, wie sich am Kopf und dem Oberkörper Zweige und Äste mit grünen Blättern bilden, die das wärmende, klare Sonnenlicht in sich aufnehmen und die Kraft aus der Sonne und Luft tief in sich einziehen, bis ins Körperinnere, ebenso bis unter den Nabel (Qi Hai), wo sie sich warm, hell und klar verteilen und heilen.

Wir lassen nun die Kräfte aus dem Erdreich und dem Himmel von unten und oben in uns hineinströmen und sich in der Körperhöhle mischen und vereinen, wie Yin und Yang. Während wir spüren, wie wir die Kräfte aus Erde und Himmel aufnehmen, tun wir drei tiefe Atemzüge. Ein und aus, ein und aus, ein und aus...
Dann ziehen wir unsere Wurzeln wieder in unsere Beine hinein und nehmen die Kraft mit, die sie enthalten. Und auch die Zweige und Blätter ziehen wir wieder in uns hinein und nehmen ihre Energien in uns auf.

Wir atmen tief durch und öffnen die Augen und stellen fest, wie hell es um uns geworden ist. Dann reiben wir die Hände und legen die warmen Handflächen auf den Bauch, um die gesunde Wärme tief in uns aufzunehmen.
In dieser Übung nehmen wir ebenfalls das Yin der Erde und das Yang des Himmels auf.

Schlusswort

Unsere Anpassung an die Biologie der Erde lässt sich oft nur unvollständig mit der Technik nachahmen: Eine Infrarotbestrahlung in unseren Praxen und Kliniken kann also die gesunden Effekte der Natur nur für die Patienten ersetzen, die keine andere Möglichkeit haben sie in der Natur zu bekommen.[369]

Die beste Möglichkeit, gar nicht erst auf künstliche Gesundheitsquellen angewiesen zu sein, besteht natürlich darin, so früh wie möglich eine gesunde Lebensweise zu betreiben.

Darin haben die asiatischen Kulturen China, Indien, Tibet und Thailand jahrtausendelang Erfahrungen gesammelt. Warum sollte man auf diese empirischen Erkenntnisse verzichten und nur der Wissenschaft vertrauen? Oder umgekehrt: Muss man die modernen Techniken und Erkenntnisse meiden, weil sie vom Menschen selbst gemacht sind? Auch der Mensch ist ein Teil der Natur. Somit lohnt es sich, den »Alten« etwas abzuschauen, wenn es um unsere Gesundheit geht.

Die Rezeptur dazu ist einfach: Das richtige Essen und Trinken, gesunde Bewegung, möglichst in der Natur, gut schlafen, und auch beim Wachsein dem Geist die Ruhe durch Meditation gönnen und eine positive Lebenseinstellung.

Auch wenn manche Methoden der alten Daoisten uns exotisch und seltsam anmuten, wie die Beispiele der zwölf chinesischen Hundertjährigen gezeigt haben, kann man durchaus etwas dafür tun, ein gesundes hohes Alter zu erreichen.

In diesem Sinne möchte ich mit dem Patron der Schriftsteller wünschen:

> Ich habe Ruhe gesucht überall
> und habe sie am Ende gefunden
> in einem Winkel
> bei einem kleinen Buche. *Franz von Sales, Mystiker, Lehrer und Autor (1567–1622)*

Gunter Neeb, Taunuswald, im Herbst 2024

369 https://www.ies.org/research/fires/the-science-of-near-infrared-lighting-fact-or-fiction/

Quellen

Zweisprachig: englisch + chinesisch:

Michael Brown: »Complete Compendium of Zhang Jingyue Vol. 1-3: Eight Principles Ten Questions and Mingmen Theory« Independently published 2020

Michael Brown: »Complete Compendium of Zhang Jingyue Vol. 50-51 Part 1: The Eight Battle Arrays of New Formulae with Commentaries and Supplementary Case Studies«, 2022

Michael Brown: »The Complete Compendium of Zhang Jingyue Vol.50-51 Part 2: Eight Battle Arrays of New Formulae With Historical Commentaries and Supplementary Case Studies«, 2023

Louis Komjathy: »Daode jing: A Contextual Contemplative and Annotated Bilingual Translation«, Square Inch Press 2023

Xing De: »The 49 Barriers cultivating the Dao«, (Tr. J. Hausen/A.Tsaur), Purple Cloud Press 2020

Englisch:

Peter Attia: »Outlive – The Science of Longevity«, Penguin-Random House UK, 2023

Nathan Brine: »The Taoist Alchemy of Wang Liping: Volume 1 – 3«, Dragon Gate Press 2024

David Chai (Hrg.) »Dao Companion to Xuanxue 玄學 (Neo-Daoism)«, Serie »Dao Companions to Chinese Philosophy« Book 14, Springer 2020

Jerry Alan Johnson: »Daoist Alchemy: Nei Gong & Wei Gong (sic!) Training«, The International Institute of Medical Qigong Publishing House 2018

Xiaogan Liu: »Dao Companion to Daoist Philosophy« (Dao Companions to Chinese Philosophy), Springer 2014

Livia Kohn: »Daoist Dietectics«, Three Pines Press 2010

Livia Kohn: »Daoist Internal Mastery«, Three Pines Press 2019

Livia Kohn (Hrg.): »Daoist Body Cultivation: Traditional Models and Contemporary Practices«, UNIV OF HAWAII PRINT 2006

Lonny S. Jarrett: »Nourishing Destiny: The Inner Tradition of Chinese Medicine«, Spirit Path Print, 1999

Li Lihong: »Classical Chinese Medicine«, The Chinese University Press 2019

Damo Mitchell: »Daoist Nei Gong«, Singing Dragon 2018

Fabrizio Pregadio (Hrg.): »The Routledge Encyclopedia of Taoism: Volume One and Two«, Taylor & Francis 2011

Fabrizio Pregadio: Great Clarity: »Daoism and Alchemy in Early Medieval China«, Stanford University Press 2006

Arthur Shawn: Early Daoist Dietary Practices: »Examining Ways to Health and Longevity«, Lex, Reprint Edition 2015

Deutsch:

Viktor Kalinke: »Zhuangzi: Der Gesamttext und Materialien« Leipziger Literaturverlag verbesserte Edition 2017

Gunter Neeb: »Vom Füllen der Leere. Yang-Leere mit der Feuerschule und Chinesischer Phytotherapie behandeln«, Bacopa 2023

Chinesisch:

»Bian Zheng Lun« (1726), von Chen Shi-Duo, Ren Min Wei Sheng Verlag 1989

»Zhongguo Daojia Mizhuan Yangsheng Changshou Shu« von Bian Zhizhong, Zhongguo Jiangu Chubanshe, Beijing 8/1988

»Gan Zhu-Wang Yi Hua« von Gan Zhu-Wang (1996), Ren Min Wei Sheng Verlag 1996

»*Huang Di Nei Jing*« (4.-2. Jh. v.d.Z), in Zhong Guo Yi Xue Da Cheng, Bd. 22, Shanghai Science & Technology Press 1937, 1990

»Lei Jing« (1624), von Zhang Jing-Yue, 2 Bd. Ren Min Wei Sheng Verlag 1965, 1994

»Lin Zhuang Zhong Yi Nei Ke Xue« (1995), von Wang Yong-Yan et al., Beijing 1995

»Zhong Yi Lao Nian Ji Bing« von Tian Jin-zhou et al., Tianjin Kexue Chubanshe 1994

»Xue Zheng Lun« (1884), von Tang Zhong-Hai, Ren Min Wei Sheng Verlag 1996

»Erbaiwushi sui Renruei Shiji«, von Yang Sen, Zhongwai Tushu Chubanshe, Beijing 7/1970 (Engl.: Olson: »The Immortal - True Acounts of the 250-Year-Old Man - Li Qingyun«, Valley Spirit Arts, 2014)

»Yi Lin Gai Cuo (1830)«, von Wang Qing-Ren, in Zhong Guo Yi Xue Da Cheng, Bd. 22, Shanghai Science & Technology Press 1937, 1990, 1992

»Yi Zong Bi Du (1637)«, von Li Zhong-Ze, Ren Min Wei Sheng Verlag 1995

»Fanlao Huantong de Miaofa«, von Zhou Zhongsheng, Renmin weisheng chubanshe 1985

Bildquellen

Zhi W, Liu Y, Wang X, Zhang H.: »Recent advances of traditional Chinese medicine for the prevention and treatment of atherosclerosis« in J Ethnopharmacol. 2023;301:115749. doi:10.1016/j.jep.2022.115749: S. 53

Eurostat: S. 188

Marx et al.: Proc Nutr Soc. 2017 No: S. 197

Yang Sen: »Erbaiwushi sui Renruei Shiji« Zhongwai Tushu Chubanshe, Beijing 7/1970: S. 264

Bian Zhizhong: »Zhongguo Daojia Mizhuan Yangsheng Changshou Shu« Zhongguo Jiangu Chubanshe, Beijing 8/1988: S. 297, S. 302, S. 303

Semanticscholar.org/paper/Evidence-that-the-Lunar-Cycle-Influences-Human-Cajochen-Al- tanay-Ekici: S. 330

Wikipedia: S. 255, S. 304

Alle weitere Darstellungen sind eigene Bilder.

Sachindex

Rezepturenindex

Titel von Gunter Neeb im **BACOPA** VERLAG

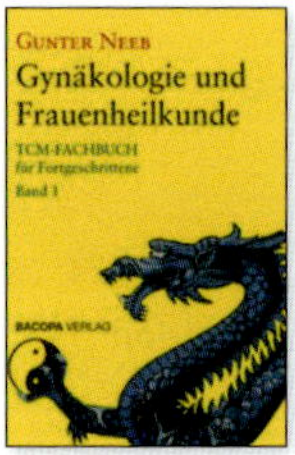

Gunter Neeb

Gynäkologie und Frauenheilkunde

TCM-Fachbuch für Fortgeschrittene Band 1

In Band 1 werden die Behandlung von gynäkologischen Problemen wie Prämenstruationssymptomen, Dysmenorrhö, verfrühter Amenorrhö, Endometriose, unregelmäßige Menstruation, ebenso besprochen wie interessante Themen der Geburtsheilkunde wie z. B. weiblichen Fruchtbarkeitsstörungen mit unerfülltem Kinderwunsch, TCM-Begleitung bei künstlicher Befruchtung, Begleitung der Schwangerschaft mit chinesischen Kräutern, Lageprobleme des Kindes und Unruhe mit drohendem Abort, sowie die Nachbehandlung der Mutter im Wochenbett....

208 Seiten, mit Lesebändchen, geb.,
ISBN: 9783901618789; € 29,00

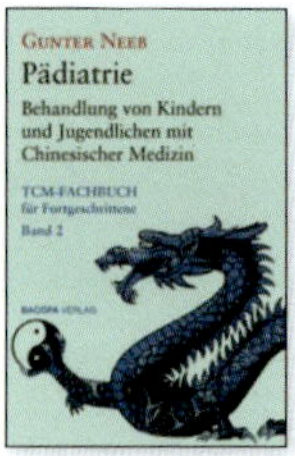

Gunter Neeb

Pädiatrie Behandlung von Kindern und Jugendlichen mit Chinesischer Medizin

TCM-Fachbuch für Fortgeschrittene Band 2

In Band 2 wird die Behandlung von Kleinkindern und Kindern zwischen 3 Monaten und 15 Jahren mit Arzneikräutern der chinesischen Medizin, aber auch Tuina, Moxa und Akupunktur sowie Nabelpflastern besprochen. Dies beinhaltet natürlich auch die Diagnosefindung und Differenzierung der Syndrome. Krankheiten wie Verdauungsstörungen, Wachstumsstörungen, Infektneigung, Allergien, Asthma, Neurodermitis, Darmparasiten, Kopflausbefall, Warzen, ADS, Hyperaktivität, Heuschnupfen u.v.a. werden differenziert und ihre Behandlung mit der TCM vorgestellt..

264 Seiten, Fotos, mit Lesebändchen, geb.,
ISBN: 9783901618796; € 29,00

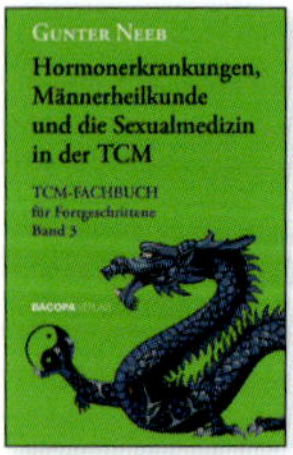

Gunter Neeb

Hormonerkrankungen, Männerheilkunde und die Sexualmedizin in der TCM

TCM-Fachbuch für Fortgeschrittene Band 3

In diesem Buch geht es zunächst um Hormone, deren Erkrankungen und das, was in China jahrhundertelang als die zwei Yin bezeichnet wurden. Yin stand hier für die versteckten Organe, die zwei Körperöffnungen, also das, was wir als den Urogenital- und Analbereich bezeichnen. Während der Konfuzianismus diese Bezeichnung und alles damit zusammenhängende tabuisierte, war die Beziehung der Daoisten zum menschlichen Körper eine natürliche und freie Einstellung.

232 Seiten, mit Lesebändchen, geb.,
ISBN: 9783991140498; € 34,80

Titel von Gunter Neeb im **BACOPA** VERLAG

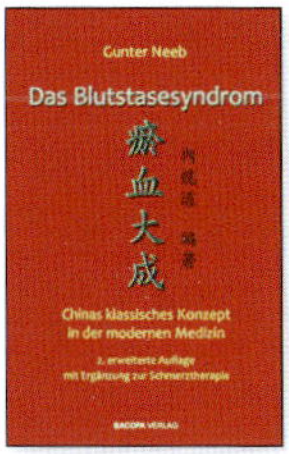

Gunter Neeb

Das Blutstasesyndrom.

Chinas klassisches Konzept in der modernen Medizin

Die Antwort der Chinesischen Medizin auf zentrale und aktuellen klinische Fragen unserer Zeit, aus Kardiologie, Angiologie, Onkologie u.v.m. Blutstase, auf den einfachsten Nenner gebracht, bedeutet eine Verlangsamung des Blutflusses bis hin zum Stillstand. Im weitesten Sinne geht es in diesem Buch um alle physiologischen Funktionen des Blutes, des Kreislaufs und der Blutzirkulation aus der Sicht der Chinesischen Medizin. Die Chinesen haben sich bereits zu einer Zeit mit Themen der Hämorrheologie beschäftigt, als wir hier in Europa noch gar keine Vorstellung vom Blutkreislauf hatten.

2. erweiterte Auflage mit 544 Seiten, Grafiken und Abb., mit Lesebändchen, geb., ISBN: 9783991140061; € 89,00

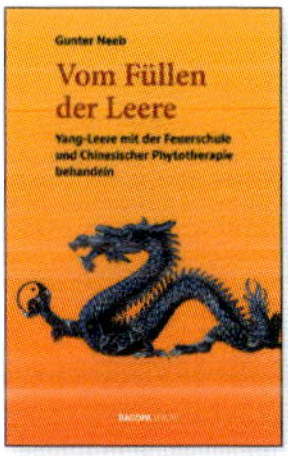

Gunter Neeb

Vom Füllen der Leere.

Yang-Leere mit der Feuerschule und Chinesischer Phytotherapie behandeln

Vom Füllen der Leere. Der Mangel an Wärme ist das grundlegende Übel unserer Zeit und spiegelt sich im zwischenmenschlichen Bereich – ebenso wie in der modernen Medizin – wider, wo zum Beispiel katabole, zytostatische oder antibiotische Therapien eine grundlegende Wärmehemmung im Körper fördern. Aber auch Klimaanlagen, gekühlte Speisen und Getränke und das Verbringen von immer mehr Zeit in geschlossen Räumen, haben unser Leben in den letzten 50 Jahren kälter gemacht...

560 Seiten, Tabellen, mit Lesebändchen, geb.
ISBN: 9783901618833; € 89,00

Weitere Titel sind in Planung.

Alle Titel sind direkt bestellbar beim BACOPA Verlag
unter **Tel: +43 (0)7251 22235** oder **versand@bacopa.at.**
Portofreie Zusendung in Österreich und nach Deutschland.